Überleben ohne Arzt

Wie ich mich selbst gerettet habe!

Das große Buch zu Selbstheilung, Alternative Medizin, Quantenheilung, Placebo Effekt, Spontanremission - Mit 100 neuen Lessons Learned

Raphael Wegener

IMPRESSUM

Überleben ohne Arzt: Wie ich mich selbst gerettet habe! Das große Buch zu Selbstheilung, Alternative Medizin, Quantenheilung, Placebo Effekt, Spontanremission - Mit 100 neuen Lessons Learned

Bibliografische Information der Deutschen Nationalbibliothek: Die Deutsche Nationalbibliothek verzeichnet diese Publikation in der Deutschen Nationalbibliographie; detaillierte bibliografische Daten sind im Internet über dnb.dnb.de abrufbar.

Originalauflage

Verlag: Resonanz Buchverlag (RBV) - Iserbrooker Weg 13 - 22589 Hamburg
Herstellung: BoD – Books on Demand, Norderstedt

ISBN 978-3-949859-16-8

Design und Layout: *atelier conception*, Hamburg
mit Canva Pro Media Stock, Canva Pty Ltd.

Gender-Hinweis
Aus Gründen der besseren Lesbarkeit wird auf die gleichzeitige Verwendung der Sprachformen männlich, weiblich und divers (m/w/d) verzichtet. Sämtliche Personenbezeichnungen gelten gleichermaßen für alle Geschlechter.

WIDMUNG

Für alle Mutigen,

die unerschrocken voranschreiten!

INHALTSVERZEICHNIS

SCHLUSS

EINLEITUNG

Ärzte und Krankenhäuser - wirklich deine Helfer in der Not?

Brauchen wir wirklich zwingend notwendig Ärzte und Krankenhäuser um gesund zu sein? Oder wird die Bedeutung der Götter in Weiß seit vielen Jahrzehnten gnadenlos überbewertet? Das sind wahrhaft ketzerische Fragen, welche den meisten unserer Zeitgenossen wohl nicht mal in den Sinn kommen würden. Viel zu groß ist die Medizingläubigkeit der meisten Menschen und schon von Kindesbeinen an wurde uns ziemlich unmissverständlich beigebracht, dass wir in regelmäßigen Abständen Ärzte aufzusuchen ***haben***.

Den Erstkontakt mit einem Arzt hat ein neu ankommender Mensch auf dieser Erde bereits *vor* seiner Geburt. Gynäkologen betrachten in diversen Vorsorgeuntersuchung für Schwangere nämlich bereits sehr genau, was sich im Bauch der Frau entwickelt.

Eben diese Ärzte sind auch für eine Unzahl von Abtreibungen verantwortlich, die sie auf Wunsch durchführen. Die Gründe dafür können vielfältig sein. Manche Eltern schrecken davor zurück ein Kind mit einer Behinderung großzuziehen. In Indien wiederum werden überwiegend Mädchen abgetrieben. In Deutschland liegt die durchschnittliche Zahl von Abtreibungen bei 104.000 pro Jahr. Weltweit werden jährlich über 73.000.000 ungeborene Babys abgetrieben. Das wären in zehn Jahren fast eine Milliarde Menschen. Solche Abtreibungen dürfen nur und ausschließlich von Ärzten durchgeführt werden, die auf den Eid des Hippokrates geschworen haben.

Für alle Glücklichen, denen die Pforte zur Welt geöffnet wurde, stellt sich die Lage so dar: Sie sollen ab dem zarten Babyalter beginnend zu regelmäßigen Vorsorgeuntersuchungen gebracht werden, bei denen die Ärzteschaft sie mit angeblich *lebenswichtigen* Impfstoffen versorgt und den Gesundheitszustand überprüft, damit sie im Bedarfsfall den geeigneten Behandlungsverfahren zugeführt werden können.

Insbesondere bezüglich der *Viel-Impferei* gibt es nicht erst seit gestern viele kritische Stimmen unter besorgten Eltern, welche wegen der Nebenwirkungen der Impfstoffe ihre Kinder davor schützen wollen. Verhalten sich Eltern hier dauerhaft unwillig, so greift der Staat durch und stellt die betroffenen Kinder kurzerhand unter seine Obhut.

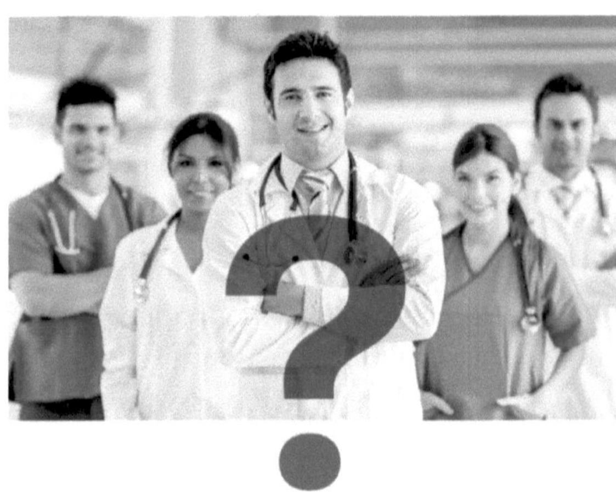

Der Kindeswille scheint in dieser frühen Phase deshalb auch keine Rolle zu spielen. Ob ein junger Mensch also gepiekt werden will oder nicht, ist für die Ärzteschaft unerheblich. Die Impfungen müssen rein. Doch spätestens seit der *Plandemie* (also der geplanten Pandemie) namens Corona wissen nun immer mehr Menschen, dass Nebenwirkungen hier an der Tagesordnung sind, wenn nämlich bei mindestens drei von zehntausend Fällen schwerste Reaktionen bis hin zum Tod auftreten. Diese Zahl ist mittlerweile offiziell bestätigt. Inoffizielle Schätzungen gehen aber sogar von drei auf tausend oder sogar von drei auf hundert extrem gefährlichen Reaktionen aus.

Im Falle der Corona-Spritze wissen wir mittlerweile gut gesichert und offiziell bestätigt, dass die Impfstoffe nicht ausreichend getestet waren, dass die betreffenden Zulassungsstudien teilweise vorsätzlich gefälscht waren, dass die Impfungen weder vor Ansteckung noch vor einem schweren Krankheitsverlauf jemals geschützt haben, dass sie dafür aber eine unglaubliche Flut von schweren und schwersten Nebenwirkungen verursacht haben. Verantwortlich für die Verabreichung: die Ärzteschaft, die sich insbesondere hiermit kein Ruhmesblatt ausgestellt hat. Wenn sogar Laien die Gefahr im Vorwege erkannt haben, warum dann nicht die ausgebildeten Ärzte?

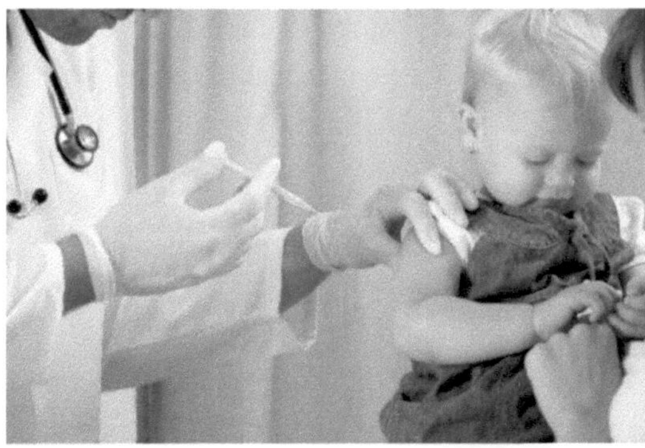

Nichtsdestotrotz marschieren täglich Hunderttausende, wenn nicht sogar Millionen Menschen zu ihren Hausärzten und in die Krankenhäuser, um sich bestmöglich versorgt zu wissen. Es werden Vorsorgeuntersuchungen durchgeführt, die in vielen Fällen mit dem Ergebnis einer handfesten Diagnose enden, die natürlich umgehend in einer Behandlung münden sollen. Die Krankenhäuser sind permanent ausgelastet und der Großteil der Menschen hat die Sorge um die persönliche Gesundheit den sogenannten *Göttern in Weiß* übertragen.

Allein in Deutschland gibt es nach statistischen Erhebungen pro Jahr ungefähr 20.000.000 Klinikbehandlungen und etwa eine Milliarde Arzt-Patienten-Kontakte in den Arztpraxen. Es wird vermutet das allein durch Behandlungsfehler hierbei etwa fünfmal so viele Menschen sterben wie im Straßenverkehr! Die Zahl der Behandlungsfehler könnte dabei schätzungsweise bis zu 1.000.000 pro Jahr betragen, wobei die Anzahl der Toten mit etwa 20.000 zu Buche schlagen könnte. Verantwortlich für solche Behandlungsfehler? Du kannst es bereits erahnen: die Ärzteschaft. Wer behandelt denn sonst noch außer ihnen?

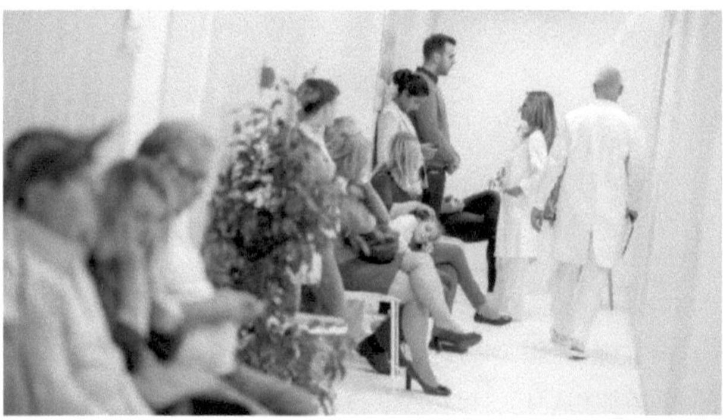

Verstirbt ein Mensch, so ist es wiederum ein Arzt, der den Tod feststellt und aktenkundig werden lässt. Von der Wiege bis zur Bahre sind Ärztinnen und Ärzte also stets ganz eng an der Seite der Bevölkerung, die sich dieser starken Einflussnahme kaum entziehen kann.

Selbst wenn wir aus gesundheitlichen Gründen mal nicht bei der Arbeit erscheinen können, benötigen wir ein ärztliches Attest und müssen uns deshalb begutachten lassen.

Die moderne Gesellschaft ist so unglaublich engmaschig mit dieser Vorstellung von einer flächendeckenden medizinischen Versorgung verknüpft, dass Men-

schen, die davon wenig oder gar nichts wissen wollen, als wahre Exoten erscheinen.

Solch ein Exot bin ich.

Aufgrund meiner bisher gesammelten persönlichen Erfahrungen bin ich bereits sehr früh zu dem Schluss gekommen, dass ich auf ärztliche Behandlungsmethoden so weit wie möglich verzichten kann und das auch will. Viel zu oft habe ich beginnend in meiner Jugend bis heute erlebt, dass Ärzte sehr häufig überhaupt keinen Plan zu haben scheinen, was sie eigentlich machen müssen, um Menschen effektiv zu helfen. Aus meiner eigenen mittlerweile 45jährigen Lebens-Expertise kann ich fast ohne Ausnahme von Arztkontakten berichten, bei denen ich das Gefühl hatte, die Ärztin oder der Arzt verstehen mein Anliegen nicht, wählen die falschen Behandlungsmethoden (weil sie so gut wie nie zum Ziel geführt haben), sind ratlos oder sogar unmotiviert.

Oft hatte ich auch das Gefühl, dass den Ärzten schlicht das richtige Wissen fehlen könnte. Mit meinem fortlaufenden Lebensalter haben sich diese Eindrücke stets verstärkt und immer wieder bestätigt. Grundsätzlich war ich mein ganzes Leben lang äußerst selten beim Arzt. Trotzdem kam es hin und wieder vor, dass ich aufgrund eines Attestes, einer Sportverletzung, eine starken Grippe oder eine Erkrankung meiner Kinder einen Arzt aufgesucht habe. Was war also das standardmäßige Verhalten in der Arztpraxis? Die Doctores verhielten sich immer gleich: *„Nehmen Sie dies, schlucken Sie das, kommen*

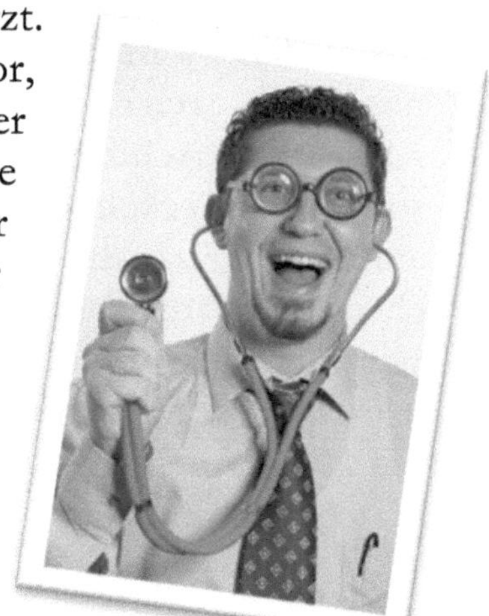

Sie nächste Woche nochmal wieder."

Mit Vorlage der Krankenkassenkarte beim Check-in dann immer die Rechnung von mehreren hundert Euro. Vor der Arztpraxis siehst du einen schnittigen Porsche stehen, der dem Arzt gehört. In 99% aller Fälle hätte es schlicht keinen Unterschied gemacht, wenn ich ohne Arztbesuch einfach zu Hause geblieben wäre. Ehrlich gesagt: Ich halte die Mehrzahl der Arztbesuche schon lange für vollkommen unnötig und in den allermeisten Fällen für überflüssig.

Spätestens seit Corona habe ich den Respekt für die meisten Ärzte komplett verloren. Zu viele von ihnen haben den Hokuspokus unhinterfragt mitgemacht und sich sogar noch eine goldene Nase daran verdient. Immerhin gab es für das Massenimpfen einen lukrativen Zusatzverdienst. Da haben wohl viele der Ärzte wohlwollend auf eine ausführliche Patientenanamnese und Beratung verzichtet, um im Minutentakt abrechnen zu können. War ja für einen „*guten Zweck*".

Dass die Nebenwirkungen von Medikamenten oft schwerwiegende Folgen bis hin zum Tod nach sich ziehen, wird von der Allgemeinheit so gut wie gar nicht wahrgenommen. Tatsächlich sterben **seriösen Schätzungen zufolge** jedes Jahr **bis zu 60.000 Menschen** an den Nebenwirkungen von Arzneimitteln, welche ihnen durch Ärzte und unter ärztlicher Aufsicht verschrieben worden waren. Bei solch erschreckenden Zahlen müsste man annehmen, dass die Medien hierüber ausreichend aufklären würden. Jedermann müsste sich die ernstzunehmende Frage stellen, ob man nicht lieber einen ganz weiten Bogen um Medikamente machen sollte. Doch Millionen von Patienten vertrauen blind auf

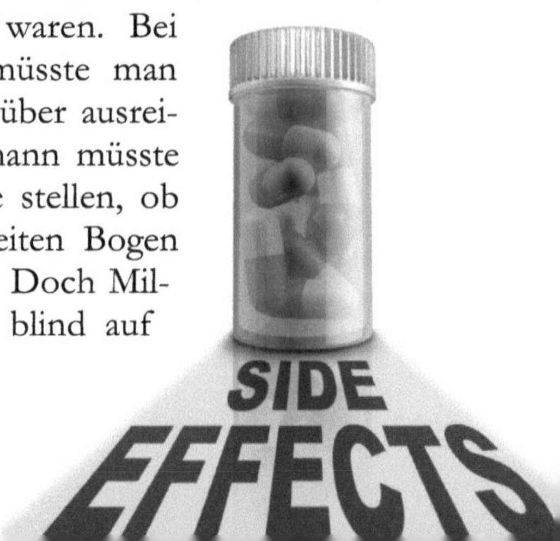

den ärztlichen Rat. Auch frage ich mich an dieser Stelle, wie die Ärzteschaft solche Zahlen mit ihrem Gewissen vereinbaren kann. Aber anscheinend gehört diese Abgebrühtheit zum Arztberuf dazu.

Aber auch umgekehrt zeigt sich mittlerweile, dass *hilfreiche* Medikamente knapp werden und deshalb nicht mehr an jeden Patienten herausgegeben werden können. Erstmals in der deutschen Geschichte seit dem Zweiten Weltkrieg erleben wir in diesen Tagen nämlich eine Medikamentenknappheit aufgrund von weltweiten Lieferengpässen. Die Ärztinnen und Ärzte können zum Beispiel Antibiotika nicht mehr ohne weiteres verschreiben, weil es gar nicht mehr in ausreichender Menge unmittelbar zur Verfügung steht.

Antibiotika wird immer dann gebraucht, wenn der Patient bereits unter schwerwiegenden bakteriellen Infektionen leidet. In diesem Fall erfüllen sie tatsächlich einen wertvollen und lebenserhaltenden Beitrag und ihr Fehlen kann im Notfall Menschenleben kosten. Es kann also in diesen Tagen durchaus vorkommen, dass jemand mit einer Lungenentzündung oder einer entstehenden Sepsis unverrichteter Dinge wieder weggeschickt wird, weil in Kürze keine Antibiotika verfügbar sind.

Medikamente, welche den Pharmakonzernen die Taschen vollmachen (zum Beispiel unbrauchbare Impfstoffe) werden für Milliarden von Steuergeldern gekauft und gebunkert. Seit jeher bewährte Medikamente wie Antibiotika werden hingegen kaum noch weiterentwickelt und nur völlig halbherzig vertrieben, weil die Pharmaunternehmen hierin nur eine kleine Nische sehen, welche sich für die Investoren kaum lohnt. Patientenschutz sieht anders aus.

Außerdem wartet das sogenannte Gesundheitssystem - welches in Wirklichkeit ein **Wirtschaftssystem mit Milliarden-Umsätzen** ist - mit einer großen Ungerechtigkeit auf. Es gibt nämlich ein Zweiklassensystem in der Versorgung, aufgeteilt in Kassenpatienten und in Privatpatienten. Auch wenn die Allgemeinheit darüber so gut wie nichts weiß, so ist es in der Realität fast immer so, dass Privatpatienten keinerlei Wartezeiten auf einen Termin oder eine Behandlung zugemutet werden. Sie werden den Kassenpatienten vorgezogen und auch im Krankenhaus gibt es extra VIP-Abteilung für Privatpatienten, in denen sie eine Extraversorgung erhalten. Der Grund ist auch hier einfach: Privatpatienten werden mit höheren Sätzen abgerechnet und spülen den Ärzten und den Kliniken mehr *Cash* in die Kasse.

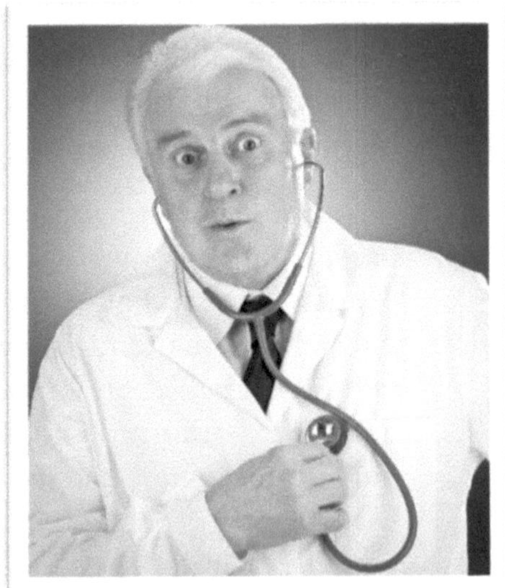

Die Leute glauben den Ärzten einfach alles.

So wird den Menschen weisgemacht, sie müssten sich in regelmäßigen Abständen durchchecken lassen, um Risiken frühzeitig zu erkennen. Hierbei wird dann nicht selten eine Krebserkrankung oder anderes ausfindig gemacht und dem verunsicherten Patienten wird nun die Wahl gelassen zwischen einer verkürzten Lebenszeit oder einer **sofortigen Behandlung**. Dass die verschriebene Chemotherapie selbst ein erhebliches Schädigungs- und Todesrisiko birgt, wird dabei außer Acht gelassen. Dass um ein Vielfaches mehr Menschen an der Behandlung sterben als an dem diagnostizierten Krebsrisiko, wissen die wenigsten. Dies wird einfach ausgeblendet. Wer weiß schon um die Tatsache, dass **jeder** Mensch Krebszellen in sich trägt? Und wer weiß schon, dass es unser Immunsystem ist, dass diese Krebszellen ständig in Schach hält? Und das ganz ohne Behandlung oder Medikamente von außen. So gut wie niemand weiß das oder soll dies wissen.

Ärzte sind leider allzu oft keine Spezialisten für Gesundheit, sondern sie sind Spezialisten für Krankheiten. Schließlich heißt es ja auch nicht Gesundheitshaus, sondern Krankenhaus. Eben weil die Leute von dort meist noch kränker wieder zurückkehren als sie hin gegangen sind. Diesen Satz muss man sich erstmal auf der Zunge zergehen lassen und einen Moment darüber nachdenken.

Ohne Krankheiten wären die Ärzte arbeitslos und deshalb, so meine Vermutung, werden Fälle von Spontanheilung, Selbstheilung und Placeboeffekten absichtlich nicht weiter beachtet, genauso wie die Erforschung und Beobachtung von gesunden Menschen bei Ärzten offensichtlich keine weitere Beachtung genießt.

Und dabei könnte man doch gerade von den Positivbeispielen wunderbar ableiten, was gut funktioniert. Wer sich aber nur mit Krankheitsgeschehen und schlimmen Verläufen befasst, der fokussiert sich auf das Falsche und macht die falschen Ableitungen für die Allgemeinheit.

Aus eigener Beobachtung kann ich hierzu konkret folgendes berichten: Vor ein paar Jahren waren wir stolze Besitzer von zehn jungen Mäusen, die wir in einem eigens dafür hergerichteten Terrarium unter optimalen Bedingungen gehalten haben. Mäuse haben allgemein eine durchschnittliche Lebenserwartung von zwei bis drei Jahren. Etwa ab dem zweiten Jahr verstarb die erste Maus auf natürliche Weise und ein oder zwei Monate später die nächste. Dies war natürlich und nicht anders zu erwarten.

Nun hatte eine dieser zehn Mäuse auffällige Krebsgeschwüre entwickelt, die sie fortan mit sich trug. Wenn Krebs so eine gefährliche Erkrankung ist, dann hätte man annehmen müssen, dass diese Maus als eine der ersten hätte sterben müssen. Wir konnten jedoch folgendes beobachten: Die Maus mit den Krebsgeschwüren war weiterhin putzmunter, verhielt sich völlig normal und erfreute sich ihres Lebens. Währenddessen starben die anderen Mäuse nach und nach weg aufgrund ihres hohen Lebensalters.

Nicht so die Krebsmaus. Sie schaffte es um ein Haar die älteste Maus von allen zu werden. Sie erreichte Platz 2, und wäre fast die älteste Maus von allen geworden. **Die Krebsmaus wurde drei Jahre alt und erreichte damit das maximal zu erwartende Lebensalter.** Sie blieb bis zu ihrem Tod unbehandelt und wurde keinem Tierarzt vorgestellt. So viel dazu.

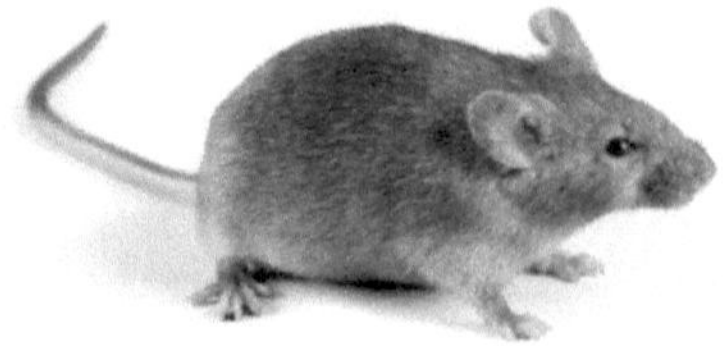

Ein weiteres Beispiel: Unseren Hund haben wir vom Vorbesitzer im Alter von drei Jahren übernommen. Mit dem Hinweis darauf, dass dieser wegen Krebs schon einmal operiert worden sei. Tatsächlich habe ich später sehr selten kleinere Geschwüre unter dem Fell festgestellt, die kommen und gehen. **Die Geschwüre scheinen das Tier in keiner Weise zu stören oder zu behindern und verschwinden von allein!**

Auch unser Hund wird nicht behandelt und bekommt keine Medikamente und wird auch keiner Operation unterzogen. Er ist superaktiv, toptrainiert, er läuft jeden Tag mühelos fünf bis zehn Kilometer und ist immer bestens gelaunt. So Gott will erreicht auch er seine maximale Lebenserwartung spielend.

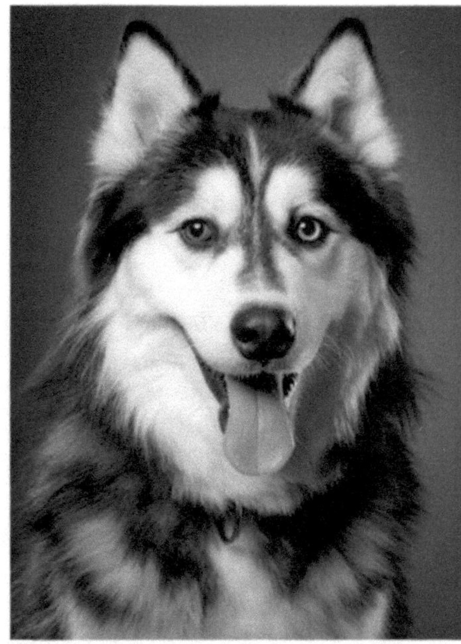

Doch wie vertragen sich solche Beobachtungen mit der durch den Mainstream verbreiteten Vorstellung vom bösen Krebs? Alles also nur ein Märchen von Leuten die teure Prozeduren und Medikamente selbst an Tierbesitzer verhökern wollen?

Nahezu alle auf dem Markt befindlichen Medikamente verursachen Nebenwirkungen, teils sogar schwere Nebenwirkungen. Dazu muss man sich nur mal den Beipackzettel komplett durchlesen. Prozentual wird hier genau aufgeschlüsselt, mit welchen Wahrscheinlichkeiten die Patienten zu rechnen haben, Hautausschläge, Jucken, Sehstörungen, Herz-Kreislauf-Störungen, Lungenembolien und so weiter zu bekommen. Oft sind viele Nebenwirkungen in unterschiedlicher Ausprägung vorhanden bis hin zum Todesereignis. Das wird dann meist so abgetan, als sei dies ja alles nur *sehr selten.*

Ob nun selten oder nicht, darüber lässt sich bei den jeweiligen Wahrscheinlichkeiten trefflich streiten. Die Pharmaindustrie und das Gesundheitsministerium würden wahrscheinlich immer von *seltenen* Nebenwirkungen sprechen. Aber was bedeutet für den Einzelnen das Wort „selten“, wenn das Schadensereignis ausgerechnet bei ihm eintritt?

Nach meiner langjährigen Erfahrung handelt es sich bei solch einem Vorgehen um Vertuschung und um ein übles Geschäft, in dem es in den allermeisten Fällen um das Abkassieren von Milliarden-Beträgen geht. Über 90.000 Patientinnen und Patienten sterben jährlich in Europa in Krankenhäusern aufgrund von Infektionen, die sie dort erworben haben. Außerdem gibt es Hunderttausende Stürze in den Krankenhäusern. Davon sind etwa 70.000 allein in Deutschland schwere Stürze (durch Schwäche, Verwirrung, nasse Böden, etc.) mit entsprechenden Folgen.

Das Wort „Kranken“-haus ist also keineswegs falsch gewählt. Denn es verrät uns eigentlich schon die Wahrheit: Es handelt sich um einen Hochrisikobereich.

Ich möchte zur Ehrenrettung allerdings hervorheben, dass mir einige wenige besondere Momente in Erinnerung geblieben sind, in denen ich Hochachtung vor Chirurgen bekommen habe. So wurde ich selbst einmal nach einer Sportverletzung erfolgreich an der Hand operiert und habe auch miterleben dürfen, wie schwer verletzte Unfallopfer durch Chirurgen nach und nach wieder zusammengeflickt und wieder hergestellt wurden. Es gibt also offensichtlich nicht nur schwarze Schafe, sondern auch Ärzte, die diesen Titel tatsächlich verdient haben und mit Ehre ausfüllen. Ich habe einen großen Respekt von Menschen, die ihre Fähigkeiten in den Dienst andere Menschen stellen, um wahre Wunder zu vollbringen. Das sind die großen Ausnahmen, die man sich merken sollte. Auf den Großteil der Ärzteschaft (99%) trifft dieses Potential meiner Meinung nach aber leider nicht zu.

Wesentliche Faktoren bei der Betrachtung der Gesundheit bleiben in der Gesellschaft der Gegenwart indessen völlig unreflektiert:

- Welchen Einfluss hat beispielsweise die eigene Lebensführung auf die Gesundheit und auf die Entstehung von Krankheiten?

- Wie könnte jeder einzelne von Kindesbeinen an dafür sorgen, dass er oder sie ein stabiler, gesunder und resistenter Mensch wird und bleibt, dem Krankheiten so gut wie nichts anhaben können?

- Welche Rolle spielen hierbei die Ernährung, der Schlaf, der Arbeitsstress oder die körperliche Aktivität in Form von Sport und Bewegung?

- Welche Selbstheilungskräfte tragen wir von Geburt an alle in uns und wie können wir diese am besten nutzen?

- Welche Rolle spielen die eigenen Gedanken beim Selbstheilungsprozess?

- Kann und sollte ich wesentliche Gesundheitsfragen nicht lieber in die eigenen Hände nehmen, so wie man es für gewöhnlich mit anderen wichtigen Fragen des Lebens ja auch handhabt?

- Warum werden solche und ähnliche Fragen eigentlich nicht in der Schule behandelt, um bereits jungen

> Menschen die Gewissheit zu geben, dass sie es grundsätzlich selbst in der Hand haben, ob sie ein starkes Immunsystem und hervorragende Selbstheilungskräfte besitzen oder nicht und dass sie dafür in aller Regel keinen Arzt benötigen?

Das Potential, das in der Beantwortung dieser und ähnlicher Fragen liegt, kann man gar nicht hoch genug einschätzen. Denn wer sich mit der Erhaltung der eigenen Gesundheit auskennt, der wird eben auch viel bessere Chancen haben, tatsächlich gesund zu bleiben oder im Falle einer Erkrankung viel schneller wieder gesund zu werden. Wer sich blind in die Hände von *Weiß-Kittel-Trägern* begibt, der braucht sich hingegen nicht zu wundern, wenn er am Ende ein Opfer des Behandlungssystems wird.

Meiner Meinung nach sollte jeder Mensch individuell selbst entscheiden, welchen dieser beiden Wege er gehen möchte.

Mein eigenes Beispiel: Wie ich mich selbst gerettet habe – eine unglaubliche Geschichte

Was im Einzelnen möglich ist, das möchte ich mithilfe dieses Buches aufzeigen. Obwohl ich nämlich bereits seit vielen Jahrzehnten enorm und stetig an meiner Gesundheit gearbeitet habe und die allermeiste Zeit gesund und topfit war, bin auch ich vor Erkrankungen oder Unfällen nicht zu einhundert Prozent geschützt. Und so hatte es sich vor einigen Jahren ereignet, dass ich vom einen auf den anderen Tag wie vom Blitz getroffen wurde von einer ziemlich gefährlichen Erkrankung, welche statistisch betrachtet eine Überlebenswahrscheinlichkeit von etwas weniger als 50% hat.

Um es gleich vorwegzunehmen: Ich bin deshalb nicht einmal beim Arzt gewesen, sondern habe mich selbst behandelt und bin auf erstaunlich schnelle Weise wieder fit und gesund geworden. Genauso fit und gesund, wie ich es vorher war.

Die Erkrankung habe ich vollständig überwunden, und das ohne einen einzigen Arztbesuch wahrgenommen zu haben, ohne deshalb im Krankenhaus gewesen zu sein oder eine ärztliche Konsultation in Anspruch genommen zu haben. Die Erfahrungswerte und das Selbstbewusstsein in meine eigenen Fähigkeiten sind diesbezüglich und aufgrund der gemachten Erfahrungen erheblich weiter angewachsen. Den gesamten Werdegang der Krankheitsphase bis hin zur vollständigen Gesundung möchte ich deshalb in diesem Buch mit allen interessierten Leserinnen und Lesern in Form meines Berichtes teilen, um anschaulich werden zu lassen, was grundsätzlich möglich ist und wozu wir Menschen in der Lage sind.

Dieses Buch kann deshalb für alle Ratsuchenden wertvolle Erkenntnisse aufzeigen und Anstöße geben, was grundsätzlich möglich ist und welche Faktoren Heilungsprozesse begünstigen und steuern. Dies alles fernab vom Medizin-Mainstream.

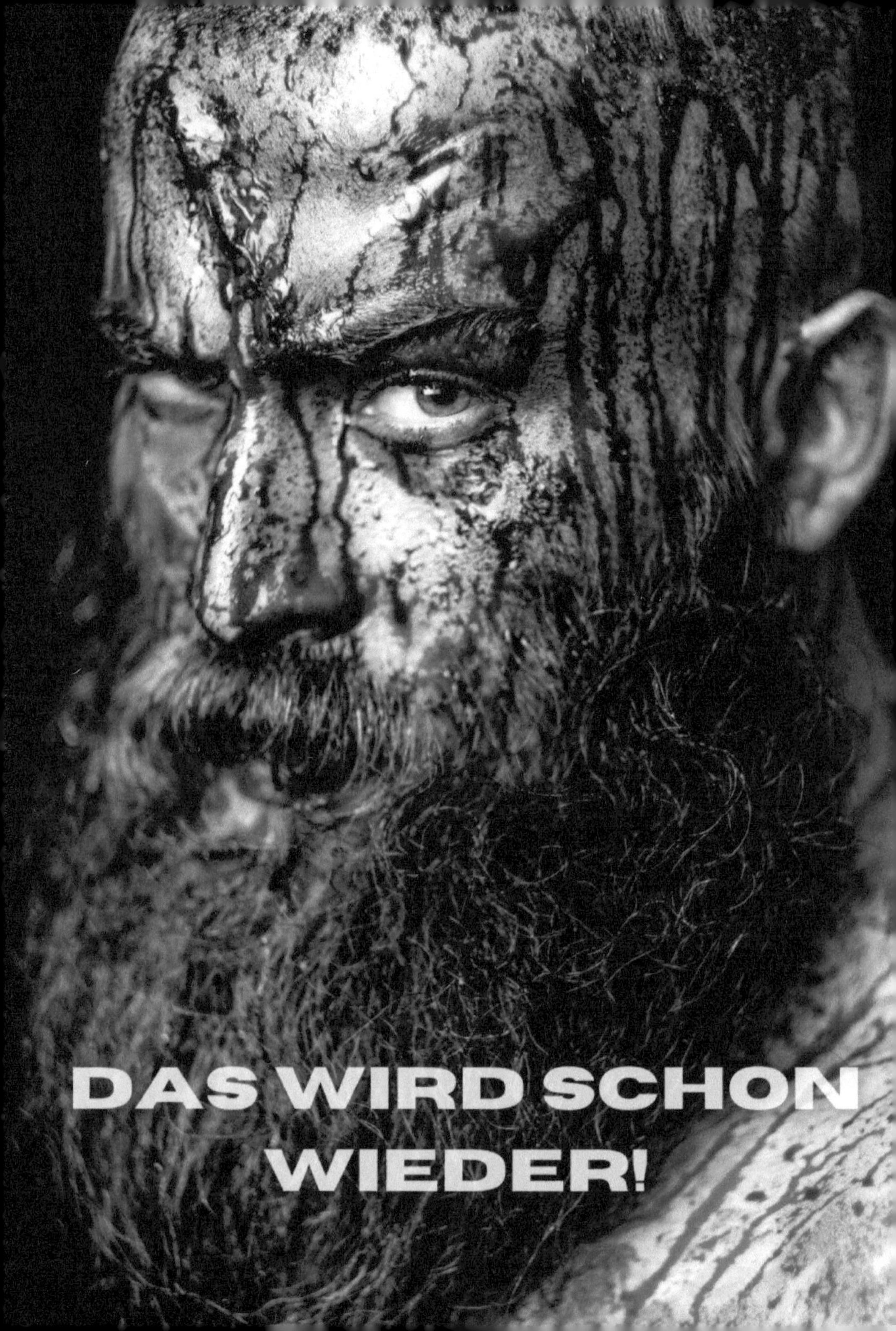
DAS WIRD SCHON
WIEDER!

Mein Credo lautet deshalb:

Der wahre Arzt wohnt in uns selbst.

Einen ausgebildeten Mediziner brauchen wir in Wahrheit nur in sehr seltenen Fällen. Und ich stelle folgende These auf: Wenn heutzutage tausend Menschen zum Arzt gehen, so benötigt tatsächlich nur einer von diesen tausend dringende ärztliche Unterstützung. Alle anderen würden auch aus eigener Kraft gesund werden. Wenn sie es nur *glauben* würden.

In den ersten Kapiteln werde ich darstellen, welche Faktoren den Zustand der persönlichen Gesundheit im Allgemeinen bestimmen. Was man also konkret tun sollte, um fit, stark, gesund und vital durchs Leben zu marschieren. Was ist also der geeignete *Lifestyle,* um die persönliche Gesundheit maximal zu pushen?

Später folgt dann der konkrete Bericht meines persönlichen Ereignisses, das mich ein Jahr vollumfänglich beschäftigen sollte, mich durch sämtliche Höhen und Tiefen geführt hat, um mich am Ende wissen zu lassen, dass ich in der Lage bin, eine wahrhaft todbringende Erkrankung aus eigener Kraft heraus vollständig abzuschütteln und sogar gestärkt daraus hervorzugehen.

Ich beschreibe dabei sehr ausführlich und im Einzelnen, was die Stationen waren, was ich getan und unterlassen habe, was genau zum Erfolg geführt hat, wie sich alles konkret angefühlt hat und was meine Gedanken und Empfindungen hierbei waren. Ich bin mir sehr sicher, dass solche Berichte äußerst selten anzutreffen sind, weil die meisten Menschen eben einen anderen Weg wählen. Meine Erfahrung beweist allerdings, dass es möglich ist, sich aus eigenem Entschluss und aus eigener Kraft heraus ohne Arzt zu heilen und zu regenerieren.

Ich wünsche mir, dass mein Bericht die Runde macht und Menschen als Anschauungsbeispiel dienen kann, zu was wir in der Lage sind, **wenn wir es nur wollen und uns dafür einsetzen**. Jeder soll erfahren, dass wir im Grunde genommen geradezu übernatürliche und heldenhafte Kräfte in uns tragen, die uns in die Lage versetzen Außergewöhnliches zu leisten und selbst schwerste Krisen unbeschadet zu überstehen. Wer an diese Kräfte glaubt, weil er sie selbst für möglich hält oder weil er sie selbst schon erlebt hat, der wird sich in ähnlichen Situationen abermals erfolgreich verhalten und braucht keine Angst vor Schaden oder Ungemach zu haben.

Ich wünsche allen Leserinnen und Lesern deshalb eine spannende und lehrreiche Lektüre, welche viele neue Erkenntnisse und ein starkes Selbstbewusstsein vermitteln möge.

DIE GRUNDLAGEN DER SELBSTHEILUNG

„Jedes stabile Haus benötigt einen guten Grund, auf dem es erbaut wird!“

1. Kapitel: Ein gesunder Körper ist kein Zufall

Jeder Mensch hat schon einmal davon gehört, dass man durch sein Verhalten sehr viel zu seinem Gesundheitszustand beitragen kann. Im Guten wie im Schlechten. So kann beispielsweise über die Ernährung der Gesundheit gedient oder auch geschadet werden. Rauchen, das wissen wir alle, schadet im Großen und Ganzen der Gesundheit. Alkohol ebenso. Das sind Gemeinplätze, die auch nicht übersehen werden können, jedoch halten sich nur wenige daran.

Warum die meisten Menschen sich dennoch selbst gegenüber in schädlicher Weise verhalten, liegt vor allen Dingen daran, dass die Wirkung mangelhafter Ernährung oder schädlicher Lebensweise nicht sofort in Erscheinung tritt, sondern erst erheblich zeitverzögert. Meist merken die Menschen erst viele Jahre oder auch Jahrzehnte später, welche Auswirkungen ihr *Lifestyle* auf ihren Gesundheitszustand hatte.

Ich habe mir hierzu ein schönes Experiment ausgedacht, dass ich bei Gelegenheit immer wieder mal ausprobiere: Aus meiner Jugend sind mir noch viele Stars aus Film, Fernsehen und Musik-Business in Erinnerung, die ich vormals bewundert habe. Das war etwa Mitte der 90er Jahre. Damals waren alle diese Stars topfit und strahlten ewige Jugend aus. Sie strotzten geradezu vor Elan, besaßen eine Aura, der man nicht ausweichen konnte und zogen so die Fans in ihren Bann. Echte Stars eben.

Nun mache ich mir heute ab und zu einen Spaß daraus, im Internet nach eben diesen Personen Ausschau zu halten und mir einen Überblick zu verschaffen, wie es ihnen *heute* geht. Dank Internet und Bildersuche bekomme ich somit in Sekundenschnelle die entsprechenden Antworten geliefert. Und da habe ich schon sehr oft nicht schlecht gestaunt, wie krass sich manche Leute innerhalb von 30 Jahren verändert haben.

Unabhängig davon, dass manche auch schon nicht mehr unter uns weilen. Jedenfalls sind nicht selten aus ehemals jugendlichen, glattgebügelten und durchtrainierten Filmschauspielern oder Musikerinnen nun Personen geworden, die kaum noch wiederzuerkennen sind: Sie tragen etliche Falten auf ihrer Haut und sehen teilweise ganz verschrumpelt aus, sie sind entweder fettleibig oder auch ganz hager und unsportlich geworden und sie haben insgesamt erheblich an Strahlkraft verloren.

Umgekehrt funktioniert dieses Alltagsexperiment aber ebenso: Es gibt nämlich auch Personen des öffentlichen Lebens, die heute noch fast genauso aussehen wie damals. Und das selbst bei näherer Betrachtung: kaum eine Falte, immer noch sexy und trainiert, das strahlende Lächeln wie eh und je. **Wie kann das sein, dass manche Menschen erheblich altern und andere in derselben Zeit kaum an Lebensenergie verlieren?** Ich habe für mich die Antwort gefunden, dass es - von wenigen Ausnahmen einmal abgesehen - ganz bestimmt etwas mit dem Lebensstil zu tun haben muss.

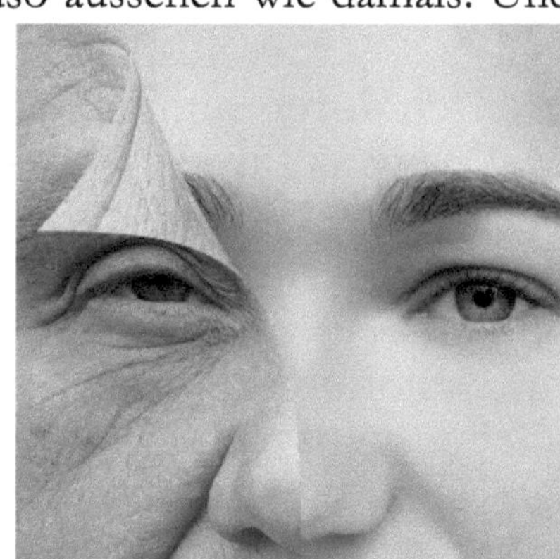

Wer also jahrzehntelang jedes Wochenende wilde Partys feiert und sich dabei die Nacht um die Ohren schlägt, wer regelmäßig und intensiv Drogen konsumiert, wer hingegen auf Sport verzichtet und seinem Körper lebenswichtige Nährstoffe über die Nahrung auf Dauer vorenthält, kann unmöglich Jahrzehnte später eine ebenso tadellose Gesundheit vorweisen, wie er das früher konnte. Der Raubbau am eigenen Körper bleibt eben nicht ohne Folgen.

Umgekehrt zeigen uns aber Ausnahmemenschen, welche positiven Effekte über das eigene Verhalten im Umgang mit dem eigenen Körper zu erzielen sind: Sie ernähren sich vollwertig und vielseitig, sie treiben Sport und sind immer in Bewegung, sie nehmen keine Drogen und verzichten selbst auf Alkohol und Nikotin, sie gönnen sich genügend Schlaf und Erholung und sie schaffen es mental und seelisch ausgeglichen zu bleiben.

Lesson Learned:

Als erstes können wir also lernen, dass jeder Mensch durch sein tägliches Verhalten in erheblichem Maße etwas für seine Gesundheit tun kann. Die diesbezüglichen Effekte spüren wir sofort, aber erst Jahre oder Jahrzehnte später werden die Erfolge hieraus vollends sichtbar in Form von ungebrochener Vitalität, Schönheit, Stärke, Strahlkraft und innerer Ausgeglichenheit.

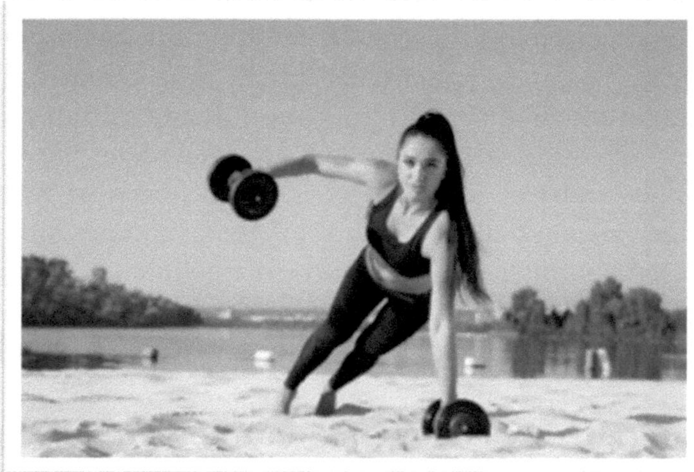

Warum nutzt also nicht jeder Mensch diese **unmittelbaren Möglichkeiten** wie selbstverständlich? Nun, Menschen sind eben so gestrickt, dass sie nach Gewohnheiten handeln und diese unhinterfragt ihr ganzes Leben lang wiederholen. Die Gesellschaft wiederum trainiert und belohnt richtiges Verhalten im Umgang mit dem eigenen Körper kaum bis gar nicht. Außerdem scheint es kaum verlässliche Ansichten zu geben, welches denn nun das richtige Verhalten sein könnte.

Allein auf dem Ernährungs- und Diätenmarkt werden uns hunderte, wenn nicht sogar tausende von verschiedenen und sich teilweise komplett widersprechenden Empfehlungen von sogenannten Experten gemacht. Gleichzeitig wird nicht in ausreichendem Maße auf die Gefahren von Tabak-, Alkohol- oder Drogenkonsum hingewiesen, also auf die Langzeitfolgen.

Unsere Gesellschaft wiederholt immer wieder dieselben Verhaltensweisen. Eltern und Erwachsene machen diese vor, Kinder und Heranwachsende übernehmen diese nach und nach und alles beginnt von vorne. Nur wenige brechen bewusst und gezielt aus diesem Teufelskreis aus und wählen für sich einen anderen Lebensstil, fernab von Drogen, fernab von ungesunden Diäten, fernab von Raubbau am eigenen Körper. Das sind die späteren Gewinner, denn sie werden viel länger und viel gesünder leben. Es gehört also auch eine gehörige Portion Selbstbewusstsein dazu, um von Anfang an mit gesellschaftlichen Konventionen zu brechen und dabei seinen eigenen Lebensstil zu etablieren.

Medikamente so gut es geht meiden

Die Mehrheit aller Menschen schwört auf die Wirksamkeit von Medikamenten. Das ist kein Geheimnis. Von der Wiege bis zur Bahre werden sie deshalb vollgestopft mit Mittelchen gegen jede nur denkbare Krankheit, so wie mit leistungssteigernden Substanzen, welche ihnen mit dem Versprechen verabreicht werden, damit ihre Defizite ausgleichen zu können. Was davon in Wirklichkeit zu halten ist, dürfte aufgrund der vorangegangenen Zeilen bereits klar geworden sein. So sterben fast 60.000 Menschen jedes Jahr in Deutschland an unerwünschten Nebenwirkungen von ärztlich verschriebenen Medikamenten. Wer weiß das schon? Und warum wird darüber eigentlich nirgendwo berichtet?

Im Falle der experimentellen Corona-Genspritze haben wir es ja nun schwarz auf weiß erlebt. Obwohl medizinisch eindeutig bekannt und belegt war, dass es sich bei dem Erreger-Virus um nichts anderes als eine hundsgewöhnliche Grippe handeln würde, wurde gespritzt was die Nadeln hergaben. Es war von vorneherein klar, dass sämtliche so genannten Impfstoffe noch in der Erprobungsphase waren, dass die Hersteller vom Haftungsrisiko durch die Regierungen seltsamerweise befreit wurden (was es so normalerweise nie gibt) und dass mit erheblichen Nebenwirkungen gerechnet werden musste. Alle noch 2020 in den Bereich der Verschwörungstheorien verorten Annahmen haben sich nur wenige Jahre später voll bewahrheitet:

1. Die sogenannten Impfstoffe sind komplett wirkungslos. Weder schützen sie vor Ansteckung, noch vor Weitergabe des Virus und auch nicht vor schweren Verläufen.

2. Die prognostizierten Nebenwirkungen schlagen nun fulminant zu. **Es gibt eine noch nie dagewesene Übersterblichkeit, die vergleichbar ist mit der im Zweiten Weltkrieg.** Just mit dem Einsetzen der Impfkampagne schnellt diese Übersterblichkeitskurve in der statistischen Sterbeerfassung rasant in die Höhe. Das Internet und die entsprechenden Foren sind mit Hunderttausenden, wenn nicht sogar mit Millionen von Beiträgen über erlebte und berichtete Nebenwirkungen gefüllt.

3. Nach und nach kommt die Wahrheit ans Licht: Studien waren vorsätzlich gefälscht worden, denn die Impfstoffhersteller wussten von Anfang an von dem Nebenwirkungspotenzial, haben dies aber geschickt verheimlicht.

4. Alle Betroffenen stehen nun allein im Regen, denn weder die Hersteller noch der Staat unterstützen sie. Es gibt keine Wiedergutmachung. Die Opferzahlen (schwere und schwerste Nebenwirkungen) gehen allein in Deutschland in die Hunderttausende.

5. Die weltweite Corona-Impfkampagne ist damit das Paradebeispiel dafür, wie die Pharmaindustrie aus reiner Profitgier heraus mittels Schrott-Medikamenten den Verlust von Menschenleben in Millionenhöhe bereitwillig in Kauf nimmt. Wir dürfen sehr gespannt sein, was zukünftige Ermittlungen in dieser Sache noch zutage fördern werden.

Die Menschen haben den Anweisungen der Ärzte blind vertraut, sie haben sich unter Druck setzen lassen von ihrem Umfeld, von Arbeitgebern und auch von staatlicher Seite. Die meisten allerdings haben bereitwillig mitgemacht, weil in ihrem Unterbewusstsein kein Spielraum war und ist für andere Sichtweisen. Sie sind technokratisch geprägt worden und vertrauen (Achtung:) ***„der Wissenschaft“***, die für sie so etwas wie eine Ersatzreligion darstellt. Widerspruch würde ihre komplette mentale Struktur ins Wanken bringen und deshalb wird dieser instinktiv durch sie abgelehnt. Diese Leute sind so gepolt, dass sie immer wieder zur Spritze, immer wieder zu Tabletten und immer wieder zu Drogen greifen, weil sie von dem inneren Arzt noch nie etwas gehört haben und auch nichts hören wollen.

So sei es! Jeder ist seines Glückes Schmied und alle die älter als 18 Jahre sind, dürfen richtigerweise frei über ihr eigenes Leben entscheiden. Gut wer hier bei Sinnen ist, und noch ein gutes Bauchgefühl besitzt. Gut wer sich für die alternativen Behandlungsmethoden, für den inneren Arzt und die Methoden der Selbstheilung öffnet.

Im Folgenden möchte ich nun die einzelnen Faktoren kurz beleuchten, welche für sich betrachtet schon einen erheblichen Anteil an einem gesunden, vital, starken und schönen

Körper ausmachen. Ganz ohne Arzt und ohne Medikamente kann jeder nur über diese **Verhaltensweisen** die Grundlage für ein langes und glückliches Leben erschaffen.

Meiner Meinung nach gehört solches Grundlagenwissen in den Schulunterricht ab der ersten Klasse. Und zwar nicht nebenbei, sondern als festes Unterrichtsfach. Welche Effekte ließen sich hierüber wohl flächendeckend erreichen? Nun es kann natürlich gewollt sein, dass dies nichts stattfindet. Schließlich würden Hunderttausende von Ärzten dann nahezu arbeitslos werden, die Pharmaindustrie würde Milliardenverluste machen, Krankenhäuser würden drastisch verkleinert werden und schlussendlich lassen sich gesunde, starke und selbstbewusste Menschen nicht so ohne weiteres hin und her schubsen, wie dies die mächtigen Eliten doch so gerne bevorzugen.

Es handelt sich also vielmehr um eine Art Geheimwissen, für das es nur wenige Vorbilder gibt und das lediglich im Bereich des Privaten umgesetzt wird. Jeder hat es also selbst in der Hand, ob er diese Ratschläge beachtet oder eben nicht. Außerdem scheint es vielen Menschen schwer zu fallen, sich gegen die Einflüsse ihren sozialen Umgebung durchzusetzen.

Wie ein bekanntes Sprichwort sagt, bist du der Durchschnitt der fünf Menschen, mit denen du dich am meisten umgibst. Wenn deine vier besten Freunde oder Familienangehörigen mit deiner gesunden Lebensweise nichts anfangen können, so bleibt dir also fast nichts anderes übrig, als dir einen neuen Freundes- und Bekanntenkreis zu suchen, der dich durch positive Impulse unterstützt. Gegenseitig kann man sich dann pushen.

Der Lohn aller Bemühungen zahlt sich sofort und lebenslang aus. Es ist doch eine tolle Sache, jeden Tag viel mehr

Energie, gute Laune und Schaffenskraft zu besitzen und völlig beschwerdefrei zu sein. Wie schön ist es, so durchs Leben zu gehen und wie schön ist das, selber jung und vital zu bleiben und auch optisch gesund und vital auszusehen, während alte Bekannte um einen herum nach und nach inaktiv, gebrechlich und krank werden. Jeder ist hier seines Glückes Schmied.

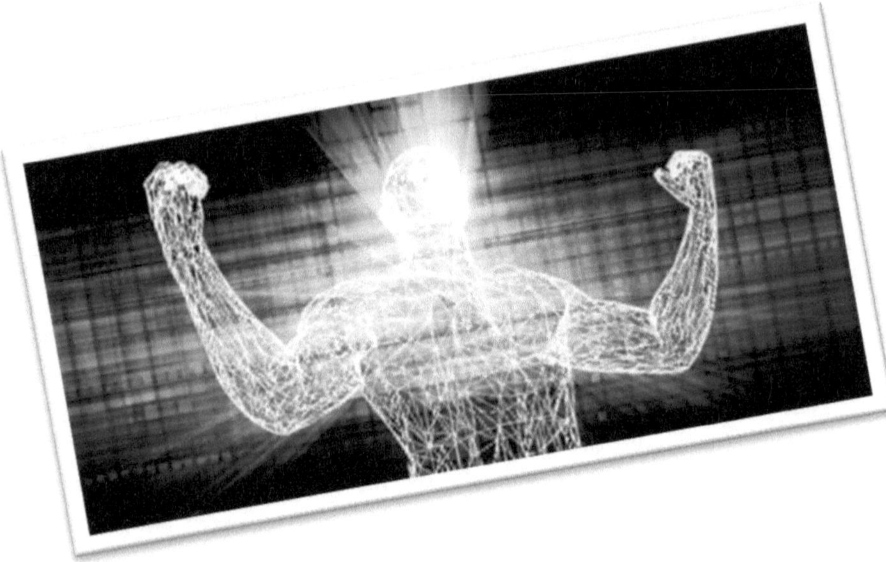

2. Kapitel: Der positive Einfluss einer gesunden Ernährung

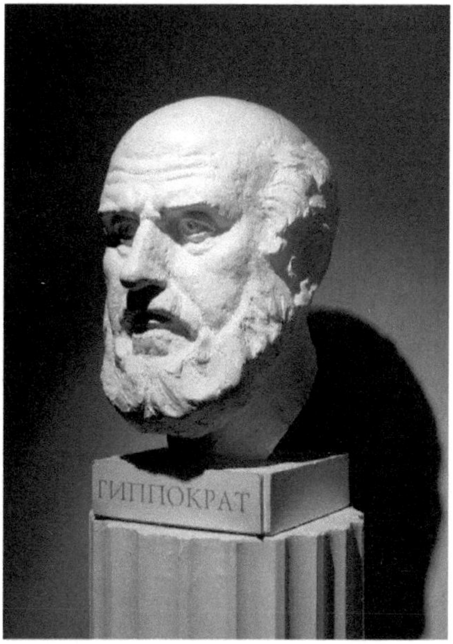

Schon Hippokrates, der als Urvater aller Ärzte gilt und vor etwa 2500 Jahren gelebt hat, sagte: **„Lass die Nahrung deine Medizin sein und Medizin deine Nahrung!“** Wie kann es sein, dass ein Gelehrter vor bereits 2500 Jahren zu einer solchen Erkenntnis gelangt war? Immerhin gilt er auch heute noch als das bekannte und berühmte Vorbild alle weltweit tätigen Ärzte. Hippokrates war also der Auffassung, dass dem Körper über die Nahrung lebenswichtige und gesunderhaltende Stoffe zugeführt werden, die wie eine Medizin wirken. Auch ahnte er, dass unser Körper ein Wunderwerk ist, weil er in der Lage ist, diese Nährstoffe zu verstoffwechseln und hierüber alle notwendigen Reparaturarbeiten am Körper durchzuführen, Krankheiten abzuwehren und zu überwinden, neue Kräfte aufzubauen, sich stets weiterzuentwickeln und sich in einem Gleichgewicht (Homöostase) einzupendeln.

Die Meinungen, was eine gesunde Ernährung genau ausmacht, gehen sehr weit auseinander. Grundsätzlich ist es meiner Meinung nach zu begrüßen, wenn Menschen sich überhaupt Gedanken um eine gesunde Ernährung machen. Doch allzu oft hören sie auch hier wieder mal zu stark auf die Meinungen anderer, insbesondere auf die zahlreichen sogenannten *Experten*, die nicht selten auch nur das große Geschäft wittern.

So gibt es *diese* Diät und *jene* Diät. Die einen sagen Fleisch ist gesund, die nächsten sagen es sei ungesund. Dasselbe mit Milch und Milchprodukten. Der eine Experte schwört auf Obst und Gemüse, der nächste auf Getreide und Vollkorn. Also ich denke, jeder der mit offenen Augen und Ohren durchs Leben geht, hat sehr schnell festgestellt, dass es so etwas wie eine einheitliche Ernährungsempfehlung für alle schlichtweg nicht geben kann. Denn wir sind alle individuell verschieden. Und deshalb sind wir auch hier schon gefordert selbst herauszufinden und selber zu entscheiden, was für uns gut ist und was nicht.

Wieder dem eigenen Bauchgefühl folgen

Ob Fastfood beispielsweise gesund oder ungesund ist, hängt nämlich vor allen Dingen damit zusammen, wie ***oft*** wir es essen und nicht, ***ob*** wir es überhaupt essen. Ich kenne niemanden, der zum Beispiel deshalb krank geworden wäre, weil er einmal im Jahr McDonalds einen Besuch abgestattet hat. Ebenso kenne ich niemanden (mich inbegriffen), der sich schlecht fühlen würde, nur weil er einmal in der Woche ein Glas Cola zu sich nimmt. Meiner Meinung nach werden viel zu viele unsinnige Empfehlungen gegeben, die bei genauerer Betrachtung überhaupt keinen Sinn ergeben. Menschen wird nahegelegt, dass Zucker in jedem Fall krank macht, dabei ist es doch vielmehr die Menge, die über Krankheit oder Gesundheit entscheidet.

Das Problem fängt nämlich bereits da an, dass wir diese Gebote oder Verbote, mit denen wir in jüngster Kindheit konfrontiert werden, so tief auf unserer geistigen Festplatte (unserem Unterbewusstsein) eingebrannt haben, dass wir gewisse Dinge verteufeln und andere Dinge bevorzugen, ohne uns jemals näher mit der Materie beschäftigt zu haben. Glaubenssätze werden von der Umwelt übernommen und blind ausgeführt.

Wer seinem Kind neben Brot mit Käse, Obst und Gemüse zum Beispiel zusätzlich noch einen kleinen Schokoriegel mit in die Schule gibt, der riskiert den Anruf der Klassenlehrerin und ein Verbot für solches Naschwerk. In die Frühstücksdose, so behauptet dann die Klassenlehrerin inbrünstig, gehört ein Butterbrot mit Belag und ein Stück Gemüse oder Obst und sonst nichts. Das ist alte Schule. Man schaue sich am besten diese Klassenlehrerin an und beobachte selbst, wohin diese Ernährungsempfehlungen in der Praxis und über Jahrzehnte hinführen. Denn auch für die Lehrerin gilt: *„Du bist, was du isst.“*

Und wieso packen wir eigentlich keine Hähnchenkeule, einen hochprozentigen Eiweißriegel, einen halben Döner, oder zwei Stück Harzer Käse mit ein? Weil wir auf andere Rücksicht nehmen müssen und weil wir „die Regeln“ nicht brechen dürfen. Worauf ich hinaus will, ist folgendes: Die täglich praktizierten Ernährungsgewohnheiten stellen lediglich die Summe all dessen dar, was von außen an uns als Erwartungshaltung herangetragen wurde. Ebenso die Tatsache, dass wir drei Mahlzeiten am Tag einzunehmen haben, also morgens mittags und abends. Und ebenso *wie* diese drei Mahlzeiten beschaffen sein sollten, was also jeweils alles auf den Teller gehört.

Etwa 80% aller Menschen ist überhaupt nicht bewusst, dass das alles Auswahlentscheidungen sind, die irgendjemand anderes für sie getroffen hat und denen sie sich Zeit ihres Lebens blind unterwerfen. Sie leben in einer fremdbestimmten **Matrix**, meist ohne es zu wissen.

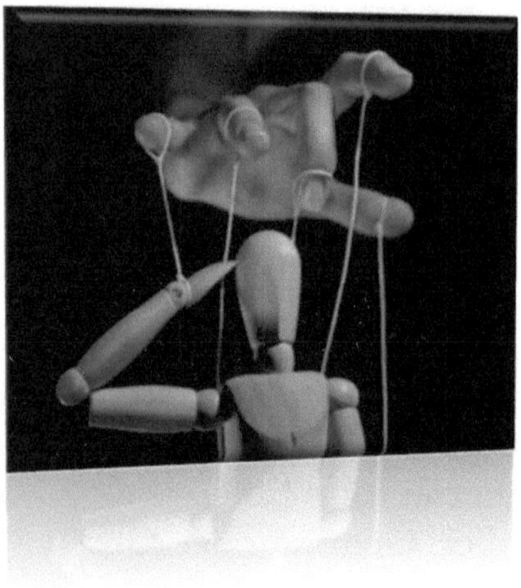

Ebenso hat Ernährungsverhalten sehr viel mit Mode-Erscheinungen zu tun, also dem was gerade „*in*" ist und was „*out*" ist. Ich kann mich noch sehr gut an meine Zeit als Teenager erinnern, wo ich mich als Einziger und Erster dazu entschlossen hatte, Vegetarier und später sogar Veganer zu werden. Das war zu dieser Zeit absolut revolutionär. Viele meiner Altersgenossen reagierten nur mit Unverständnis. Die meisten Erwachsenen hielten mich sogar für bekloppt. Es war zu dieser Zeit für die meisten Menschen schlicht überhaupt nicht nachvollziehbar, warum jemand den Konsum von Fleisch und tierischen Produkten ablehnte.

Schauen wir uns die Gegenwart an, so hat sich das Bild komplett gedreht. Jetzt ist es geradezu umgekehrt und die fleischessende Fraktion wird mit eben dieser Missbilligung gewürdigt. Wer heute „*in*" sein will, der verzichtet nicht nur auf Fleisch, sondern lebt völlig vegan. Ich habe dem Vegetarismus mit dem Erwachsenwerden übrigens wieder abgeschworen und ernähre mich seitdem so vielseitig wie möglich.

Weil ich selbst gemerkt habe, was das Beste für mich ist. Trotzdem konnte ich aufgrund meines abweichenden Verhaltens sehr wichtige soziale Erfahrungen gewinnen, die mich auch heute noch bei meinen Entscheidungen gegen die Mehrheitsmeinung beeinflussen.

Und hier sind wir beim Punkt: **Ich höre schon seit geraumer Zeit sehr stark auf mein Bauchgefühl, also auf meine Intuition.** Und nicht so sehr auf andere.

Unser Körper gibt uns deutliche Signale, was für ihn jetzt gerade gut ist und was er benötigt. Nicht umsonst haben wir Hunger auf ein saftiges und fettes Steak oder einen Fisch. Der Körper weiß sehr genau, welche Nährstoffe er gerade braucht und wo diese zu finden sind. Ebenso habe ich hin und wieder regelrechten Heißhunger auf Süßes, zum Beispiel auf Schokolade oder eine Portion Eis. An manchen Tagen wiederum genau das Gegenteil. Hier locken mich saure Gewürzgurken oder reifer Camembert-Käse vielmehr, die ich auch ohne Brot gerne verspeise.

Ich habe gelernt darauf zu achten, auf was mein Körper Lust hat und dass es genau richtig ist, sich auf dieses Gefühl zu verlassen.

Die Bezeichnung Bauchgefühl kommt nicht von ungefähr. Unsere Bauchregion ist die Gegend mit den meisten Nervenzellen nach unserem Gehirn. Kaum jemand weiß das. Die moderne Wissenschaft geht sogar davon aus, dass unser sogenanntes Bauchgehirn etwa die Leistungskapazität besitzt wie das Gehirn eines Hundes. Gar nicht schlecht, oder?

Lesson Learned:

✓ Althergebrachte Ernährungsempfehlungen unterliegen der Mode sowie den Regeln und Meinungen äußerer sogenannter Experten oder Autoritäten. Wir dürfen als erstes lernen, uns von dieser Fremdbeeinflussung zu distanzieren und damit den Zugang zu unserer eigenen individuellen und optimalen Ernährung zu finden. Das schaffen wir, indem wir uns das nötige Wissen aneignen, indem wir Dinge ausprobieren, indem wir neue Wege gehen und indem wir uns von unserem Bauchgefühl leiten lassen. Die diesbezüglichen Meinungen anderer lassen wir an uns abprallen.

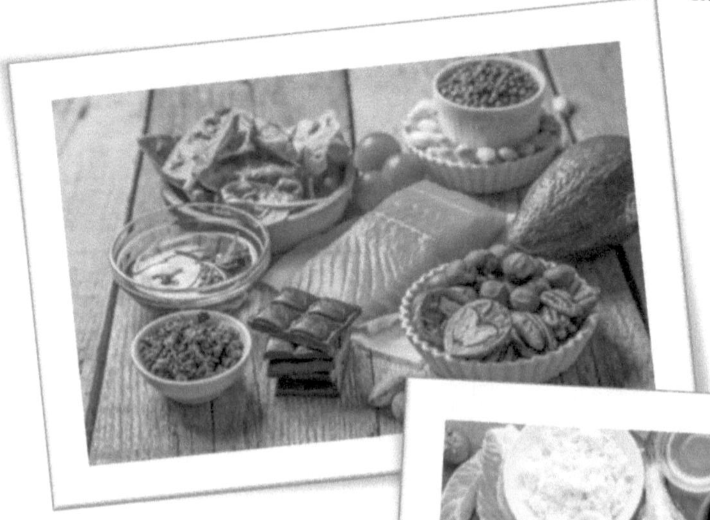

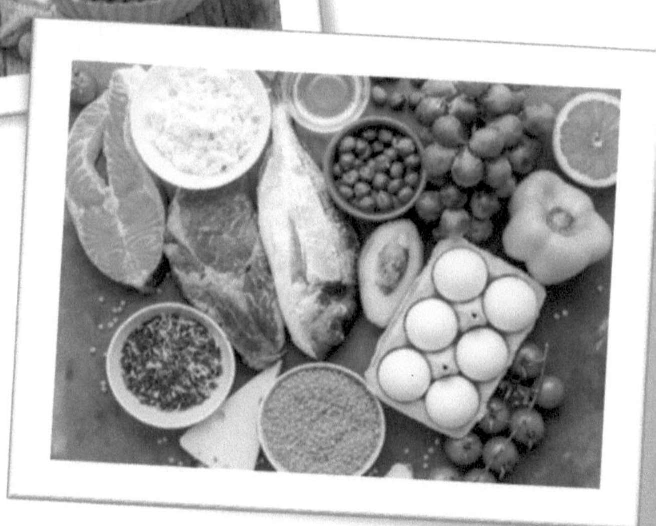

Der Nutri Score und die Deutschen Gesellschaft für Ernährung – sie wollen und manipulieren!

Es ist geradezu lächerlich in welcher Art und Weise uns sogenannte Autoritäten und der Mainstream bezüglich unserer Ernährung bevormunden wollen. Da gibt es doch seit kurzem die sogenannte Ernährungsampel (Nutri-Score). Hierbei handelt es sich wohl um eine riesengroße Nullnummer. Ich habe nicht schlecht gestaunt, als ich kürzlich auf der Packung „Gouda-Käse" die Ernährungsampel mit einem großen „D" wahrgenommen habe, was unterstellen soll, dass dieses Produkt ziemlich ungesund wäre. Was bitte schön ist das für ein Nonsens? Es handelt sich bei einem Käse um ein Naturprodukt erster Güte mit wichtigen Eiweißen und Fetten, welche für den Körper maximal zuträglich sind. Genau dasselbe mit dem Naturprodukt „Sonnenblumenöl". Auch hier prangt ein großes „D" auf der Verpackung.

Umgekehrt wurde eine Frühstücks-Cerealie, die zu einem großen Teil aus einfachkettigen Kohlenhydraten und aus Zucker besteht und die maschinell in einer Fabrik hergestellt wurde mit einem „A" bewertet, was für ein gesundes und empfehlenswertes Lebensmittel stehen soll. Lächerlich! Ich frage mich wirklich, wer sich so einen Unfug ausdenkt.

Da gibt es dann Leute, die diesen Empfehlungen blind folgen und sich Unmengen von der Frühstücks-Cerealie reinschaufeln und die Finger von dem wertvollen Käse lassen, weil der ja ungesund

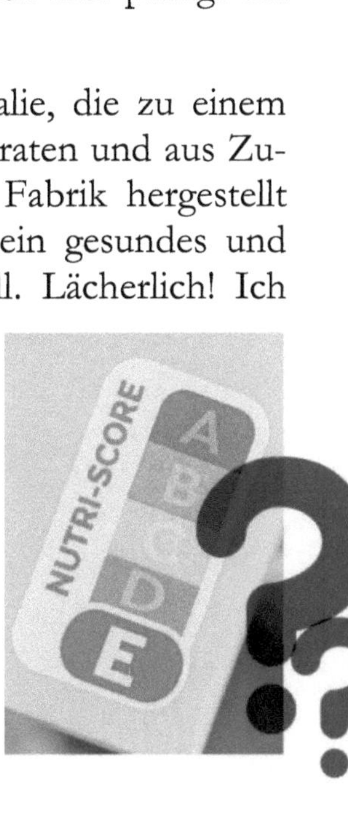

sei. Das Schlimmste daran ist aber, dass im Unterbewusstsein von Kindern und Jugendlichen tatsächlich solche Verhaltensweisen tief verankert werden, welche diese dann auch im späteren Erwachsenenalter nahtlos fortführen, ohne darüber nachzudenken. Demzufolge wird Käse als ungesund abgespeichert, der in der Fabrik hergestellte Frühstücks-Zucker-Knabberkram jedoch als sehr gesund eingestuft.

Solche Ansichten gehen Hand in Hand mit den Vorschlägen der „Deutschen Gesellschaft für Ernährung", die ebenso absurd erscheinen, wenn man sich näher damit befasst. Seit Jahrzehnten wird hierüber die Empfehlung ausgegeben, täglich fünfmal mal Obst und Gemüse zu essen und weiterhin reichlich Vollkorn-Getreideprodukte zu sich zu nehmen. Im Gegenzug soll der Konsum von tierischen Produkten knapp bemessen werden. Fleisch sollte man sogar nur selten essen, so die angeblichen Experten der Deutschen Gesellschaft für Ernährung.

Auf welcher Basis diese Leute solche Empfehlungen aussprechen bleibt indessen völlig ungeklärt. Obst und Gemüse beispielsweise haben kaum Proteine. Über das Obst werden dafür aber viele Kohlenhydrate (Fruchtzucker) zugeführt. Tierische Lebensmittel, welche einen hohen Proteingehalt versprechen, sollen gemäß dieser Empfehlung knapp bemessen werden. Also viele Kohlenhydrate wenig Proteine. Jeder der sich einigermaßen mit Sportlerernährung auskennt, weiß, dass das völliger Unsinn ist. Das Verhältnis sollte eher umgekehrt sein also viele Proteine und reduzierte Kohlenhydrate oder

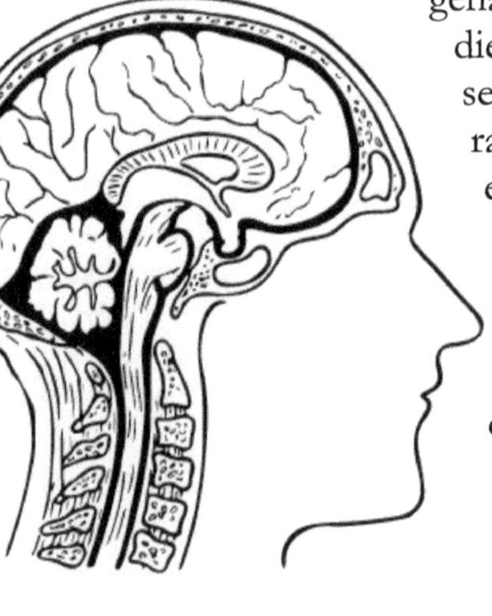

aber ausgeglichen. Die Bedeutung von Fetten wird bei der Empfehlung hierbei vollständig außer Acht gelassen, was ebenfalls falsch ist. Schon lange wissen wir mit ziemlicher Sicherheit, das Fette ebenso wichtige Nährstoffe darstellen wie Kohlenhydrate und Proteine. Auf sie zu verzichten oder sie stark zu reduzieren ist ein großer Fehler. Unser Gehirn beispielsweise besteht zu großen Teilen aus Fett. Unser Gehirn benötigt täglich hochwertige Fettsäuren (zum Beispiel Omega 3), um sich stets zu erneuern, weiterzuentwickeln und Höchstleistungen zu erbringen. Fetter Seefisch ist hierfür ein hervorragender Lieferant.

Die Deutsche Gesellschaft für Ernährung stellt sich also vor, dass wir täglich ganz viel Brot, Brötchen, Knäckebrot, Nudeln und Kartoffeln essen. Dazu ganz viel Gemüse und Obst verzehren und nur selten Milch, Eier, Fisch, Käse und Fleisch zu uns nehmen. Diese Empfehlung resultiert in einem deutlichen Überschuss an Kohlenhydraten, die wir nur dann bräuchten, wenn wir vorhaben jeden Tag einen Marathon zu absolvieren. Dann bräuchten wir nämlich Unmengen von Energie. Da das aber nur die wenigsten von uns tun, werden Kohlenhydrate im Körper in Fette umgewandelt und als Pölsterchen abgespeichert.

Proteine sind die Baustein allen Lebens

Proteine wiederum kommen bei dieser Betrachtung viel zu kurz, dabei sind sie doch die **Bausteine allen Lebens**. Das Immunsystem funktioniert nur dann optimal, wenn wir ausreichend mit Proteinen versorgt sind. Unsere Zellerneuerung und das Muskelwachstum ebenfalls. Insbesondere für Kinder und Jugendliche, die sich im Wachstum befinden, ist die ausreichende Zufuhr von Protein elementar wichtig für eine gesunde gute körperliche Entwicklung.

Wenn also manche Kinder im Vergleich zu anderen in ihrem körperlichen Wachstum zurückbleiben, so hat dies auch etwas mit den Empfehlungen dieser und anderer Gesellschaften zu tun. Kurzum: Ein gesundes Wachstum und eine gesunde Entwicklung funktionieren nur mit ausreichend Proteinen.

Diese sind zufälligerweise hauptsächlich in tierischen Lebensmitteln zu finden aber auch in pflanzlichen Lebensmitteln wie Linsen, Bohnen oder Mandeln, aber eben nicht in Obst und nur selten in Gemüse und auch nur wenig in Getreide. Man muss diese Empfehlungen deshalb als fragwürdig bezeichnen.

Ich selber habe mich in jungen Jahren immer gefragt, wieso ich Unmengen von Nudeln und Brot verdrücken konnte, ohne dabei langanhaltend satt zu werden. Außerdem gelang es mir hierüber nicht an Körpergewicht in Form von Muskelmasse in dem Maße zuzunehmen, wie ich es wollte. Erst später wurde ich im Rahmen einer Werbeansprache für ein Nahrungsergänzungsprodukt hellhörig. Während einer Verkaufsshow sagte die nette Dame im TV dies:

„Wenn sie ständig Appetit haben und sich kein richtiges Sättigungsgefühl einstellen will, dann ist ihr Körper auf der Suche nach etwas, das Sie ihm vorenthalten.“

Dieser Satz hat mir wahrhaft die Augen geöffnet. Damals dachte ich nämlich, das mit meinem Stoffwechsel möglicherweise etwas nicht in Ordnung sein könnte, weil ich kiloweise Getreide, Kartoffeln Nudeln und so weiter in mich hineinschlang und trotzdem merkte, dass irgendetwas fehlte.

Mit meinem Körper war also in Wirklichkeit alles richtig. Vielmehr wollte er mir durch das fortwährende Hungergefühl mitteilen, dass ihm etwas fehlte. Es waren in Wirklichkeit Proteine auf dir er heiß war und die ich ihm aus Unkenntnis heraus vorenthielt. Um es auszuprobieren, bestellte ich gleich ein paar Beutel Eiweißpulver (Nahrungsergänzung für Sportler, Made in Germany, beste Qualität). Und siehe da: Ich fühlte mich das erste Mal seit Jahren zufrieden und langanhaltend satt. Und plötzlich begann nach einigen Wochen auch die lang ersehnte Muskelaufbau. Auch fühlte ich mich insgesamt vitaler, lebensfroher und durchhaltefähiger.

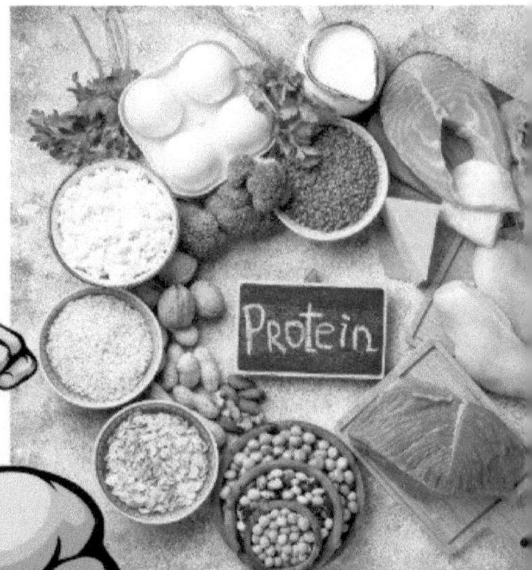

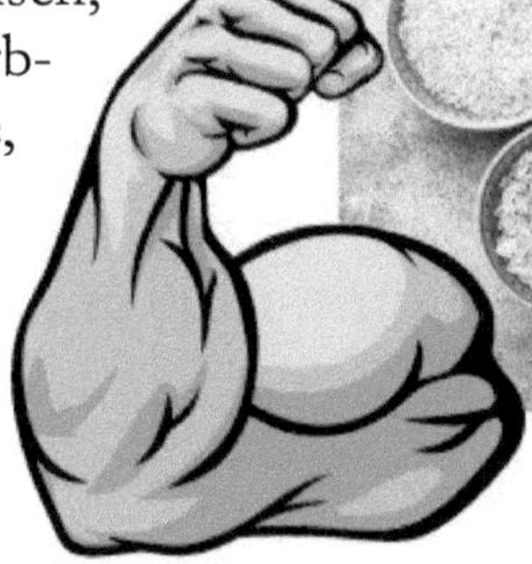

Sofort hatte ich verstanden, dass Proteine eine immense Bedeutung für eine gesunde Ernährung haben, und ich stürzte mich auf alle möglichen Lebensmittel, welche diese Nährstoffe beherbergen: Milch, Eier, Fisch, Linsen, Bohnen, Erbsen, Fleisch, Käse, Pilze, Eiweißriegel und Eiweißpulver beherrschen seitdem meinen Ernährungsplan. War ich früher regelmäßig etwa dreimal im Jahr erkältet, so verschwanden seit der Ernährungsumstellung Erkältungen vollständig, was ich mir niemals hätte erträumen lassen. Mein Immunsystem wurde gestärkt wie nie zuvor und wehrt seitdem alle Viren und Krankheitserreger erfolgreich ab.

Lesson Learned:

Lebensmittel mit vielen Proteinen täglich und mehrfach verzehren. Zusätzlich Kohlenhydrate und gesunde Fette ergänzen. Außerdem frisches Gemüse als Träger von Vitaminen und Mineralstoffen essen. Gemüse hat außerdem viele Ballaststoffe und beinhaltet sekundäre Pflanzenstoffe. Obst hat Vitamine und schnell verfügbare Zucker. Unsere Ernährung darf bunt und vielfältig sein.

Lesson Learned:

Es gibt keine Regel. Die Regel bist Du. Da draußen sind so viele Leute, welche dir sagen wollen, was gut für dich ist. Höre nicht auf sie. Höre viel eher auf dein Bauchgefühl und finde selbst heraus, was gut für dich ist. Das geht sicherlich nicht von heute auf morgen sondern erfordert ein bisschen Geduld und Experimentierfreudigkeit. Schnell wirst du hierüber deinen individuellen Weg zu einer perfekten Ernährung finden, welche dir guttut und das Beste für dich ist.

Welche wunderbaren Zeichen uns die Natur liefert, was gut für uns ist, können wir an folgendem Beispiel erkennen. Walnüsse haben erstaunlich viel Omega 3 Fettsäuren, welche für unser Gehirn eine Top-Nahrung sind. Schau dir mal die Form einer Walnuss an: An was erinnert dich diese Form?

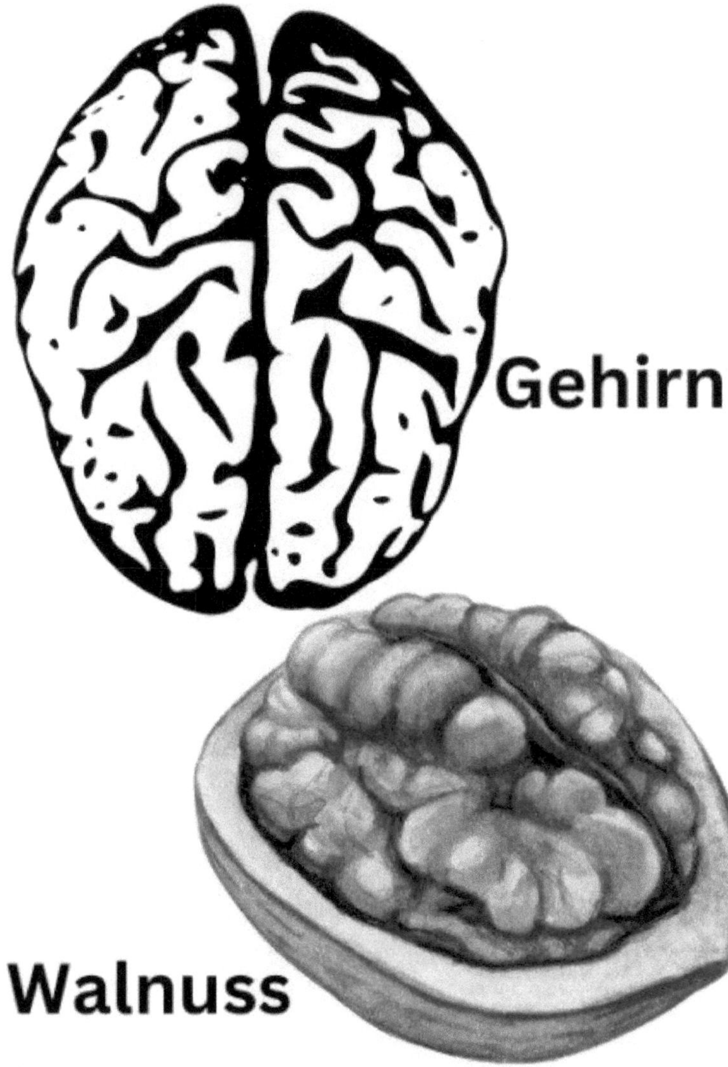

3. Kapitel: Essen, Trinken und Schlafen fördern die Regeneration

Essen, Trinken und Schlafen dienen nicht nur dem Überleben, sondern sie sind vor allen Dingen regenerative Maßnahmen. Unser Körper ist ein ausgeklügeltes und über Millionen von Jahren entstandenes System, das sich nahezu von allein immer wieder repariert. So werden Krankheiten abgewehrt, Schäden wie Kratzer oder Wunden heilen von allein wieder aus, ständig werden alte Zellen abgesondert und neue werden gebildet.

Unser Körper ist also ein sich selbstreparierendes System.

Der Prozess der Adaption meint, dass unser Körper aber über diese Selbstregulation sogar noch hinausgehen kann, indem er sich über einen mittleren Zeitraum äußeren Gegebenheiten sogar anpasst. Dies kennen wir aus dem Bereich des Sports. Wenn man nur lange genug für eine bestimmte Sportart trainiert, dann werden die Leistungen bei jedem Menschen nach und nach besser. Das hat mit Adaption zu tun.

Dies bedeutet, dass der Körper lernt mit einer äußeren Herausforderung umzugehen, indem er sich ihr *anpasst.* Wer also beispielsweise Gewichtheben trainiert, der wird nach und nach immer stärker werden. Wer Ausdauersport trainiert, der wird nach und nach immer ausdauernder werden und wer Denksport trainiert (z.B. Schach), dessen Denkfähigkeit wird nach und nach immer besser werden. Dies ist die Adaption. Jeder Mensch verfügt über diese Fähigkeiten.

Umgekehrt heißt dies aber auch: Wer seine Fähigkeiten permanent brachliegen lässt und nichts trainiert, der passt sich an lasche äußere Umstände an, die ohne Widerstände auskommen. Diese Person wird also kein starker Gewichtheber, kein ausdauernder Läufer oder Schwimmer und ebenfalls kein guter Denker. Das wäre die Negativspirale der Adaption.

Es liegt auf der Hand, dass Menschen auf verschiedenste Weise im Leben plötzlich und schlagartig gefordert und beansprucht werden. So können die körperliche, die geistige sowie die seelische Beanspruchung steigen oder sogar stark steigen.

Adaption benötigt immer einen Vorlauf. Sie ist nicht innerhalb weniger Tage zu erreichen. Wir kennen das beispielsweise aus dem Bereich des Kraftsports, wo die Athleten Monate oder Jahre regelmäßig trainieren, um ihren Body stückweise Schritt für Schritt weiter zu kräftigen und zu formen. Zumindest aber trainieren sie regelmäßig, um ihren Körper in Form zu halten und einen Abbau der Muskelmasse damit erfolgreich zu verhindern.

Der ein oder andere dürfte daher auch den in der Bodybuilder-Szene bekannten Spruch *"No pain, no gain"* kennen. Er bedeutet so viel wie: Wenn du nicht gut trainierst und wenn es nicht auch mal ein bisschen weh tut, dann wirst du das Ziel nicht erreichen und es wird keine Veränderung geben. Du bleibst dann so wie du bist.

Wer aber beschließt so zu bleiben wie er ist, für den stehen die Karten in einer schwierigen Lage nicht besonders gut.

Lesson Learned:

Frühzeitig, am besten heute, am besten JETZT anfangen, das richtige Verhalten zur Regel zu machen: tägliches Training, vielfältige und üppige Versorgung mit Nährstoffen, guter und ausreichender Schlaf, keine Drogen und wenig (negativer) Stress.

Nichts anderes beschreibt auch die Evolutionstheorie nach Charles Darwin, die mit dem Motto: ***„Survival of the fittest"*** daherkommt. Dieser Slogan wird oft falsch übersetzt. Er bedeutet nicht etwa, dass der Stärkere am besten überlebt. **Er bedeutet, dass der überlebt, der am besten an seine Umwelt *angepasst* ist.** Stärke ist dabei nur *ein* Kriterium neben vielen weiteren Kriterien wie Schnelligkeit, Geschicktheit, Klugheit, Erfindungsreichtum und so weiter.

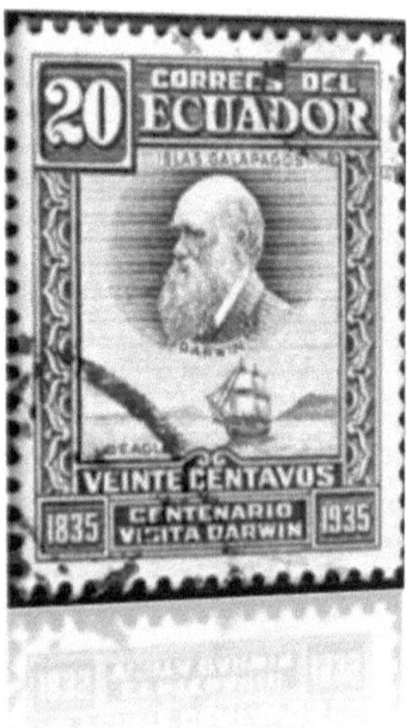

Adaption benötigt Nährstoffe

Damit der Körper aber diese automatische Adaption voll ausspielen kann, benötigt er von dir auch etwas. Dein Körper benötigt ausreichend Flüssigkeit in Form von frischem Wasser und ausreichende Zufuhr an Nährstoffen. Und dies täglich in ausreichender oder sogar etwas überschüssiger Anzahl und Menge. Über gesunde Ernährung gibt es tausende, wenn nicht Millionen von Ratgebern und Ratschlägen.

Eiweiß

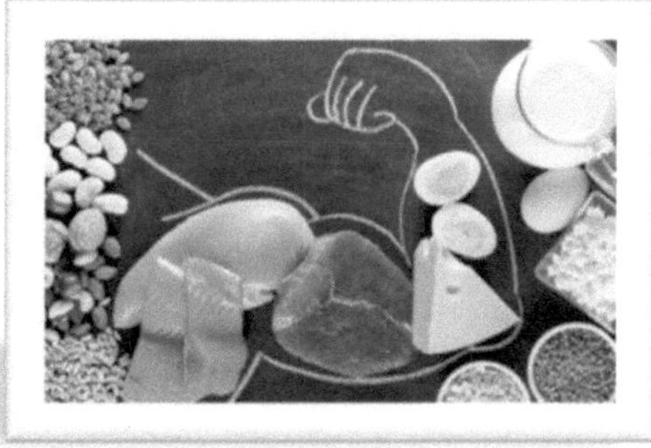

Vom Grundsatz her dürften sich aber alle Experten in einigen Dingen hierbei einig sein: Da alle Körperzellen durch Eiweißverbindungen hergestellt werden, bildet Eiweiß sozusagen den Baustein allen Lebens. Um deinen Körper also bestmöglich zu unterstützen, solltest du ihm ausreichend Eiweiß und dies am besten in verschiedenen Formen zur Verfügung stellen (tierisch, pflanzlich gemischt).

Hilfreich sind hier die Nährstofftabellen, die mittlerweile auf fast allen Lebensmittel-Verpackungen abgedruckt sind.

Eiweiß stärkt nachweislich das Immunsystem, fördert den Muskelaufbau und die Gehirntätigkeit.

Kohlenhydrate

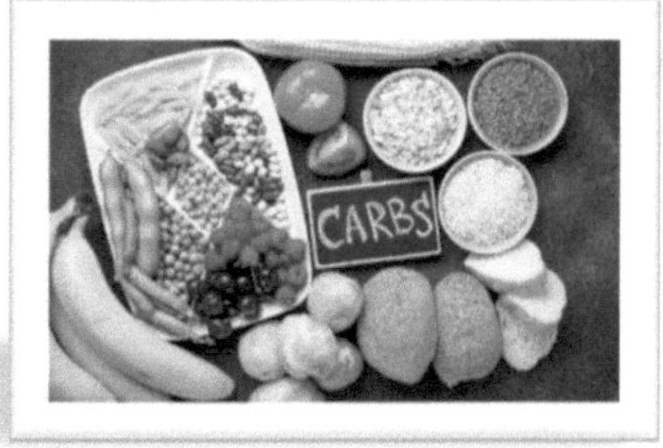

Kohlenhydrate wiederum sind der Brennstoff der Zellen. Diese Energie wird vor allen Dingen durch Muskeltätigkeit, aber auch durch Denkfähigkeit verbraucht. Isst ein Mensch zu wenig Kohlenhydrate, dann kann er sein wahres Potential auch nicht voll abrufen, vergleichbar mit einem Akku, der ein hohes Fassungsvermögen hat, aber der nicht voll aufgeladen wurde.

Auch bei der Aufnahme der Kohlenhydrate sollte man auf eine gute Durchmischung verschiedener Quellen achten. Durch die Insulinausschüttung haben Kohlenhydrate aber die weitere Funktion, alle anderen Nährstoffe gezielt an ihre Position im Körper zu befördern, um es vereinfacht auszudrücken. Kohlenhydrate wirken also anregend auf den Stoffwechsel. Wir merken diesen Effekt immer dann, wenn wir Süßigkeiten essen, wie zum Beispiel ein Stück Schokolade. Dann spüren wir, wie dieser Zucker sofort ins Blut übergeht und sich sogar unsere Körpertemperatur leicht erhöht (uns wird es wärmer) und wie die Motivation steigt. Auch das Denken kann nun besser funktionieren.

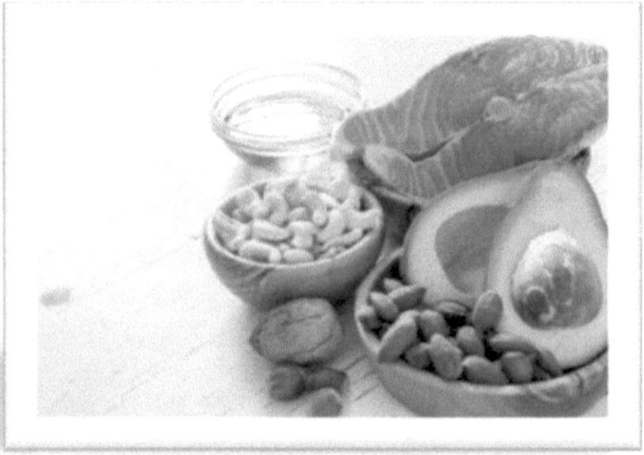

Fette

Kommen wir zu den Fetten. Anders, als viele Diätratgeber es nahelegen, ist Fett viel besser und wichtiger als sein Ruf es vermuten lässt. So wie alle anderen Nährstoffe muss auch Fett zugeführt werden, um den körpereigenen Stoffwechsel zu unterstützen. Insbesondere das Gehirn besteht zu einem sehr großen Teil aus Fettzellen. Ein übertriebener Verzicht auf Fett schadet deshalb der Gesundheit. Umgekehrt ist aber darauf zu achten, gesunde Fette zu konsumieren. Also ungesättigte Fettsäuren (Omega 3, Omega 6 und andere). Hochwertige Fette haben einen erheblichen Einfluss auf die Gesundheit, auf das Wohlbefinden und auf die Gehirntätigkeit.

Bei all diesen Ratschlägen wird sich der eine oder andere Fragen, ob hier eine Gewichtszunahme nicht vorprogrammiert sein wird. Nun hierzu ist folgendes zu sagen: Selbst, wenn der Körper möglicherweise ein Zuviel (Überschuss) an Kalorien durch die Nahrungszufuhr erhält, so ist dies an sich nur von Vorteil. Der Körper kann also **aus dem Vollen schöpfen** und sich vollends regenerieren. Insbesondere nach anstrengenden Tätigkeiten ist es daher empfehlenswert, direkt danach den Körper ausreichend mit Nährstoffen zu fluten.

Jeder Profi-Sportler weiß dies und handelt danach. Nach einer anstrengenden Trainingseinheit, die möglicherweise über mehrere Stunden ging, wird dem Körper sofort alles zur Verfügung gestellt, was er für die Regeneration benötigt. So ergibt sich ein harmonisches *Wechselspiel zwischen Anstrengung und Regeneration*, also zwischen Verbrauch und erneuter Bereitstellung von Kalorien. Niemand muss also Sorge haben, dass er über die Gebühr zunehmen wird, wenn parallel ausreichend Sport getrieben wird oder sich anderweitig intensiv betätigt wird.

Lesson Learned:

Den Körper mit wertvollen Nährstoffen jeden Tag zu fluten ist eine Wohltat, denn so kann er aus dem Vollen schöpfen. Dies funktioniert idealerweise zusammen mit täglicher Bewegung und Sport in jedweder Form. Und seien es auch „nur" mehrstündige Spaziergänge an der frischen Luft und bei jedem Wetter.

Fettmasse oder Muskelmasse?

Dazu ist aber noch etwas zu ergänzen: Gewichtszunahme kann nämlich zweierlei bedeuten: Zunahme an Fettmasse oder Zunahme an Muskelmasse. Wer nur wahllos in sich hineinschlingt, ohne sich dabei zu bewegen, der wird ausschließlich Fettmasse anlegen, um die nicht verbrauchten Kalorien für die nächste „Eiszeit" aufzusparen. In der Tat ist es wirklich so, dass unsere Vorfahren in den guten Zeiten gefuttert haben, was verfügbar war, um sich für die schlechten Zeiten zu wappnen. Drohte dann also ein harter Winter, konnte man schon deshalb überleben, weil man sich ein ausreichendes Fettpolster angefuttert hatte. Der Körper hat also von den körpereigenen Reserven profitiert.

Wer sich umgekehrt ausreichend und gut ernährt und dabei auch mal ein bisschen über die Stränge schlägt, wer aber gleichzeitig regelmäßig Sportübungen macht in Form von Kraft- oder Ausdauersport, der wird nicht an Fettmasse zulegen, sondern **dessen Muskeln werden nach und nach wachsen und dessen Sehnen, Bänder und Knorpel werden sich festigen.**

Da Muskelmasse schwerer ist als Fettmasse kann es sogar sein, dass ein augenscheinlich schlanker Mensch genauso schwer oder sogar schwerer ist als ein ganz offensichtlich dickleibiger Mensch. Es spricht also nichts gegen ein überdurchschnittliches Gewicht, wenn dieses Gewicht aus Muskeln gebildet wird. Dagegen ist nichts einzuwenden.

Du hast also selber die Wahl und kannst jeden Tag frei entscheiden, wohin die Reise gehen soll. Du darfst dich üppig, vielfältig und gesund ernähren und du darfst dabei regelmäßig Sport treiben. Und seien das auch nur regelmäßige **Spazier-**

gänge oder **Walking-Ausflüge**, der regelmäßige **Besuch im Schwimmbad** oder eine Kombination aus allen diesen Tätigkeiten. Du darfst **Kraftsport** betreiben, **klettern**, **wandern**, **rudern** und so weiter und du wirst sehen, dass deine Fitness, deine körperliche Stabilität und deine Gesundheit immer weiter zunehmen werden.

Du siehst also, im Grunde genommen ist es ganz einfach, seine Ernährung und seine Sportgewohnheiten so aufeinander abzustimmen, dass man einerseits ernährungsmäßig kaum auf etwas verzichten muss und andererseits dennoch von einer bomben Gesundheit und Fitness profitieren kann. Es ist wirklich einfacher als viele Diätpäpste es uns glauben machen wollen. Wir müssen nur auf unser Bauchgefühl und auf unsere Instinkte vertrauen, um das Richtige zu tun.

Schlaf und Adaption

Der ausreichende und gesunde Schlaf ergänzt dieses Portfolio. Der Schlaf ist ein automatisches Reparaturprogramm, indem der Körper viele ganz wichtige und zum größten Teil noch unerforschte Tätigkeiten ausführt, die uns dazu bringen, dass wir immer wieder erholt und frisch an den Start gehen können. Tag für Tag, Woche für Woche, Monat für Monat. Im Übrigen ist es dabei nicht entscheidend, acht Stunden am Stück zu schlafen, sondern vielmehr insgesamt auf acht Stunden zu kommen.

Berühmte Persönlichkeiten wie der Fußballspieler Cristiano Ronaldo schlafen häppchenweise. Ronaldo unterteilt seinen Schlaf in 5 mal 90 Minuten. Er schläft also nur anderthalb Stunden am Stück, danach kommen Training, Essen, Trinken, was auch immer und dann kommt die nächste Schlafphase von 90 Minuten. Insgesamt kommt er ebenfalls auf knapp acht Stunden.

Aber was ist der Unterschied? Nun jeder von uns kennt ja das Gefühl, dass man sich nach dem Wachwerden fühlt wie neu geboren. Wie wäre es also, dieses Gefühl nicht nur einmal am Tag zu haben, sondern fünfmal? Gut, oder?

Dies wird auch bestätigt durch wissenschaftliche Untersuchungen, welche die Leistungsfähigkeit von Menschen beschreiben. So ist die Leistungsfähigkeit nach dem Aufstehen am höchsten und sinkt dann nach und nach ab, bis sie kurz vor dem Schlafengehen am niedrigsten ist. Jetzt wird der Ronaldo-Trick klar: Ronaldo verfügt also fünfmal am Tag über die höchste Leistungskurve. Bevor seine Leistungskurve absinkt, begibt er sich erneut zur Ruhe und tankt sofort neue Energie.

Die Kurzschlafmethode

Auch wenn nicht jeder dieses System sofort für sich umsetzen kann, so dient es doch als sinnvolle Anregungen insbesondere auch im Hinblick auf Krisenzeiten, wo es möglicherweise gar nicht ohne weiteres geht, das man acht Stunden durchschlafen kann. Denken wir nur beispielsweise an Feuerwehrleute, Rettungssanitäter oder Soldaten im Kriegseinsatz. Diese Personen müssen in kritischer Lage jede Möglichkeit nutzen, um sich zwischendurch auszuruhen. Sie haben keine festen Schlafzeiten, sondern nutzen ebenso gut 30 Minuten Pausen zum Sofortschlaf, um danach blitzschnell wieder auf Aktivität umzuschalten. Im Übrigen können wir dieses Schlafverhalten auch bei unseren Haustieren live beobachten: Hunde und Katzen schlafen ja auch nicht acht

Stunden am Stück, sondern sie fressen, spielen und halten dann zwischendurch immer wieder ein kleines Nickerchen. Na, kommt dir das bekannt vor?

Ernährung, Adaptionsfähigkeit, Regenerationsfähigkeit, Gesundheit und Fitness stehen also in einem unauflöslich Zusammenhang und sollten auch als eine Einheit betrachtet werden. Wer heute damit anfängt diese Details in seinen Alltag zu integrieren, der wird schon nach wenigen Wochen einen deutlichen Unterschied an sich selbst feststellen. Wer sich permanent so vorbereitet, den kann so schnell nichts mehr umhauen, sondern der kann cool und gelassen bleiben.

Lesson Learned:

Schlaf ist die beste Medizin. Im Schlaf erholt sich der Körper von ganz allein. Ebenso der Geist. Den Schlaf zu verkürzen, um mehr zu bewerkstelligen ist Quatsch. Denn es ist genau umgekehrt: Wer ausgeruht und ausgeschlafen an den Start geht, der schafft in weniger Zeit mehr. Schon mal darüber nachgedacht? 😊

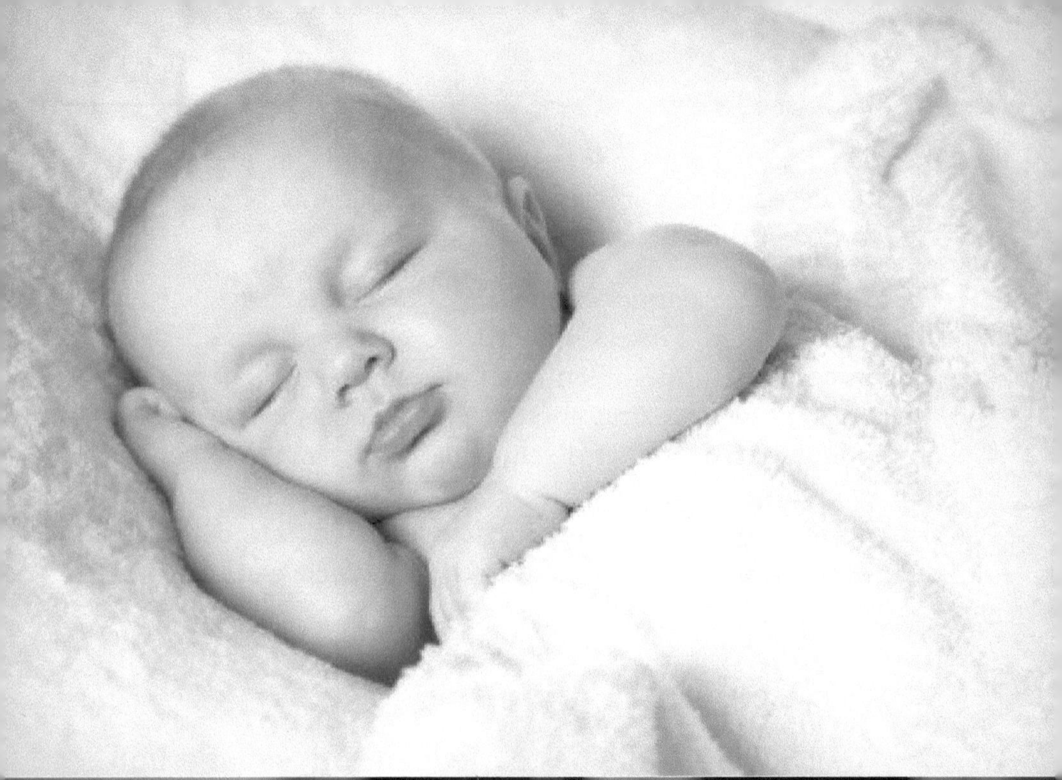

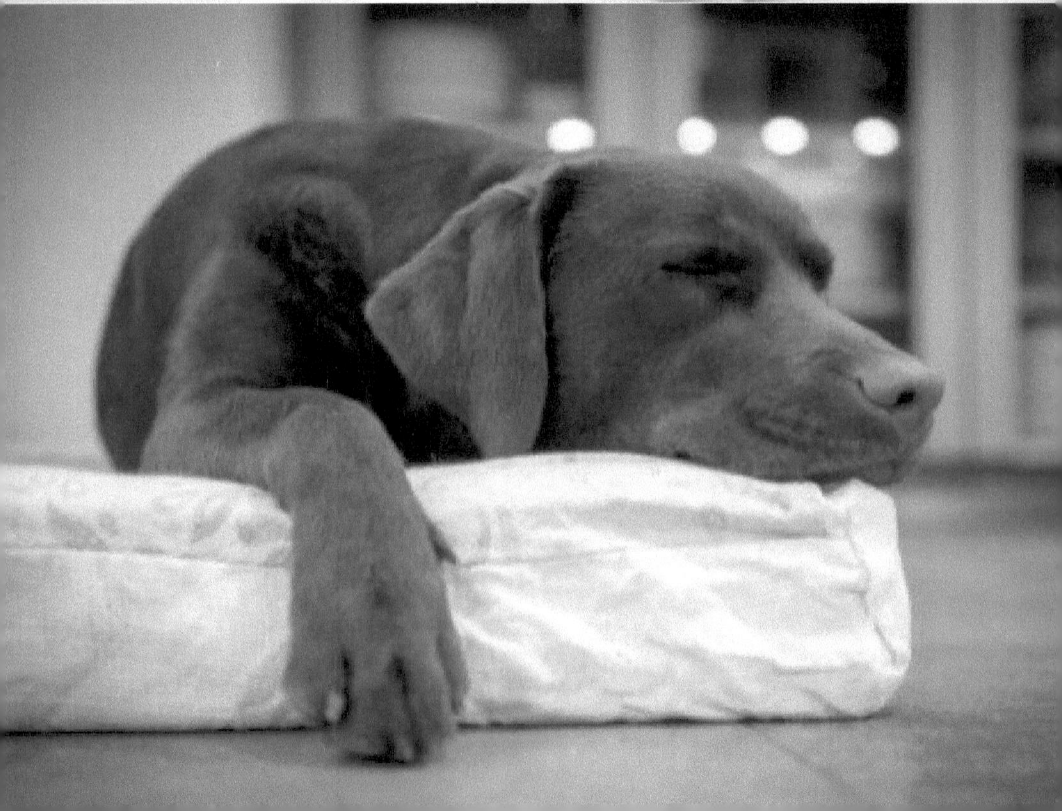

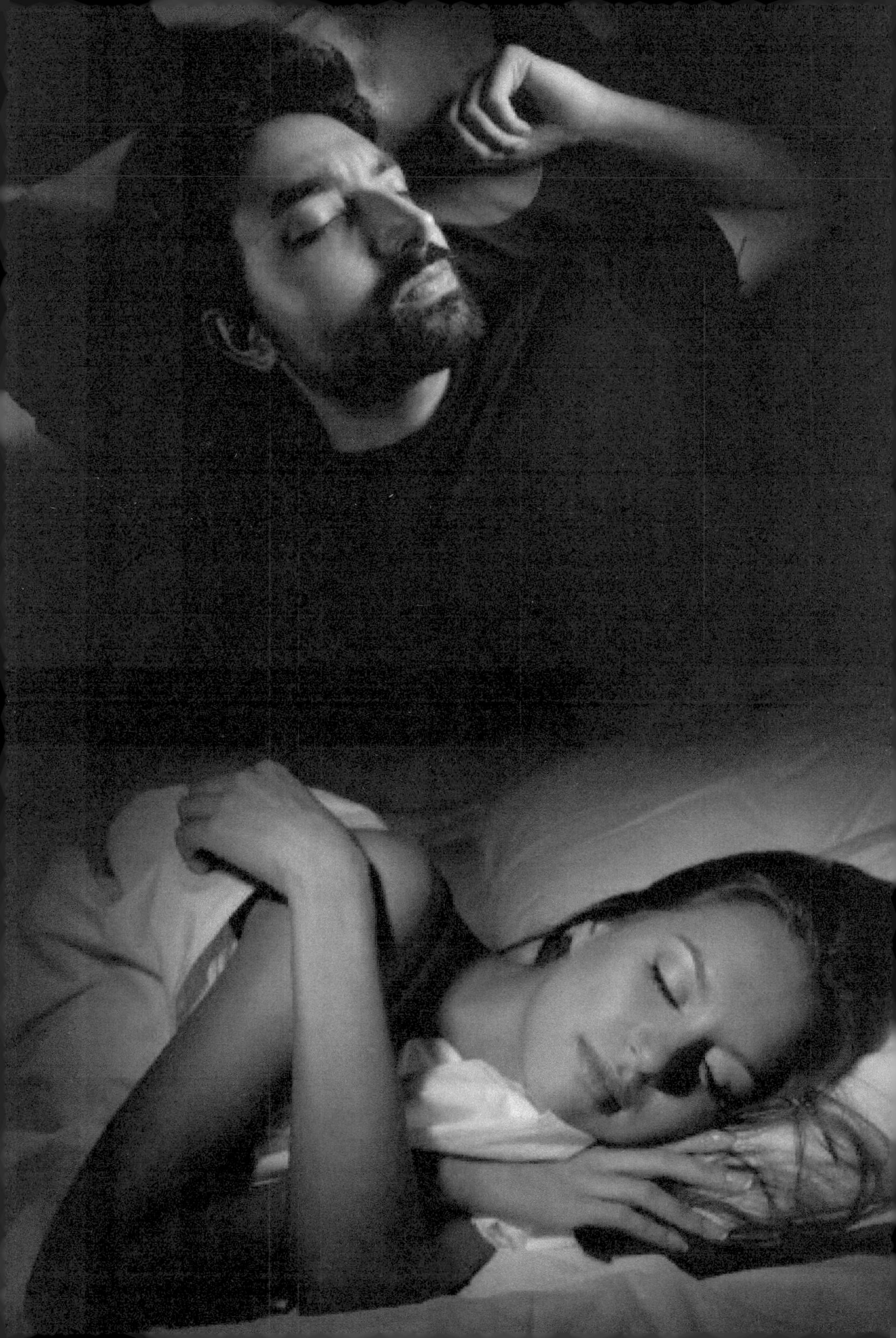

Meine Einschlafmethode

Ich stelle dir jetzt eine geniale Methode zum Einschlafen vor. Viele, wenn nicht sogar die meisten Menschen, tun sich nämlich schwer damit zur gewünschten Zeit zur Ruhe zu kommen und einzuschlafen. Grundsätzlich gelten folgende Parameter als gute Voraussetzung:

- ✓ Je mehr du dich körperlich betätigt hast, desto schneller wirst du in den Tiefschlaf fallen können.
- ✓ Je besser du tagsüber an der frischen Luft deinen Körper mit Sauerstoff versorgt hast, desto besser wirst du schlafen können.
- ✓ Hungrig schläft es sich nicht gut. Mit einem Gefühl der Sättigung schläfst du hingegen wie ein Baby.
- ✓ Duschen am Abend fördert die Ganzkörperdurchblutung. Wer sich danach ins Bett kuschelt, der wird schneller tief und fest einschlafen können.
- ✓ Abgedunkelte Fenster und möglichst wenig Geräusche fördern das müde werden.
- ✓ Es versteht sich von selbst, dass alle elektronischen Geräte auf stumm geschaltet sind.
- ✓ Elektrosmog so gut wie möglich verhindern.

✓ Mit offenem Fenster schlafen, um genügend Sauerstoff in den Raum zu lassen.

Nun wird der ein oder andere trotzdem die Situation kennen, in der man sich im Bett hin und her wälzt und nicht einschlafen kann. Das liegt an den vielen Gedanken, die immer dann durch den Kopf schießen, wenn man zur Ruhe kommen möchte. Und hier komme ich nun zu meinem Einschlafverfahren.

Ich präsentiere: Die phantastische Reise durchs Universum. Folge mir auf eine fantastische Reise zu den Planeten und zu den Sternen, zu fremden Galaxien und zu schwarzen Löchern.

Du legst dich in dein Bett und machst es dir richtig schön gemütlich. Spontan werden sich die Gedanken des Tages in deinem Kopf weiterhin drehen. Du versuchst erst gar nicht, dich mit ihnen zu beschäftigen, sondern du machst dich einfach aus dem Staub und lässt die Gedanken dabei zurück. Du schließt die Augen und stellst dir vor, du bist ein Astronaut, der nun mit seinem Raumschiff die Erde verlässt. Du fliegst also ins Weltall und lässt alle deine Gedanken, und

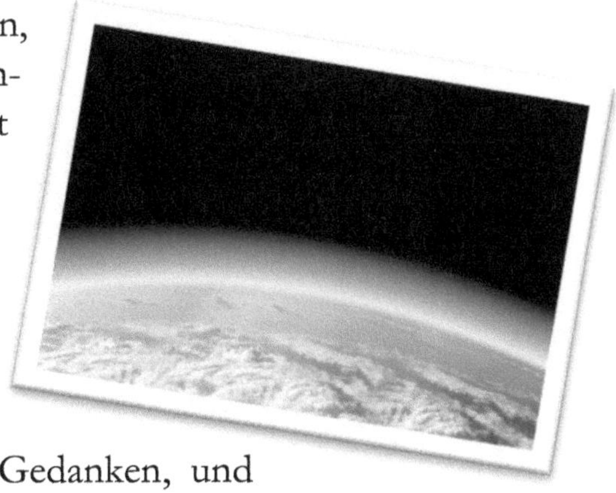

überhaupt alles auf der Erde zurück. Im Raumschiff bist nur du und sonst nichts. Bei deinem Flug siehst du, wie die Erde hinter dir immer kleiner und kleiner wird und irgendwann verschwindet sie in der Dunkelheit des Universums. Du fliegst weiter. Du merkst, wie du freier und ruhiger wirst. Ruhe und Gelassenheit werden immer stärker.

Nun fliegst du Richtung Sonne. Dein Raumschiff ist hitzeabweisend, so dass du ganz nah an die Sonne ranfliegen kannst und sie mal aus der Nähe betrachten kannst. Ebenso gut kannst du aber auch andere Planeten des Sonnensystems ansteuern. Wie wäre es spontan eine Reise zum Mars zu unternehmen? Oder zum Jupiter oder zu einem seiner unzähligen Monde? Was es da wohl alles zu entdecken gibt.

Die ganz Mutigen fliegen aber weiter und verlassen das Sonnensystem und erkunden andere Sonnensysteme unserer Galaxis. Unsere Galaxis ist unvorstellbar groß. Sie besitzt 100 bis 200 Milliarden Sonnen und unzählige Planeten und Monde. Du bist jetzt Entdecker und als erster Mensch unterwegs in diesen unbekannten Bereichen. Die Erde hast du schon lange hinter dir gelassen und ehrlich gesagt weißt du

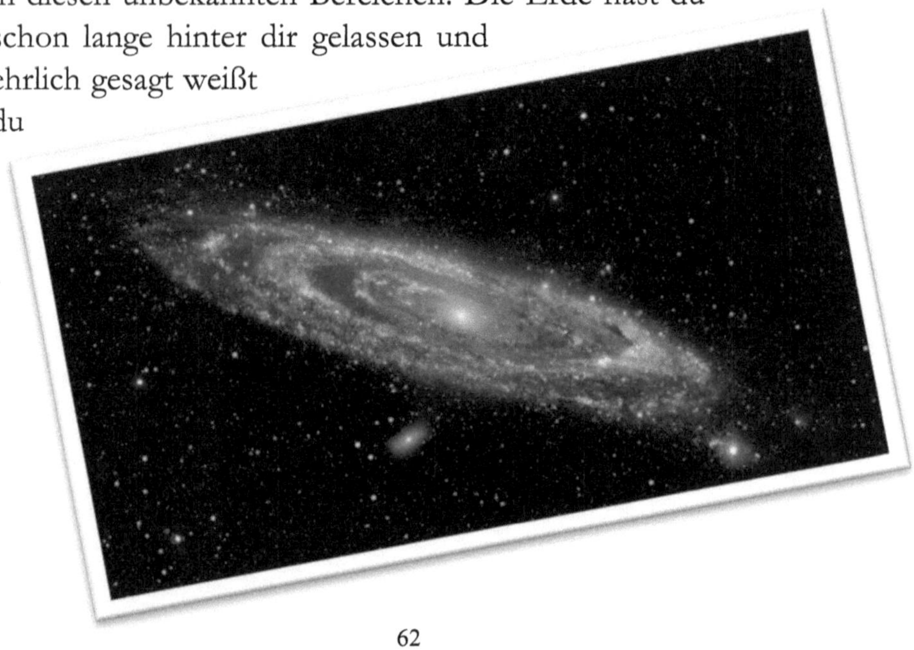

auch gar nicht mehr so ganz genau, wo sie in diesen Weiten der Galaxis genau zu finden wäre. Du schaust dir also die neu entdeckten Planeten und Sonnensysteme aus der Nähe an und lässt dich überraschen von dem, was du vorfindest. Verlässt du sogar unsere Galaxis, dann kannst du den Spiralnebel mal von außen betrachten. Da liegt es also vor dir, das unendliche Meer von Sonnen.

Du verlässt auch diesen Bereich und wagst sich weiter hinaus in die völlig unbekannten Bereiche des Universums. Hier warten noch mehrere Billionen weiterer Galaxien darauf, von dir entdeckt zu werden.

Fühlst du jetzt die Größe des Universums in dir?

Merkst du, wie alles andere im Vergleich dazu so klein und so unbedeutend ist?

In den großen schwarzen Weiten bist du nun unterwegs und dabei sicher aufgehoben in deinem kleinen, aber feinen Raumschiff, das dich überall dahin fliegt, wo du hinmöchtest. Dank deines Hyperantriebs bist du in der Lage die größten Distanzen im Nu zu überwinden und jeden gewünschten Ort im Universum zu erreichen. Vor dir war noch niemand hier. Wenn du einen schönen Ort gefunden hast, der zum Bleiben einlädt, dann bleib doch einfach eine Weile dort oder genieße einfach die Schwerelosigkeit des Weltalls. Alles fühlt sich so leicht an.

Spätestens an diesem Punkt meiner Traumreise schlafe ich jedes Mal ein. Oft auch schon früher. Ich habe das jetzt schon hunderte Male gemacht und es funktioniert immer. Ich habe keine Ahnung wieso, aber es ist meine 100% Einschlafmethode. Deshalb möchte ich sie dir von Herzen empfehlen. Probiere doch einfach selbst aus, ob sie bei dir auch so gut funktioniert.

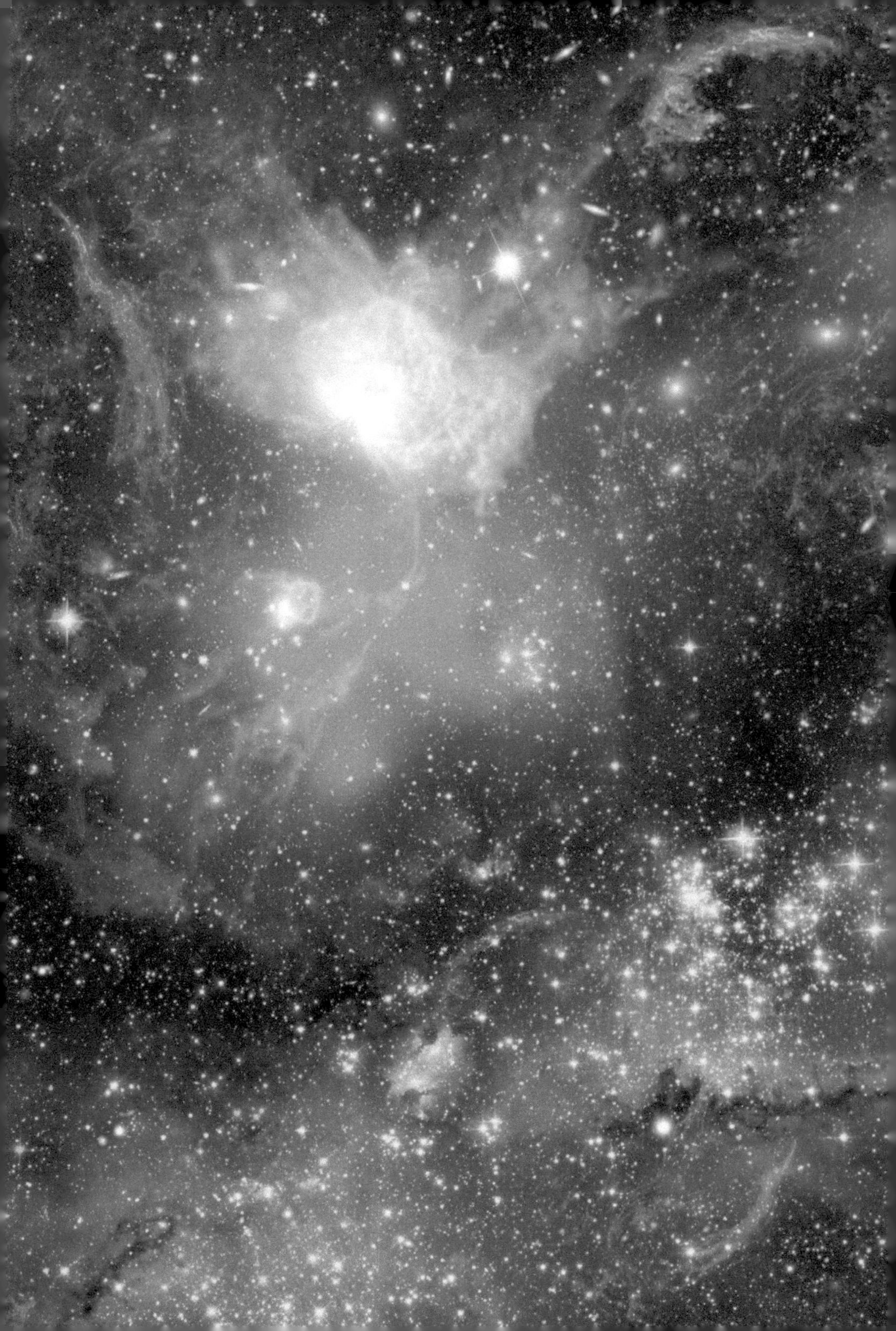

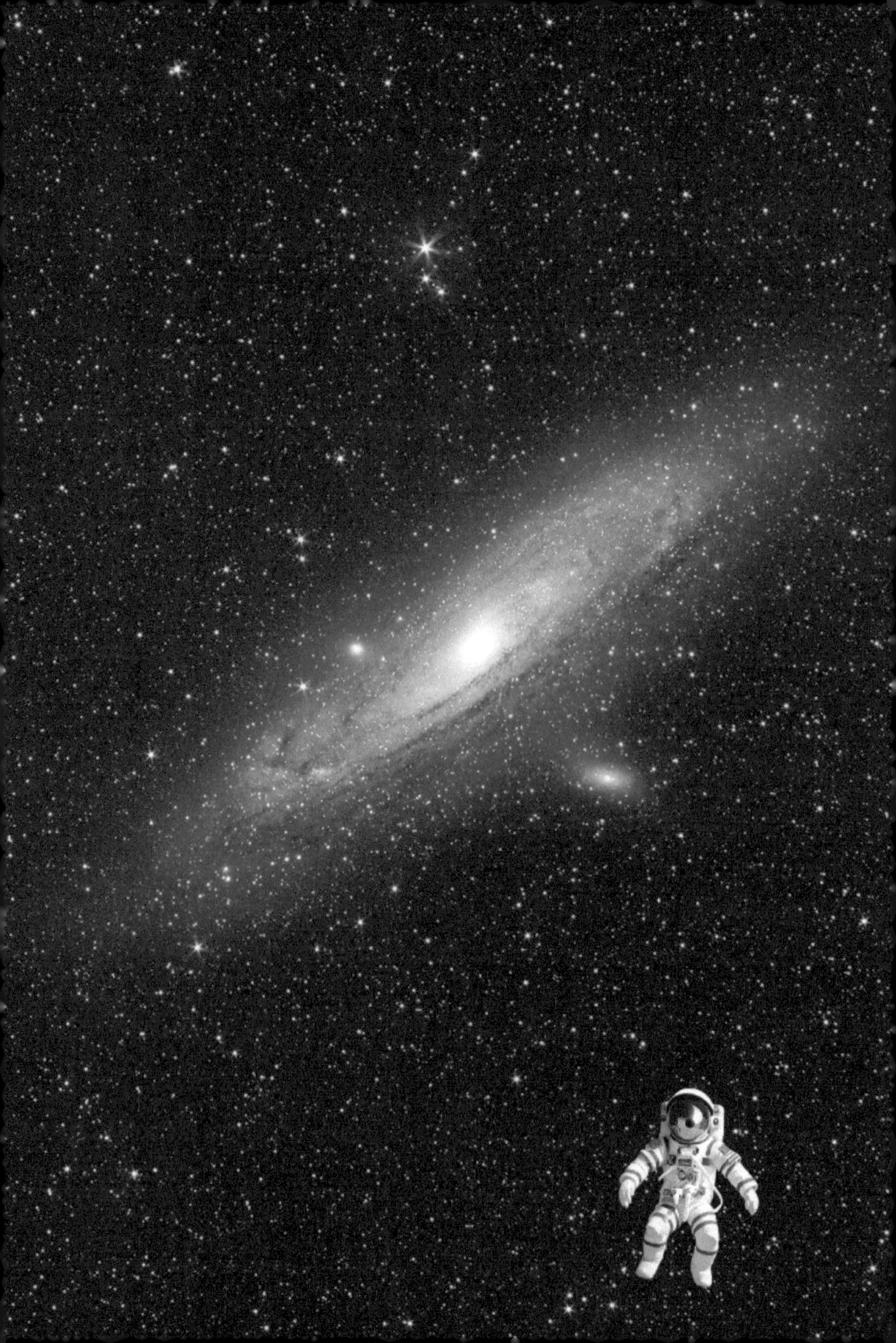

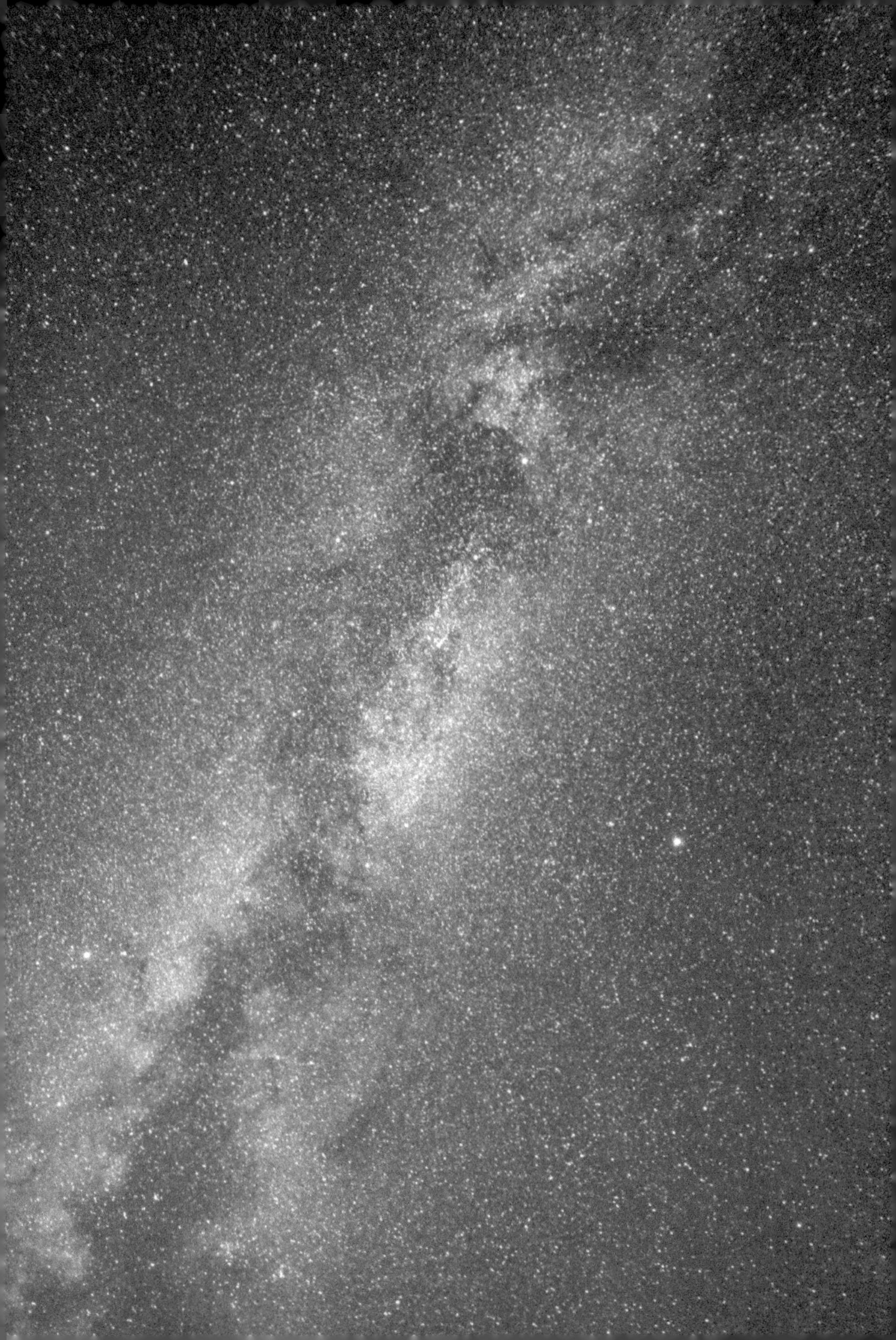

4. Kapitel: Sportlernahrung, Nahrungsergänzungsmittel, Getrocknete Lebensmittel, Superfoods

Nahrungsergänzung ist vor allen Dingen aus der Sport- und Fitnessszene bekannt. Hier gehört es zum Allgemeinwissen, dass Sportler einen erhöhten Bedarf an Nährstoffen haben, dessen Deckung über gewöhnliche Lebensmittel aus dem Supermarkt manchmal nur schwer oder kompliziert möglich ist.

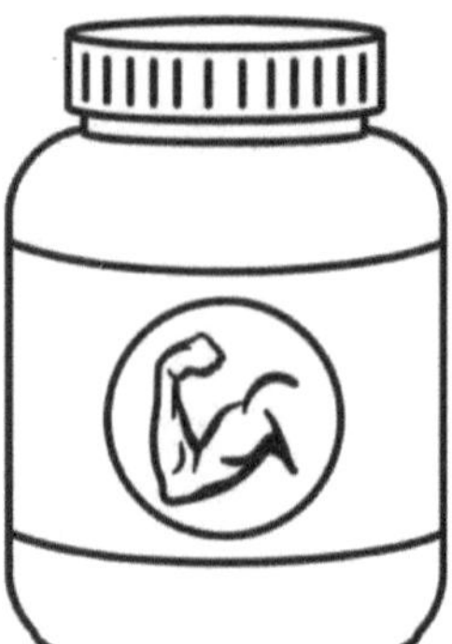

Diese Einschätzung bestätigt sich, wenn man sich die Nährstofftabellen mancher Lebensmittel mal genauer durchliest. So haben Nudeln, Kartoffeln und Reis zwar sehr viele Kohlenhydrate, aber nur recht wenig Eiweiß. Obst und Gemüse wiederum besitzen sehr viele sekundäre Pflanzenstoffe, Vitamine und Mineralstoffe, sind aber in aller Regel kohlenhydrat-, eiweiß- und fettarm. Tierische Produkte hingegen wie Milch, Milcherzeugnisse, Fisch und Fleisch bieten eine hohe Gewähr für eine ausreichende Eiweißzufuhr. Profis sprechen hierbei vom „*Nährstoffe tracken*". Sie zählen also überschlagsweise die Nährstoffe zusammen, die sie durch handelsübliche Lebensmittel zu sich nehmen.

Die folgende Übersicht ist nur ein grober Anhalt, kann aber aufzeigen, welche Mengen ungefähr kalkuliert werden sollten.

Ein 90 kg schwerer Mann benötigt ca. 2000 kcal Energie pro Tag.

Er sollte

- 270 g Kohlenhydrate
- 70 Gramm Fett
- und 80 g Eiweiß zu sich nehmen.

Bei Frauen ist der Grundumsatz etwas niedriger. Das ist aber auch individuell immer verschieden.

Dies ist der Grundumsatz, also das, was verbraucht wird **im Ruhezustand** ohne besondere Anstrengung.

Kommen körperliche Anstrengung oder auch geistige Herausforderungen hinzu, steigt die benötigte Menge weiter bis zur Verdopplung. Im Übrigen gibt es auch keine allgemeingültige Formel, denn jeder Mensch ist individuell verschieden und verbraucht mal mehr, mal weniger Nährstoffe. Das ist weder gut noch schlecht, sondern eben einfach von Person zu Person *verschieden*.

Die wesentliche Information aus diesen Zahlen lautet aber: Wir brauchen eine bestimmte Anzahl an Nährstoffen und diese tatsächlich **täglich**.

Lesson Learned:

Jeder Mensch ist ein Individuum. Dein Körper meldet dir sehr schnell, wenn er einen Bedarf hat, und diesen Signalen solltest du folgen. Vergiss die starren Konventionen, die Essensregeln und festen Essenszeiten. Folge deinem Bauchgefühl.

Proteinpulver

Vor dem Hintergrund dieser Tatsache wird nun deutlich, warum es nicht ohne weiteres ganz einfach ist, mit den handelsüblichen Lebensmitteln aus dem Supermarkt jeden Tag auf diese Zahlen zu kommen. **Hier helfen die Nahrungsergänzungen weiter.** Im Grunde genommen befindet sich in

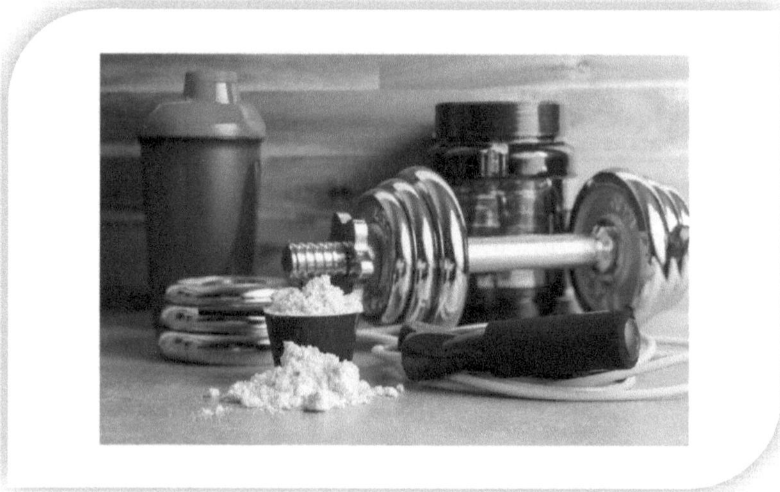

den meistens in Pulverform angebotenen Produkten alles das in sehr hoher Konzentration wieder, was in manchen Lebensmitteln aus dem Supermarkt eher zu wenig vorhanden ist. Insofern bilden die Nahrungsergänzungen tatsächlich einen gelungenen Ausgleich und eine Verbesserung zur üblichen Ernährung.

Außerdem sind sie praktisch zu lagern, lange haltbar, sparsam zu dosieren und leicht zu konsumieren (kein Kochen, kein Zubereiten).

Empfehlenswert sind zum Beispiel Mix-Pulver, welche gleich in größeren Gebinden, also in mehreren Kilogramm, angeboten werden. Ein frühzeitiger Preisvergleich lohnt sich. Nicht immer sind die teuersten Produkte die besten und auch günstige Angebote erfüllen oft den Zweck. In der Tat kommt es auf die Zusammensetzung an und auf das gute Preis-Leistungsverhältnis. Da man immer nur relativ kleine Mengen benötigt, kommt man recht lange aus mit den angeschafften Vorräten.

Proteinpulver sind zusätzlich sinnvoll angereichert und abgestimmt mit Kohlenhydrat-Kombinationen, Vitaminen, Mineralstoffen und gegebenenfalls anregenden Substanzen wie Koffein oder Taurin.

Proteinriegel

Weiterhin gibt es das Ganze auch in Riegelform. Diese Riegel sind besonders praktisch, weil man sie einfach in die Hosentasche stecken kann und so unterwegs bei jeder Gelegenheit verzehren kann. Ein 60% Eiweißriegel beispielsweise wiegt wenig und nimmt kaum Platz weg, kann aber im Extremfall einen erwachsenen Menschen einen halben Tag lang satt machen.

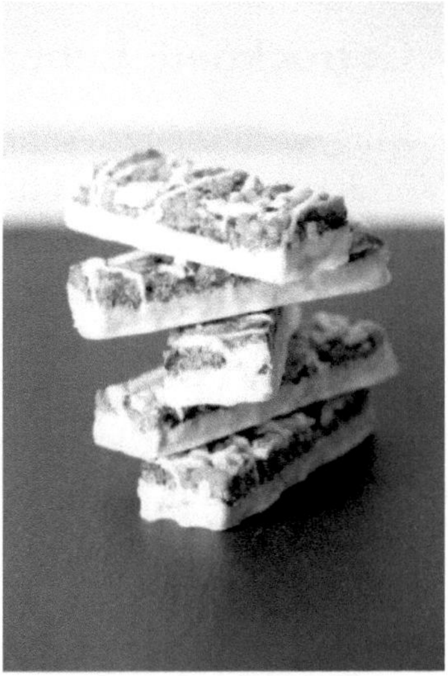

Sie stellen sofort in hochprozentiger Form lebensnotwendige Nährstoffe bereit, ohne dass dafür eine großartige Lebensmittel-Zubereitung erfolgen muss. Ein paar von diesen Riegeln im Notfallrucksack oder im Auto eingelagert, können tatsächlich irgendwann mal Wunder wirken. Sie sind außerdem sehr lange haltbar, was einen weiteren Vorteil darstellt.

Je nachdem wie man sich körperlich betätigt oder was für einen Sport man macht, kann man diese Nahrungsergänzung jetzt noch aufeinander abstimmen.

Insgesamt macht es also sehr viel Sinn, sich mit dieser Thematik auseinanderzusetzen und sich die angesprochenen Produkte zuzulegen und einzulagern.

Finden kann man diese Produkte spielend einfach in den Sportabteilungen der Warenhäuser und natürlich im Internet, wo es etliche Anbieter gibt. Ich empfehle bei der Auswahl darauf zu achten, dass das Angebot komplett in Deutschland produziert wurde und die deutschen Qualitätsrichtlinien umgesetzt wurden. Hier lohnt auch der Vergleich der Meinungen anderer und deren Erfahrungen. Weiterhin lohnt es sich in Hinblick auf den Geldbeutel darauf zu achten, ob der Anbieter größere Gebinde zu einem günstigeren Preis anbietet.

Getrocknete Lebensmittel

Eine weitere und sehr gute Methode, um lange haltbare Vorräte an vielfältigen und nährstoffreichen Lebensmittel zu sammeln, ist das Trocknen von Lebensmitteln. Beim Trocknen von Lebensmitteln handelt es sich wohl um die älteste Methode, um Lebensmittel auf natürliche Weise haltbar zu machen. Diese Methode hat sich über tausende von Jahren bewährt und wurde weltweit erfolgreich angewendet. Leider ist diese Technik etwas in Vergessenheit geraten.

Wer nun denkt, dass diese Nahrung aufgrund des geringen Gewichts arm an Nährstoffen und an Vitaminen sei, der täuscht sich. Denn alles, was dem Körper guttut, ist nach wie vor darin enthalten. Nur das Wasser ist raus.

Im Umkehrschluss kann man durch Zugabe von Wasser zu einem beliebigen Zeitpunkt das Lebensmittel wieder in einen Zustand zurückversetzen, den es mal hatte, bevor es getrocknet wurde. Die Sachen werden dann dementsprechend eingeweicht oder in Wasser gekocht und erhalten so schnell ihr ursprüngliches Volumen zurück, indem sie sich wieder mit Wasser vollsaugen. Entweder man isst die getrockneten Sachen so oder man gibt eben Wasser dazu und bereitet sich damit eine leckere Speise.

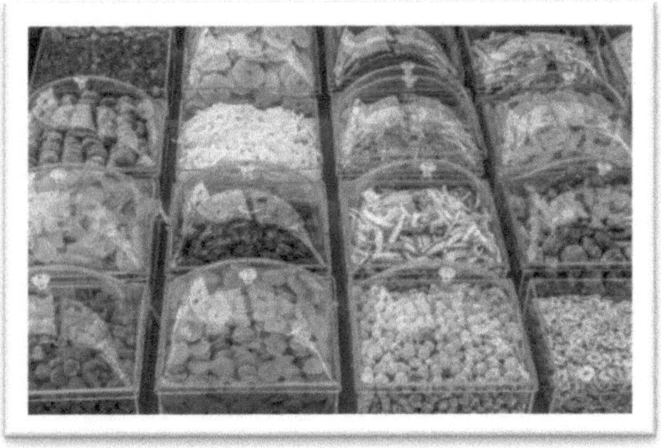

Auf diese Weise kannst du nährstoffreiche Lebensmittel in größerer Anzahl platzsparend, gut konserviert und damit lange zu Hause aufbewahren. Es ist immer von Vorteil solche oder ähnliche Reserven schnell bei der Hand zu haben, um den Bedarf des Körpers zu decken.

Superfoods

Beim Superfood-Trend handelt es sich um eine neuzeitliche Erscheinung in der Ernährungslehre, bei der alle die Lebensmittel zusammengetragen werden, die jeweils über erstaunliche Eigenschaften verfügen, die deutlich über das hinausgehen, was wir normalerweise von Lebensmitteln und ihren Wirkungsweisen gewohnt sind.

Die Silbe *super* kommt aus dem Lateinischen und bedeutet so viel wie *über* oder *nach oben*. Wir kennen alle Superman und jedes Kind weiß, dass er über besondere Fähigkeiten verfügt, die sonst niemand hat. So ähnlich kann man es sich mit den Superfoods vorstellen. Dieser Vergleich hilft zu verstehen, was damit gemeint ist.

Nun einige Beispiele:

Spirulina Algen

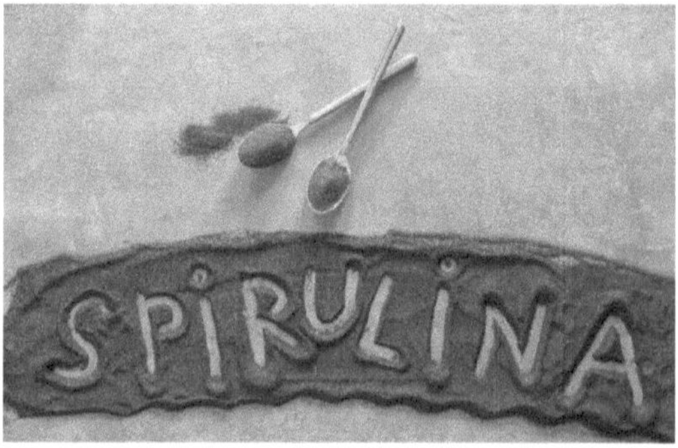

Die Spirulina Alge ist eine Mikroalge, die in der Darreichungsform Pulver oder Dragee eingenommen werden kann. Ich persönlich empfehle die Dragees, weil sie handlicher sind und wunderbar eingenommen werden können. Das Pulver ist ein bisschen umständlicher, eignet sich aber dafür gut für Smoothies.

Was sind die Vorteile der Spirulina Alge? Die Spirulina Alge verfügt über zahlreiche **Mineralstoffe** sowie **Vitamine des B-Komplexes** und **unglaublich viel Eiweiß**. Ca. 60% des Algen-Produktes bestehen aus reinem Eiweiß. Wer seinen Speiseplan also erweitern möchte, der sollte zusätzlich zu seiner ausgewogenen Ernährung einfach noch ein paar von diesen Dragees nehmen. In Hinblick auf den Eiweißbedarf hat dies außerdem den großen Vorteil, dass verschiedene Eiweißlieferanten sich gegenseitig optimieren. Verschiedene Eiweißsorten in Kombination bieten also immer einen höheren Effekt, als wenn man nur auf eine Eiweißsorte zurückgreifen würde.

Produkte von Bienen wie Bienenhonig oder Blütenpollen

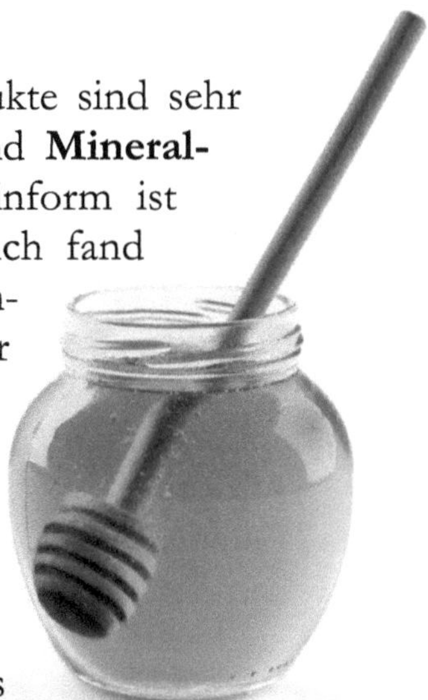

Die oben genannten Bienenprodukte sind sehr reich an **Enzymen**, **Vitaminen** und **Mineralstoffen**. Bienenhonig in seiner Reinform ist unglaublich lange haltbar. Tatsächlich fand man irgendwo in Ägypten Bienenhonig, der dreitausend Jahre alt war und noch genießbar war. Bienenhonig schmeckt außerdem lecker und steigert die Motivation.

Er verfügt über eine Menge Kohlenhydrate, die sofort ins Blut gehen. Blütenpollen sind ein weiteres Bienenprodukt und auch bis zu anderthalb Jahre haltbar. Blütenpollen verfügen ebenfalls über eine hohe Nährstoffdichte und über die schon erwähnten Bienen-Enzyme. Beide Produkte wirken top auf das Immunsystem.

Nüsse

Nüsse wiederum können in den täglichen Verbrauch integriert werden und beim nächsten Einkauf immer wieder aufgefrischt werden. Wir haben zu Hause immer zahlreiche Packungen Nüsse gebunkert und wir futtern diese auch zwischendurch nach Lust und Laune. Nüsse bieten neben zahlreichen Nährstoffen vor allen Dingen **hochwertige Fettsäuren**.

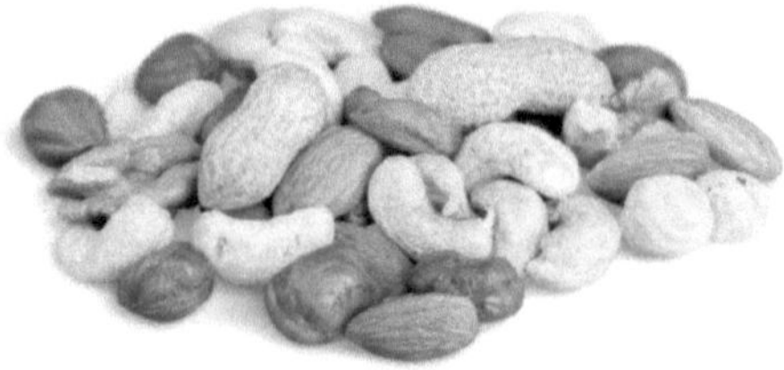

Mandeln

Bei der Bevorratung mit Mandeln verhält es sich ähnlich wie mit den Nüssen. Mandeln haben viel **hochwertiges Eiweiß** und so mancher Bodybuilder schwört auf die Ergänzung mit Mandeln. Mandeln steigern die Darmgesundheit.

Getrocknete Linsen, Erbsen, Bohnen

Diese Lebensmittel sollten kühl, trocken und lichtgeschützt gelagert werden. Sie bieten ein großes Portfolio an Nährstoffen, sie sind einige Jahre haltbar und schon kleine Mengen machen unglaublich satt. Linsen, Erbsen und Bohnen sind supergünstig zu bekommen, sie sind **sehr nährstoffreich** und können wunderbar bevorratet werden.

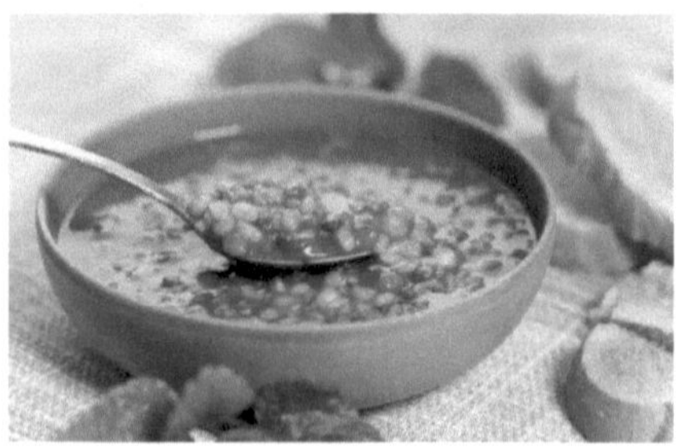

Weitere Superfoods

- Blaubeeren, Goji-Beeren, Cranberry-Beeren, Acai-Beeren
- Chia Samen
- viele Wurzeln, also Ingwer, Ginseng, Kurkuma
- viele Gewürze
- die Maca Pflanze
- Weizengras, Gerstengras

Diese Liste ließe sich noch um viele Einträge erweitern, sie soll also nur einen exemplarischen Charakter haben. Da es sich bei dem Wort *Superfood* auch um einen Trendbegriff handelt, ist nicht abschließend definiert, welche Lebensmittel alle dazugehören. Letztlich ist die Wirkungsweise vieler Pflanzen überhaupt nicht erforscht und man vermutet tausende von sekundären Pflanzenstoffen, die noch entdeckt werden wollen. Auch zum Thema Superfoods gibt es spezielle Web-Shops bei denen du bequem ganz gezielt die oben genannten Produkte in verschiedenen Darreichungsformen und Mengen bestellen und ausprobieren kannst.

Zusammenfassung:

Durch Sozialisationsvorgänge der Gesellschaft werden wir von Kindesbeinen an so getrimmt, das bestimmte Essensgewohnheiten zur Selbstverständlichkeit werden. Alles scheint vorgegeben zu sein: wann wir essen, was wir essen, wieviel wir essen, was erlaubt ist und was nicht.

Die Gesellschaft verstärkt auch im Erwachsenenalter diese extrinsischen Regeln weiter, so dass sie sich tief in unserem

Unterbewusstsein verankern. Doch 99% von diesen Fremdvorgaben sind zumindest fragwürdig. Auf unsere Gesundheit zahlen sie nur selten ein. Sie dienen in der Regel den Interessen anderer (den Lebensmittelkonzernen zur Umsatzförderung, dem gesellschaftlichen Normen-System zur besseren Kontrolle der Massen, den Ärzten, die nachher die Schäden behandeln dürfen).

Wie wäre es also mit folgender neuer Lebensweise:

Du isst immer dann, wenn du Lust dazu hast und wenn du Appetit verspürst. Du ist das, auf was du Lust und Appetit hast und verzichtest auf jenes, auf das du gerade keinen Appetit verspürst. Das kann zum Beispiel auch bedeuten, dass du dir zum Frühstück ein Steak grillst oder mitten in der Nacht eine Portion Haferflocken verdrückst. Das kann bedeuten, dass du statt drei nun sechs kleinere Mahlzeiten zu dir nimmst oder dass du den Harzer Käse aufgrund seines hohen Eiweißgehalts als Beilage zum Salat isst.

Du greifst nun regelmäßig zu Nahrungsergänzungsmitteln in Form von Proteinshakes, Zusatz-Vitaminen und Zusatz-Mineralstoffen, welche sämtliche Lücken deines Nährstoffhaushaltes abschließend füllen. Deine Essensweise wird speziell, individuell und sie richtet sich ausschließlich nach deinen persönlichen Bedürfnissen und Lebenslagen. Du bist ab sofort dein eigener Ernährungsprofi, denn du spürst, was gut für dich ist. Du folgst deinem Bauchgefühl und verlässt die festgefahrenen Wege. Dir ist egal, was andere darüber denken. Jeder darf hier seine eigene Entscheidung treffen.

Asketische Diäten gehören ab sofort der Vergangenheit an. Dein Körper benötigt Nährstoffe im Überfluss, um aus dem Vollen schöpfen zu können. Wer mit allem was er benötigt, bestens versorgt ist, ist außerdem ausgeglichen, in sich ruhend und viel mehr belastbar.

Wer dieses Schema zu seiner neuen Regel werden lässt, der wird nach und nach völlig neue Essensgewohnheiten entwickeln und der wird merken, wie seine Vitalität und seine Widerstandsfähigkeit immer weiterwachsen. Die körperliche Gesundheit hängt zu einem großen Teil von der Art und Weise ab, wie wir uns ernähren. **Lass die Nahrung deine Medizin sein.**

An mir selbst kann ich aufgrund dieser Ernährungsweise folgendes erkennen: Ich bin seit Jahren topfit, sportlich sehr aktiv, sehr belastbar was körperliche und geistige Herausforderungen angeht, Erkältungen sind schon lange komplett passé und von anderen Wehwehchen erhole ich mich ultraschnell.

Wenn ich mich mit anderen Menschen meines Alters direkt vergleiche, dann erkenne ich sehr häufig die Unterschiede: Manche von ihnen sind wenig beweglich, unsportlich, fettleibig, krank, haben Falten im Gesicht, ihnen fällt das Denken schwer und sie sind wenig innovationsfreudig. Wie ich weiter oben schon ausgeführt hatte, bin ich mir sehr sicher, dass dies alles das Ergebnis des persönlichen Lifestyles ist. Die Ernährung spielt hierbei eine wesentliche Rolle.

Mittlerweile bin ich sogar der felsenfesten Überzeugung, dass ich über meine Art zu leben nicht nur eine *momentane* Fitness und Unzerstörbarkeit erreiche, sondern das Ganze bis ins hohe und höchste Alter weiter etablieren kann. Wieso haben wir uns damit abgefunden, das alte Menschen gebrechlich und krank werden müssen? Auf YouTube gibt es genügend Beispiele von über 80jährigen Menschen, welche die eben beschriebenen Verfahren niemals aufgegeben haben und deshalb den Körperbau und die Fitness eines 20jährigen besitzen. Das sind die richtigen Vorbilder, von denen wir einiges lernen können.

Außerdem ist ein auf diese Weise gestählter Körper die beste Gewährleistung dafür, dass man auch Unfälle bis hin zu lebensgefährlichen Zwischenfällen (Autounfall, Arbeitsunfall, etc.) mit einer viel höheren Wahrscheinlichkeit überstehen kann, als wenn man geschwächt in ein solches „*Rennen*" geht.

Vor solchem Ungemach sind wir alle nicht restlos geschützt. Theoretisch kann auch der achtsamste Mensch von einem Blitz getroffen werden oder von einem herunterfallenden Dachziegel. Doch eines ist hierbei ganz sicher: Wenn du vorher alles für deine Fitness und für deine körperliche Gesundheit getan hast, dann hast du auch bei solchen Ereignissen viel bessere Chancen, am Ende unbeschadet das Ganze zu überstehen. Dazu später mehr.

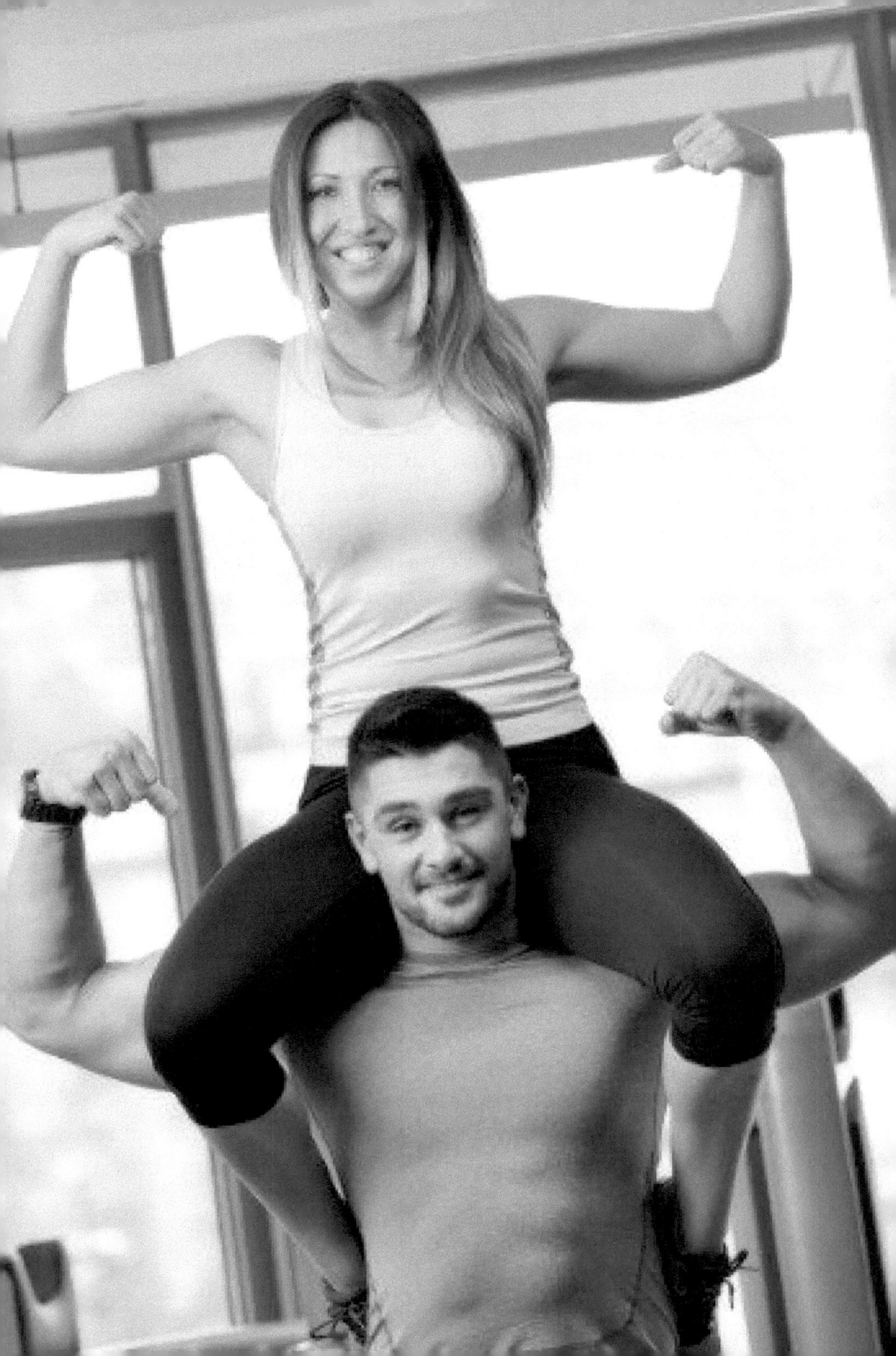

5. Kapitel: Sport, Fitness und Bewegung als elementare Pfeiler deiner Gesundheit

Zu einer unbeugsamen Gesundheit von Körper und Geist gehören unabdingbar Sport, Fitness und Bewegung. Und das täglich. Auch gerne mehrfach. Warum das so ist, lässt sich sehr einfach herleiten: Menschen sind Lebewesen. Und seit Millionen von Jahren entwickeln sich diese Lebewesen - so auch der Mensch - im steten Austausch mit der Umwelt, also der übrigen Natur. Wie man bei einem Waldspaziergang unschwer erkennen kann, ist das Leben ständig in Bewegung:

Hasen und Rehe hoppeln unablässig durch die Gegend auf der Suche nach Futter und auf der Hut vor Fressfeinden. Raubtiere wiederum sind eifrig auf Beutefang und müssen dazu in der Lage sein, große Distanzen überwinden zu können. Die Schmetterlinge flattern, die Bienen surren und auch die Bäume, Pflanzen und Sträucher bewegen sich im Wind gleichmäßig hin und her.

Nur in den Wintermonaten beruhigt sich diese Dynamik etwas, um im nächsten Frühjahr erneut vollends zu erwachen. So geht es seit Millionen, beziehungsweise sogar seit Milliarden von Jahren auf dieser Erde zu. Alles ist in Bewegung. Auch die Erde selbst bewegt sich, nämlich einmal um ihre eigene Achse, zum anderen um die Sonne und zum dritten unablässig durchs Weltall.

Nichts steht von Natur aus, alles bewegt sich. Alles auf Dauer Stehende und Unbewegliche muss deshalb entweder schon tot sein oder sich auf bestem Weg dorthin befinden.

Die Menschheit hat erst seit wenigen hundert Jahren entdeckt, wie verführerisch es doch sein kann, unglaublich viele Tätigkeiten im Sitzen, im Stehen und die noch verbliebenen im Liegen zu verrichten. Bewegen tun sich die meisten nur noch zum Spaß, zum Beispiel beim Shopping im Einkaufszentrum oder beim Einhämmern auf die Tastatur des PCs während eine Runde das Lieblings-Onlinespiels. Diese Entwicklung ist in der Genese des Menschen vollständig neu. Wir können deshalb davon ausgehen, dass unser biologischer Körper hierfür nicht gemacht sein dürfte.

Unsere Biologie tickt immer noch so, wie vor hunderttausenden von Jahren: Bewegung und Regeneration waren hierbei in einem andauernden Wechselspiel auf kluge Weise miteinander verbunden. Durch permanentes Wandern und Umherziehen, Beerensammeln und Beutejagen, Herrichten des Lagers, Tragen, Kämpfen, Bauen und so weiter waren die Menschen der früheren Jahrtausende nicht einen Tag unbewegt. Stundenlanges Sitzen oder Stehen oder unnötig langes Liegen gab es schlichtweg nicht. Insgesamt hat sich unser menschlicher Körper also aufgrund dieser äußeren Notwendigkeiten geformt, und zwar innerlich und äußerlich. Nun mit einem Mal seit jüngster Zeit

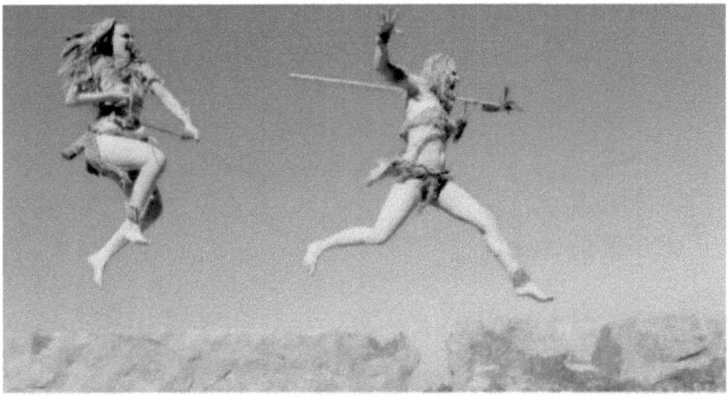

früher

wird diese naturgegebene Konstellation künstlich unterbrochen.

Mit einem Mal gehören zu unserem Alltag stundenlanges Sitzen im Büro oder im Homeoffice, ebenso aber bei jeder anderen beliebigen Tätigkeit, wie bei der Einnahme der Mahlzeiten, beim dem Kino- oder dem Theaterbesuch, beim Netflixabend, beim Surfen im Internet, bei der Fahrt mit den öffentlichen Verkehrsmitteln oder mit dem Auto. Überall sitzen wir oder wir stehen. Nachts liegen wir dann im Bett.

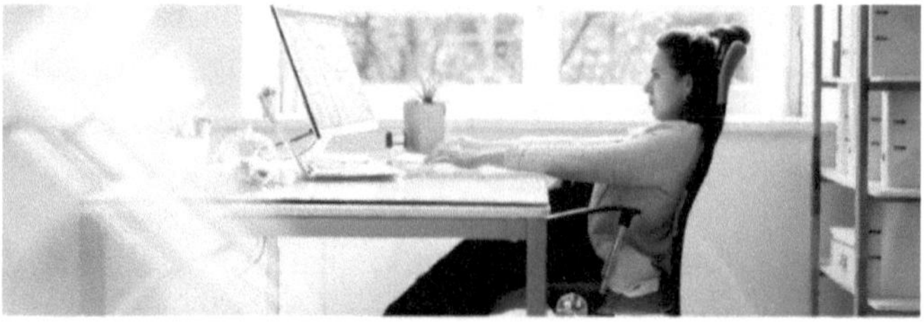

heute

Wie gut mag es wohl sein, wenn sich etwas über Millionen von Jahre geformt hat und damit perfektioniert hat und nun mit einem Mal künstlich unterbrochen wird? Die Antwort kann sich wohl jeder mit Hilfe des gesunden Menschenverstandes selbst erteilen.

Lesson Learned:

Mehrere hunderttausend Jahre lang war die menschliche Spezies täglich die meiste Zeit in Bewegung. In den letzten hundert Jahren, insbesondere in den letzten Jahrzehnten, hat sich dies vollständig verändert. Sitzen ist der neue Volkssport Nummer 1 geworden. Sitzen ist deshalb auch der Gesundheitskiller Nummer 1.

Lesson Learned:

Wir müssen wieder zurück zu unserer Natur finden (vgl. J.J. Rousseau: Zurück zur Natur). Tägliche Bewegung Sport und Fitnesstraining in jedweder Form mehrfach über den Tag verteilt sollten unser Leben ab sofort wieder prägen. Nicht weil irgendwelche Fitnessgurus uns das empfehlen, sondern weil wir Menschen von Natur aus dafür gemacht sind, weil wir damit wichtige Gesundheitsimpulse immer wieder in Gang setzen und weil es anders nicht geht.

Du tust dir selbst einen großen Gefallen, wenn du regelmäßiges Fitnesstraining in deinen Alltag integrierst. Das muss nicht zwingend der Besuch im Fitnessstudio sein. Gutes Training kannst du ganz einfach von zu Hause aus beginnen, mit wenigen Mitteln und einem winzigen Budget. Der Trend im Fitnessbereich geht ohnehin seit einigen Jahren hin zum Eigengewicht-Training und zum Fitnesstraining mit wenigen Geräten. Ergänzend sind Laufen, Radfahren, Schwimmen oder Wandern immer eine richtige Wahl.

Mein Fitnessprogramm sieht so aus: Grundsätzlich mache ich jeden Tag Sport. So gehe ich mindestens dreimal in der Woche Laufen. Weil ich top in Form bin, trainiere ich mit einem Gewichts-Rucksack (zehn bis fünfzehn Kilogramm), um den Trainingsreiz zu maximieren (bitte am Anfang auf keinen Fall nachmachen). Ergänzend fahre ich mit meinem Mountainbike, was auch eine Menge Spaß bringt. Zu Hause haben wir ein kleines *Gym* in unserem Garten eingerichtet mit folgenden Elementen: Langhantelbank, Klimmzugstange, Boxsack, Sandsäcke und Kurzhanteln sowie verschiedene Gummibänder. Hier trainiere ich vier Mal in der Woche ungefähr eine Stunde, manchmal auch etwas länger.

Du siehst also, dass ich eine Kombination gewählt habe zwischen Kräftigungsübungen und Ausdauerübungen, weil mich diese Kombination dazu befähigt, ein *Allrounder* zu sein. Ich verfüge deshalb sowohl über gute Kraftwerte als auch über gute Ausdauerwerte. Insbesondere in der heutigen Fitnessszene wird oft nur auf das körperliche Erscheinungsbild geachtet, also Waschbrettbauch und Co. Selten wird aber davon berichtet, dass diese Jungs und Mädels auch in der Lage sind, einen schweren Rucksack joggenderweise 20 km von A nach B zu bewegen. Wenn du in der Natur bestehen willst, dann bringt dir der Waschbrettbauch nicht viel. Die Fähigkeit Gewichte von A nach B zu bewegen kann dir jedoch irgendwann einmal dein Leben retten (oder du rettest einem anderen damit das Leben).

Wenn du mit einem ganz einfachen Trainingsprogramm beginnen willst, dann beginne noch heute mit folgenden Übungen, die ich dir jetzt erkläre:

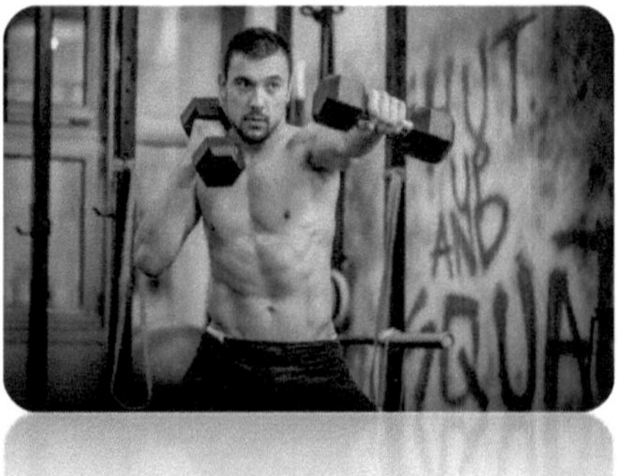

Suche dir irgendwo bei dir zu Hause, sei es drinnen in der Wohnung, im Haus oder draußen im Garten, auf der Terrasse oder auf dem Balkon eine ebene Fläche. Hier machst du deine Übungen. Zuerst mal beginnst du dich ein bisschen warm zu machen. Das muss nicht sonderlich lange sein, aber es geht einfach darum, die Muskulatur, die Sehnen und Bänder sowie den Gesamtorganismus dementsprechend ein bisschen aufzuwärmen und die Durchblutung in Schwung zu bringen. Dazu kannst du einfach auf der Stelle laufen oder locker hüpfen, *Jumping Jacks* sind ebenfalls ideal. Ebenso bietet sich Seilspringen an. Seilspringen ist so simpel und kann so hart sein. Alle Kampfsportler machen das. Nach ein paar Minuten sollte dein Puls bereits ordentlich auf Trab sein und du bist schon das erste Mal ins Schwitzen gekommen.

Wenn dich das motiviert, dann dreh dir dazu deine Lieblingsmusik auf. Das geht gut vor allen Dingen an Tagen, an denen du mal nicht so viel Lust hast, was hin und wieder bei jedem vorkommt. Dreh die Musik auch ruhig mal ein bisschen lauter auf als gewöhnlich, dann geht die Post ab und du bekommst das richtige Feeling zum Trainieren.

Entscheidend ist immer die Regelmäßigkeit beim Trainieren. Gut ist neben Selbstmotivation deshalb ein *Buddy*, also ein Trainingspartner, der dich immer dann bei der Ehre packen kann, wenn du mal schlapp bist. Weitermachen und Dranbleiben haben nämlich auch ganz viel mit deinem Mindset zu tun. Wenn du nebenbei auch trainierst *nicht aufzugeben*, dann formt das deinen *Mindset-Muskel.* Willensstärke wirst du nämlich auch sonst gut brauchen können.

Liegestütze

Eine ganz einfache Kräftigungsübung kommt jetzt gleich zu Beginn. Nämlich die altbewährten *Liegestütze*. Ich kenne keine Übung, die so einfach und gleichzeitig so effektiv ist, wie diese. Liegestütze kannst du immer und überall machen und du brauchst dazu kein Trainingsgerät außer deinen eigenen Körper. Mach so viele du kannst. Wenn du Anfänger bist, dann schau mal, dass du zehn Stück hinbekommst. Aber selbst, wenn du nur zwei oder sogar nur eine schaffst, dann sei dir gewiss: Jeder noch so gute Sportler auf dieser Welt hat irgendwann mal mit der ersten Liegestütze angefangen. Und so wirst auch du dich innerhalb kurzer Zeit schnell steigern können, denn deine Muskeln werden sich anpassen. Dieses automatische Programm der *Adaption* ist in allen von uns angelegt. Das Resultat der biologischen Adaption ist dann das, was wir als Fitness bezeichnen.

Wenn du bereits fortgeschritten bist, dann machst du so viele Liegestütze wie du kannst und du machst drei bis vier Sätze. Mein Ansatz ist immer 100 bis 130 Stück und davon drei bis vier Sätze. Du kannst dir sicherlich vorstellen, dass dieses Pensum bereits nach ein paar Wochen Spuren hinterlässt.

Sit-up

Als nächstes machst du eine ebenso einfache, wie effektive und bekannte Übung, nämlich den *Sit-up*. Du setzt dich dafür hin, winkelst deine Beine an, legst deinen Rücken flach auf den Boden, Arme hinter den Kopf verschränkt und dann gehst du mit dem möglichst geraden Oberkörper immer nach oben und nach unten. Wobei du bei der Anstrengung ausatmen solltest und bei der Entspannung einatmen solltest. Daraus ergibt sich ein toller Rhythmus, der dir schnell einen ordentlichen Bauchmuskelkater bescheren wird. Du kannst diese Bauchmuskelübungen verschiedentlich variieren oder ableiten.

Fitnessbänder

Als nächstes besorgst du dir ein paar Fitnessbänder aus Gummi. Die gibt es bereits für wenige Euros in sehr hochwertiger Qualität, sie passen in jede Tasche und du kannst damit überall trainieren. Sei es zu Hause, im Park oder in der Arbeitspause. Mit Hilfe dieser Bänder kannst du ein komplettes Trainingsprogramm aufstellen zur Stärkung deiner gesamten Muskulatur.

Ein eigenes Gym

Wenn du passioniert bist, dann mach es so wie ich und richte dir ein kleines *Gym* zu Hause ein. Das müssen überhaupt keine High-End Geräte sein. Es reichen hier simple, aber solide Versionen, die du dir in der Regel einmal zulegst und dann ein Leben lang nutzen kannst. Für mich war das eines der besten Investments, die ich jemals getätigt habe. Denn damit investiere ich jeden Tag wann immer ich will in das Wichtigste, das ich habe: **in meine Gesundheit!**

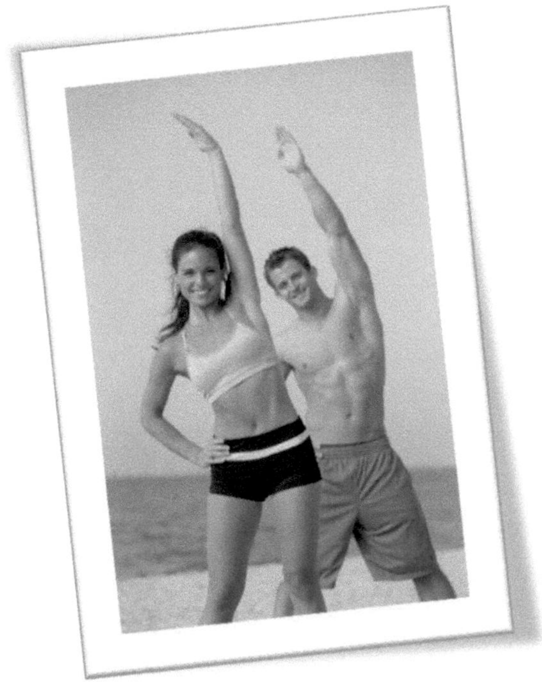

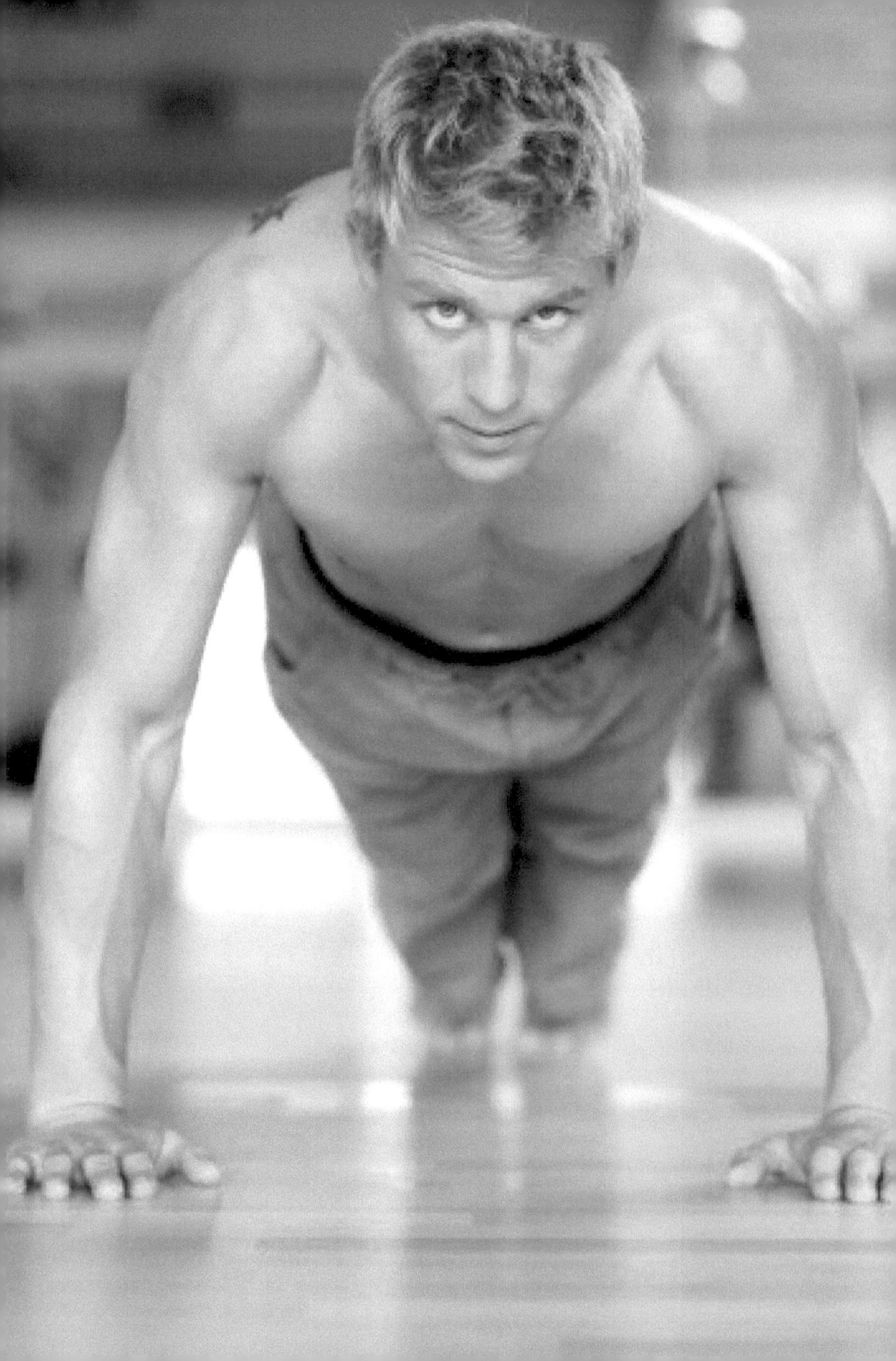

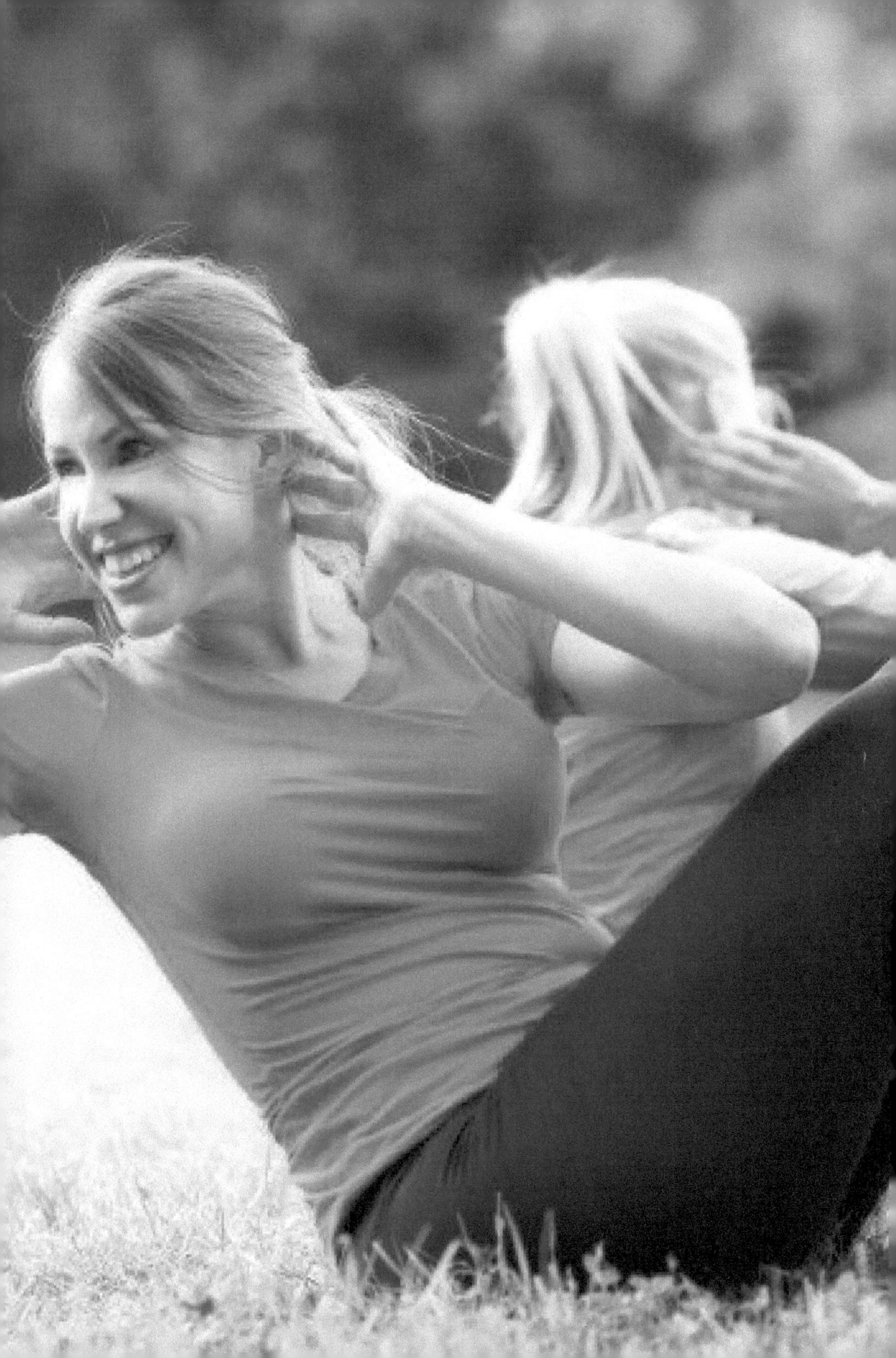

Warum von zu Hause aus trainieren und nicht im Fitnessstudio?

Also das ist ganz einfach zusammengefasst: Die meisten Leute, die sich im Fitnessstudio anmelden, gehen dort am Anfang sehr fleißig hin und schon noch einigen Monaten merken sie, dass sie keine Lust haben, ständig den weiten Weg in Kauf zu nehmen und dann haben sie in der Regel aber einen Vertrag, den sie nur schwer kündigen können.

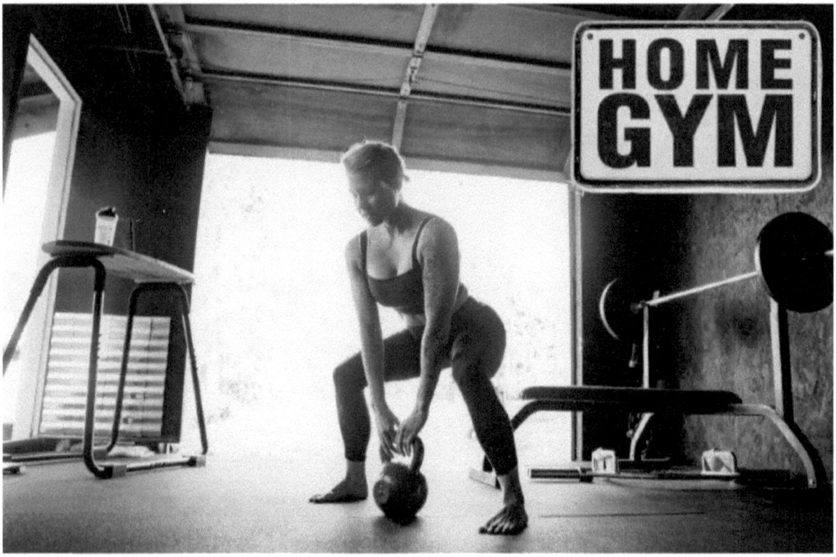

Das Geld und die Zeit kannst du also wirklich leichter in ein eigenes kleines Gym investieren, das dir dann auch gehört. So kannst du spontan trainieren, wann immer du willst. Außerdem haben wir gelernt, dass Sportstätten auch durch behördliche Auflagen von heute auf morgen geschlossen sein können. Dann gehört der zu den Gewinnern, der auch hier vorgesorgt hat und autark ist.

Laufstrecke

Schau dich als nächstes Mal nach einer schönen Laufstrecke bei dir um oder vielleicht hast du auch schon eine. Beim Laufen ist es im Grunde genommen genauso wie bei den Basisübungen zur körperlichen Kräftigung. Es ist so natürlich, so einfach, dass im Grunde genommen fast jeder sofort loslegen kann. Du kannst zu jeder Jahreszeit und bei jedem Wetter laufen. Laufen stärkt deine Ausdauer, macht dich widerstandsfähiger, es stärkt dein Immunsystem und es macht deinen Kopf frei. Mir geht es so, dass ich beim Laufen die besten Ideen entwickle, getreu dem Motto: ***As your body moves, your brain grooves.***

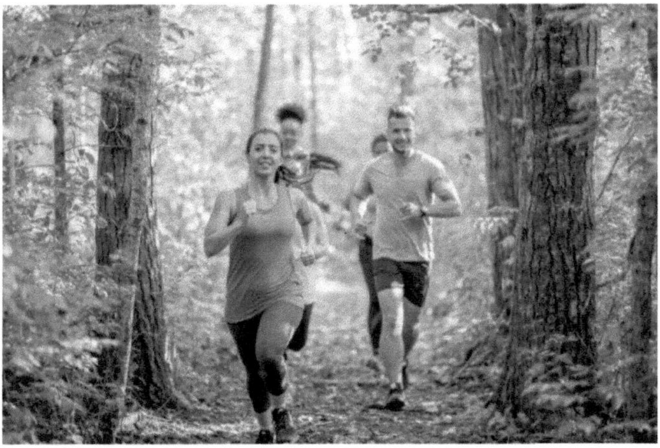

Aber auch Gelenke, Sehnen und Bänder werden mit der Zeit gestärkt und widerstandsfähiger und damit weniger anfällig für Verletzungen. Insbesondere letztere Eigenschaft kann später von hoher Bedeutung sein. Denn zum Umgang mit Verletzungen ist zu sagen, dass es am besten ist, wenn man erst gar keine hat.

Du kannst bei deinem Training im Grunde genommen fast nichts falsch machen. Eindeutig falsch wäre lediglich, *kein* Training zu betreiben. Du merkst selbst, was du zu leisten imstande bist, höre auf dein Bauchgefühl. Bitte auch nicht gnadenlos übertreiben.

Wenn du diese und ähnliche Elemente ab sofort am besten noch heute in deinen Alltag mit integrierst, dann wird es sich nicht vermeiden lassen, dass dein Körper sich innerhalb weniger Wochen und Monate den neuen Herausforderungen *anpassen* wird. In der sogenannten Anpassung liegt der Schlüssel zu deiner Fitness. Dein Körper lernt, dass er sich verändern muss, damit er ab sofort die an ihn gestellten Aufgaben bewältigen kann.

Lesson Learned:

Lass dich nicht von anderen Personen oder von Terminen und auch nicht von deinem inneren Schweinehund abhalten, deinen persönlichen Trainingsplan einzuhalten. Ich weiß selbst aus eigener Erfahrung, wie viele Personen und Dinge einen täglich davon abhalten wollen, sich selbst etwas Gutes zu tun und für sich selbst da zu sein. Lerne und übe, NEIN zu sagen und fokussiere deine Vorhaben. Nein zu Menschen, die gerne deine Zeit komplett für sich in Anspruch nehmen wollen, nein zu überbordenden beruflichen Verpflichtungen und nein zu deinen persönlichen Schwächen, die dich davon abhalten wollen, fleißig dein Pensum durchzuziehen.

Vielleicht kennst du das Bild von der großen Eiche: Die große Eiche spendet anderen Wesen einen Raum zum Leben, also den Vögeln, die in ihr nisten, den Eichhörnchen, die auf ihr klettern, den Schmetterlingen, die auf ihren Blättern landen und so weiter. Aber um dies erreichen zu können, musste sie zuerst über lange Zeit groß und stark wachsen und sie hat dabei ganz viel des Sonnenlichts, des Wassers und der Erde für sich selbst in Anspruch genommen. Wäre sie klein und zerbrechlich geblieben, hätte sie anderen Geschöpfen niemals eine Unterstützung sein können.

Lesson Learned:

Gesunder Egoismus zahlt sich hier aus. Niemand und nichts dürfen dich davon abhalten, täglich dein Bewegungstraining und deine sportlichen Aktivitäten regelmäßig durchzuführen. Das bist du dir selber wert! Infolgedessen wird deine Gesundheit schnell bulletproof werden und deine beste Versicherung bis ins höchste Alter darstellen. Diese Investition kann man für Geld nicht kaufen, man muss sie sich erarbeiten. Die daraus gewonnene Gesundheit und Stärke begleiten dich überall im Leben.

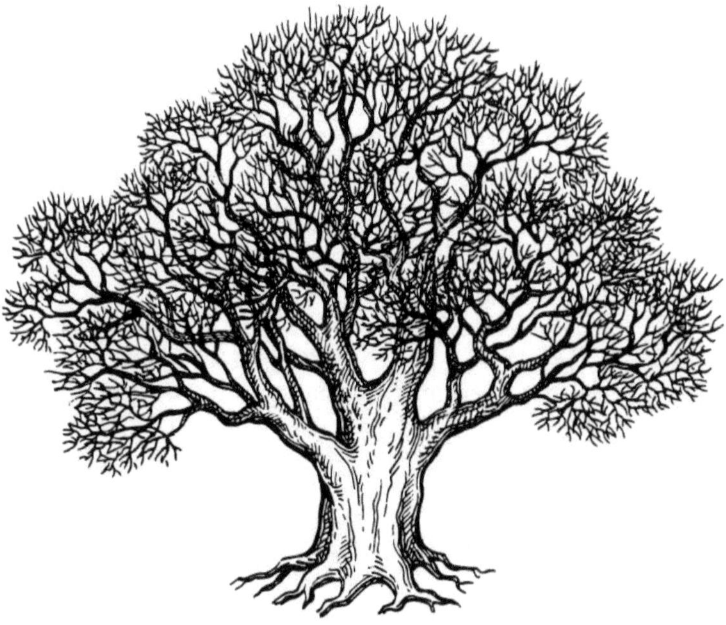

6. Kapitel: Der Gesundheitsbooster: Mini-Bewegungseinheiten zwischendurch und überall

Das Sport und Fitness gut für uns sind, hat sich mittlerweile herumgesprochen. In dem vorangegangenen Kapitel war es mir deshalb wichtig herauszustellen, dass der Sport nicht nur ein oder zweimal in der Woche stattfinden sollte, sondern am besten täglich.

Mir ist dabei vollkommen klar, dass dies für viele Menschen eine enorme Umstellung ist, denn die meisten räumen anderen Dingen oft mehr Bedeutung ein, als dem persönlichen Fitnessprogramm. Das darf sich ab heute ändern! Ich mache Sport, schon solange ich denken kann und ich habe bereits als sehr kleines Kind enorme Freude dabei empfunden mich zu bewegen und zu toben. Und das bei jeder Gelegenheit.

Über diverse sportliche Erfolge auf Amateurniveau habe ich außerdem einiges an Genugtuung erfahren können. Wenn du siehst, zu was du selber in der Lage bist, dann wächst dein Selbstbewusstsein und du weißt ab sofort, was du dir zutrauen kannst und was möglich ist.

So gehören für mich 30 Kilometer-Wanderungen mit Gepäck, Halbmarathon oder Marathon, Training mit Lang- und Kurzhandel, Klettern und Bergsteigen, regelmäßige Fahrradtouren, diverse Ballspiele, Bogen-Schießsport, Schwimmen und vieles mehr zur Routine. **Bewegung bringt Freude.**

Bewegung zusammen mit Freunden oder der Familie macht noch mehr Freude. Die so entstandenen Glückshormone, der Stolz auf die vollbrachten Leistungen, die Erinnerung an die schönen Erlebnisse bei Wind und Wetter, die Naturerfahrungen, aber auch die Überwindung von mentalen und physischen Hindernissen haben mich seit jeher zu einem hohen Grad an Ausgeglichenheit, Glück und Stabilität geführt.

Gleichzeitig fördert ein regelmäßiges Training die Stärkung der inneren Organe, die Zellerneuerung wird beschleunigt, der Körper passt sich insgesamt dem Leistungsprofil an und Körper und Geist kommen immer mehr in Balance. Damit dies gut gelingen kann, hatte ich eben empfohlen, den Sport so flexibel wie möglich in das eigene Zuhause und in die eigene Umgebung zu integrieren, damit man **jederzeit loslegen** kann.

Nun könnte man also dazu übergehen, nach einem Achtstundentag im Büro mit vorangegangen und abschließender Autofahrt sich dem täglichen Sport zu widmen. Das ist auf jeden Fall ein richtig guter Ansatz und man kann den Sport ja auch vor der beruflichen Tätigkeit stattfinden lassen oder auch beispielsweise in der Mittagspause. Trotzdem weiß ich aus eigener Erfahrung, wie schwierig es ist, sich gerade nach langanhaltender sitzender Tätigkeit erstmal aufzuraffen, denn irgendwie hat man das Gefühl, das man nach ein paar Stunden Sitzen müder und müder wird, anstatt ausgeruht zu sein.

Unsere moderne Zivilisation ist leider davon geprägt, dass wir die meisten Tätigkeiten im Sitzen ausführen. Merkwürdigerweise hat sich alles in diese Richtung hin entwickelt und ist heutzutage auch kaum noch anders denkbar. So sitzen Kinder die meiste Zeit in der Schule, ein Heer von Arbeitnehmerinnen und Arbeitnehmern führt diverse Tätigkeiten im Sitzen aus, wir benutzen motorisierte Hilfsmittel, welche uns sitzend von A nach B befördern, während der Mahlzeiten sitzen wir am Tisch und abends schauen wir sitzend Netflix. Das hört sich banal an. Ist es aber nicht.

Denn selbst wenn wir uns idealerweise täglich ein bis zwei Stunden Zeit nehmen um Sport zu treiben, so hat unser Kreislauf ja erheblich mit der ständigen Sitzerei zu kämpfen. Und das ohne, dass wir es wirklich mitbekommen. Die darin involvierten Abläufe passieren nämlich in unserem Körperinneren und sind für uns zunächst unsichtbar und werden auch nicht direkt wahrgenommen.

Lesson Learned:

Permanente Sitzen gehört für die meisten Menschen zum Alltag. Sitzen ist ein schleichendes Gift, welches Krankheiten und Dysfunktionen im Körper auslöst, die sich vorher kaum ankündigen und plötzlich, aber hart zuschlagen. Zu langes Sitzen (vier Stunden am Tag oder länger) ist wider die Natur. Jährlich sterben allein in Deutschland mehr als hunderttausend Menschen an den Folgen des Sitzens. Die Dunkelziffer dürfte weitaus höher sein. Dauer-Sitzen ist deshalb eine Art „Russisch Roulette" spielen, ohne dass uns dies bekannt wäre.

Sitzen ist der Krankheitsbringer Nummer 1 unserer modernen Zivilisation.

Und das weltweit. Sitzen ist ein schleichendes Gift, das uns zuerst vorgaukelt, wie wunderbar und angenehm es ist. Sitzen ist eben anfangs das Gegenteil von Anstrengung und ist deshalb so herrlich verführerisch. Das ist ja auch der Grund, warum Menschen in ihr Auto steigen, um morgens bei der 300 Meter entfernten Bäckerei vorzufahren und dort das Frühstück zu holen. Wieviel cooler wäre es, dorthin zu joggen oder eben das Fahrrad zu nehmen?

Aber die meisten Menschen sind inaktiv und es locken leider zu viele Verführungen sich dieser Inaktivität hinzugeben. Doch jeder kennt das Gefühl, welches sich nach einigen Stunden sitzender Tätigkeit einstellt: anstatt ausgeruht und erfrischt zu sein, sinken wir immer erschöpfter in unseren Stuhl und mit jeder Minute die zusätzlich vergeht, fällt es uns schwerer, den Schlusspunkt zu finden und endlich aufzustehen.

Nach dem Aufstehen brauchen wir eine ganze Zeit, um wieder in Schwung zu kommen, denn hier und da zwickt es und der Kreislauf muss erst wieder hochfahren. Dieser wichtige Fakt ist kaum bekannt und seiner Bedeutung auf die Gesundheit, beziehungsweise auf die Entstehung von Krankheiten wird so gut wie keine Beachtung geschenkt. Deshalb will ich es hiermit tun.

Denn wir dürfen eines nicht vergessen: Es gibt kein Tier auf dieser Erde, das stundenlang mehr oder weniger regungslos einfach nur dasitzt oder steht, ohne sich zu bewegen. Die allermeisten Lebewesen sind **in Bewegung**, permanent. **Leben ist also Bewegung, Stillstand ist Tod.** Und so könnte auch für viele Lebewesen das Stille verharren den Tod bedeuten, wenn es nämlich Fressfeinde auf sie abgesehen hätten und sie nicht schnell genug von der Stelle kommen würden.

Unser aller Organismus ist auf Bewegung eingestellt und

nicht auf Stillstand. Unser Körper ist auf Bewegung programmiert und die körpereigenen unwillkürlichen Funktionen funktionieren nur dann optimal, wenn wir uns oft genug bewegen. Und oft bewegen bedeutet eben nicht *„nur"* die große Laufrunde oder das Gewichte stemmen. **Bewegung bedeutet diesbezüglich, die sitzenden und stehenden Tätigkeiten so oft wie möglich durch Bewegungsintervalle zu unterbrechen.** Nur dann bleibt das Blut in Bewegung, die Organe, allen voran Herz und Lunge, haben es leichter zu funktionieren und man bleibt auch geistig wacher. Auch das Gehirn erhält so mehr Durchblutung.

Tatsächlich sieht es aber so aus: Während dem Acht-Stunden-Bürotag haben wir in der Regel eine etwas längere Mittagspause, wo wir sitzend unsere Nahrung zu uns nehmen. In der übrigen Zeit haben wir meistens kurze Pausen von etwa fünf Minuten, und diese werden nur allzu häufig dazu benutzt, um mit Kollegen ein Pläuschchen zu halten. Dies auch wieder im Sitzen oder im Stehen.

Es ist deshalb kein Wunder, dass wir uns nach solch einem Arbeitsalltag total gestresst und kaputt fühlen. Dies hat nur zu einem bestimmten Teil etwas mit der eigentlichen Tätigkeit zu tun. Zu einem sehr großen Teil hängt die Erschöpfung damit zusammen, dass unser Blutfluss sich immer weiter verlangsamt und der Kreislauf immer weiter runterfährt. Oft versuchen wir dieser Müdigkeit durch Kaffee entgegenzusteuern. Grundsätzlich ist an Kaffee überhaupt nichts auszusetzen und auch ich trinke jeden Tag mehrere Tassen davon. Was uns allerdings wirklich wach machen würde und wieder in Schwung bringen würde, wäre hier besser folgendes:

Spätestens alle 60 Minuten machen wir eine Pause von 10 Minuten, die wir konsequent für eine Mini-

Bewegungseinheit nutzen, welche aus einem Spaziergang, ein paar Kniebeugen, ein paar lockeren Liegestützen oder Treppensteigen bestehen kann.

Lesson Learned:

Es gibt kein gutes Sitzen! Selbstverständlich sind ergonomische Bürosessel harten Kunststoffstühlen immer vorzuziehen. Dennoch sind die Beine in **jeder** Sitzposition demselben Thromboserisiko ausgesetzt. **Hier helfen nur regelmäßige und konsequente Bewegungspausen.**

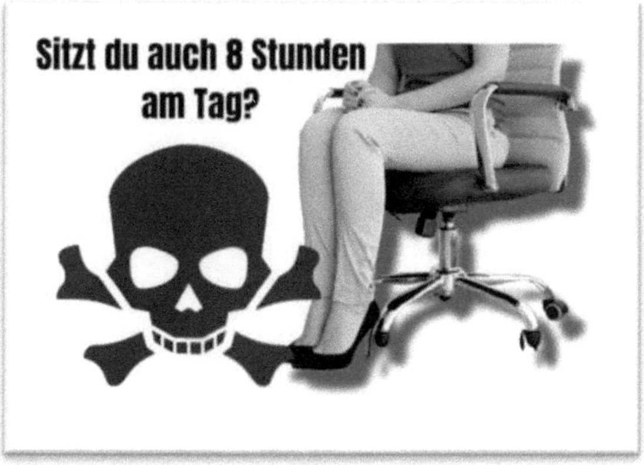

Warum ist dieser Tipp Gold wert? Nun, was fast alle Menschen nicht auf dem Schirm haben, ist die Tatsache, dass das Blut in unseren Beinen und in unseren Armen nicht ohne weiteres wieder zum Herzen zurückfließt. Unsere Herzpumpe pumpt das Blut nämlich in erster Linie in unsere Gefäße über die Arterien. Damit hat es schon allerhand zu tun. Damit das Blut über die Venen nun zum Herzen zurückfließen kann, müssen wir es unterstützen. Ansonsten muss unser Herz nämlich auch diese Aufgabe die ganze Zeit lang übernehmen, womit der Organismus nach und nach in eine Überforderungssituation gerät, die absolut ungesund ist.

Ich habe hiervon mein eigenes Liedchen zu singen, worauf ich später noch ausführlich zu sprechen kommen werde, denn ich durfte tatsächlich schmerzvoll die Konsequenzen am eigenen Leibe spüren, was passieren kann, wenn das Blut durch viel zu langes Sitzen ins Stocken gerät. Und das, obwohl ich wie schon gesagt seit jeher ein leidenschaftlicher und erfolgreicher Sportler bin.

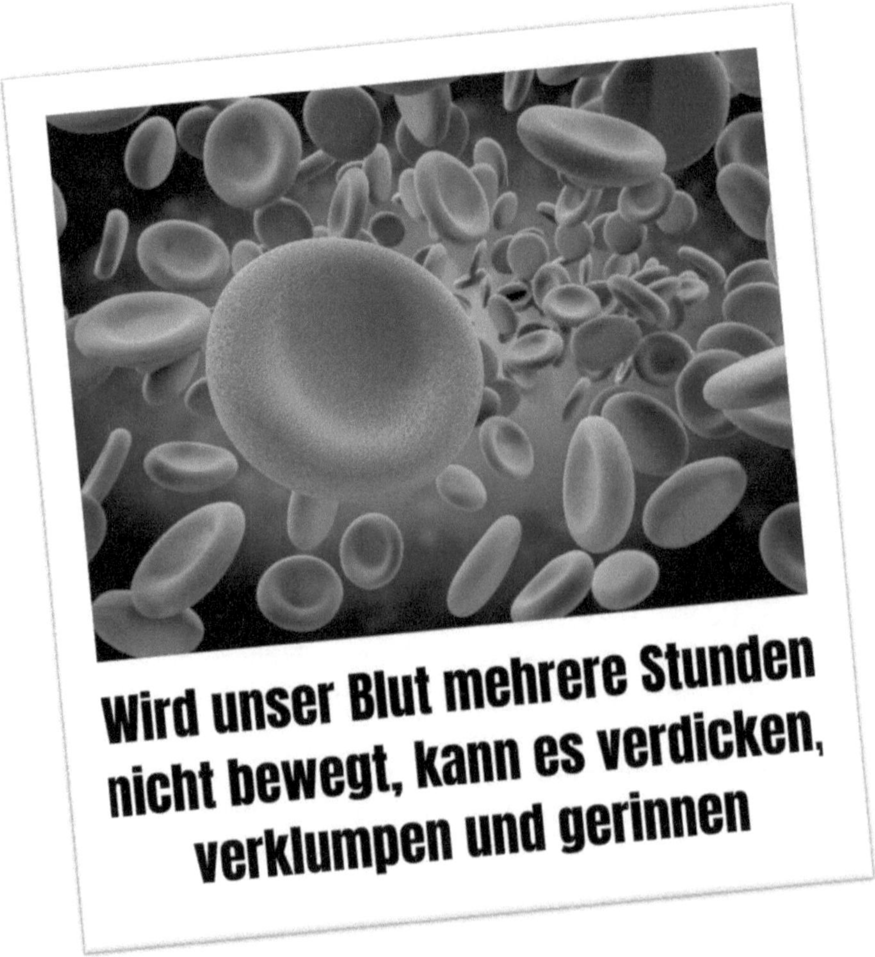
Wird unser Blut mehrere Stunden
nicht bewegt, kann es verdicken,
verklumpen und gerinnen

Damit unser Blut von den Venen leichter zum Herzen zurück transportiert werden kann, benötigt es also unsere Unterstützung. Nun hat sich die Natur dafür einen unglaublich schlauen und einfachen Mechanismus ausgedacht:

Die Muskelpumpe

Die Venen sind nämlich so in die Muskeln der Beine und Arme eingelagert, dass bei jeder Kontraktion der Muskeln der Druck auf die Venen übertragen wird und diese so zusammengedrückt werden. Das darin befindliche Blut wird durch die Muskeltätigkeit nun Richtung Herz befördert. Man kann also davon sprechen, dass unsere Bein, Gesäß- und Armmuskeln den Herzmuskel beim Blutrückfluss tatkräftig unterstützen. Dies aber nur unter einer Bedingung: **Wir müssen uns dazu bewegen.**

Wenn Menschen nach langem Sitzen also das Gefühl haben, das Aufstehen fällt schwer, dann liegt dies gar nicht in erster Linie so sehr an ihrer möglichen generellen Antriebslosigkeit. Es liegt vielmehr daran, dass der Organismus auf die eben beschriebene Weise bereits erheblich beansprucht wurde durch die Inaktivität.

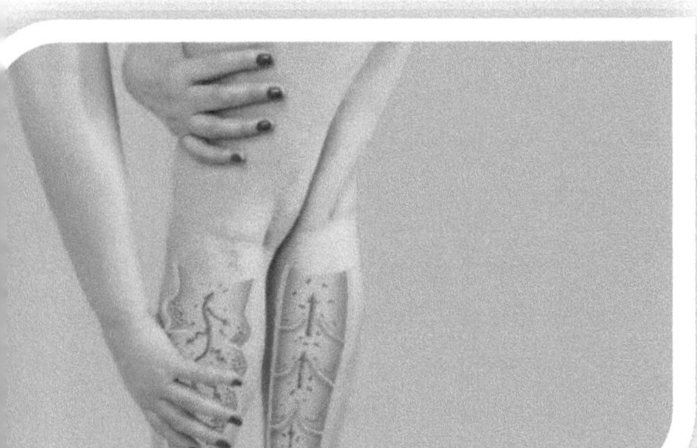

Dieser Teufelskreis kann schwerwiegende medizinische Folgen nach sich ziehen. **Tiefe Beinvenenthrombosen** sind nämlich entgegen der langläufigen Meinung keine Seltenheit, sondern kommen ziemlich häufig vor. Diese wiederum bewirken über kurz oder lang eine Verstopfungen der Blutgefäße der lebenswichtigen Organe wie Lunge, Herz und Gehirn.

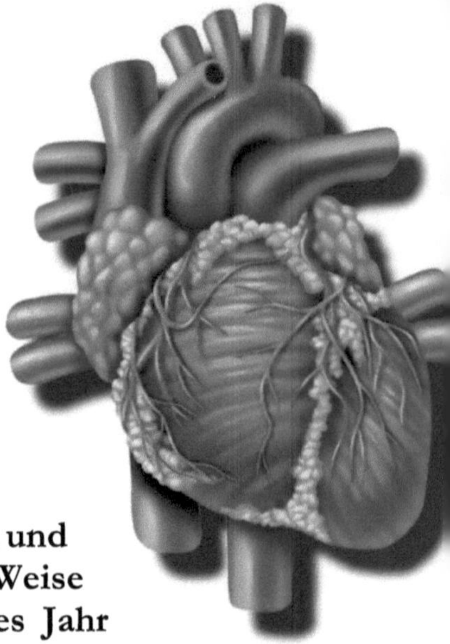

Die Folgen sind nicht selten fatal und führen häufig zum Tod. Auf diese Weise sterben allein in Deutschland jedes Jahr etwa hunderttausend Menschen. Eine Zahl, die kaum jemand auf dem Schirm hat. Ich werde in den späteren Kapiteln ausführlich hierzu berichten, denn meine eigene Geschichte hat ganz eng damit zu tun. Überhaupt bin ich hierüber erst auf den Funktionsmechanismus der Muskelpumpe gestoßen, von dem ich vorher ebenso wenig wusste, wie die anderen 99,99% der Bevölkerung. Und das, obwohl ich wie schon gesagt immer ein überzeugter Sportsmann war. Mir war bis zu meinem eigenen Zwischenfall jedenfalls nicht bewusst, dass es insbesondere die kleinen Bewegungseinheiten sind, die helfen, den fatalen Teufelskreis bis hin zur Thrombosebildung wirksam zu unterbrechen.

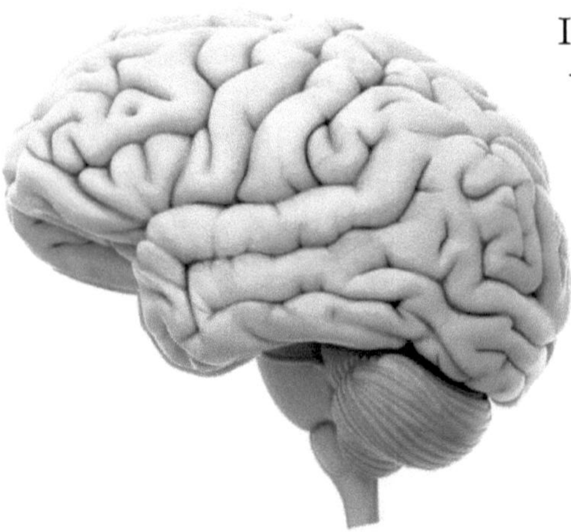

Ich möchte mit diesem Buch vor allen Dingen auch darauf hinweisen, mit welchen simplen Methoden man solche Entgleisungen des eigenen Kreislaufs von vornherein ausschließen kann. Die kurzen Bewegungsintervalle sind hierbei ein wichtiger Bestandteil. Ich bin selbst nach meinem überlebten Lungeninfarkt (!) und nach ausführlicher Recherche auf die Idee dieser Mini-

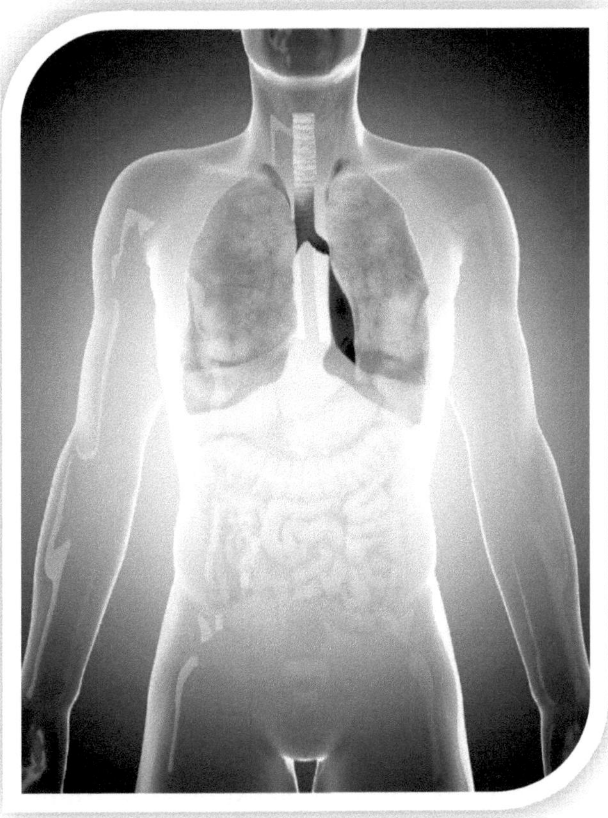

Bewegungsintervalle gekommen. Ich habe anschließend das Ganze in meinen täglichen Ablauf integriert und halte mich seitdem strikt daran.

Wenn wir ganz realistisch sind, müssen wir festhalten, dass wir die Zivilisation, so wie sie jetzt ist, nicht komplett umbauen können und wieder in die Wälder zurückkehren können, um dort zu jagen und umherzuwandern. Wir werden aller Voraussicht nach jetzt und auch in Zukunft Computerarbeitsplätze haben und wir werden Reisetätigkeiten auch im Sitzen durchführen. Wir können aber den Teufelskreis eines stockenden Blutkreislaufs gezielt mit Hilfe der Mini-Bewegungseinheiten wunderbar unterbrechen und damit einen erheblichen Beitrag für unsere langfristige Gesundheit leisten.

Ich habe meiner Idee den folgenden Namen verliehen:

60/10-Methode

Das ganze Programm kann man sich so vorstellen: Angenommen du hast eine sitzende Tätigkeit in einem Büro oder auch in deinem Homeoffice von zum Beispiel acht Stunden täglich. Du musst den Computer bedienen und das machst du in der Regel im Sitzen. Nun machen die meisten Menschen wie schon gesagt den Fehler, dass sie stundenlang sitzen und Pausen lediglich dazu nutzen, um sich einen neuen Kaffee zu holen und sich dann abermals hinzusetzen. Vergiss dieses Prozedere!

Stattdessen machst du folgendes:

Spätestens nach 60 Minuten planst du eine 10minütige Pause ein. Diese Pause muss alle 60 Minuten stattfinden damit es wirkt. Die Pause nutzt du konsequenterweise für Bewegungstraining. Dies wird für deine Umgebung erstmal gewöhnungsbedürftig sein und auch für dich selbst eine Umstellung darstellen.

7. Kapitel: Der 60/10 Bewegungs-Quickie zur Thromboseabwehr

- **Nach 60 Minuten Sitzen ist Schluss**: Such dir eine kurzer Strecke, auf der du hin und her gehen kannst. In jeder Wohnung, in jedem Haus und in jedem Büro gibt es 10 Meter Platz die du hierfür nutzen kannst. Hier gehst du 10 Minuten konsequent hin und her. Hast du einen Garten, dann nutzt du diesen selbstverständlich dafür und profitiert sogar noch von der frischen Luft. Wie gesagt, geht das Ganze aber auch auf einem kurzen Flur.

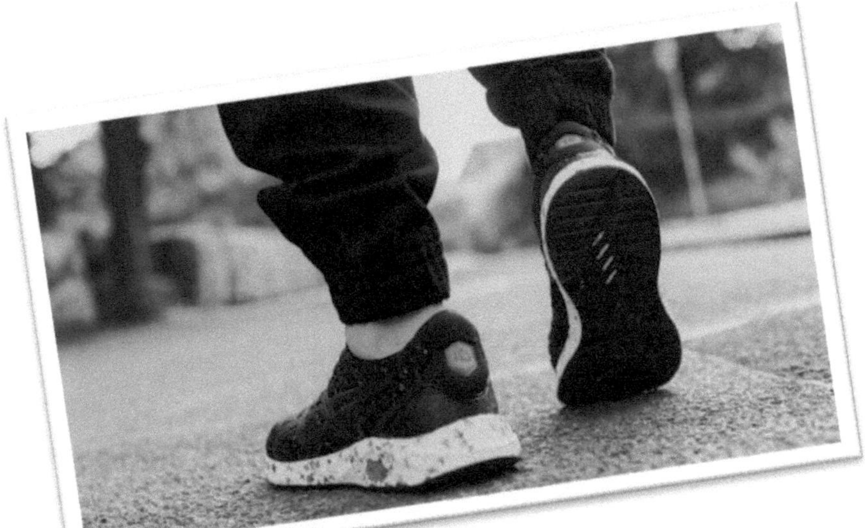

- Durch das Gehen wird sofort die Muskelpumpe in den Beinen in Gang gesetzt. Das heißt, die Venen transportieren nun viel zügiger das Blut zurück zum Herzen, das Herz wird dadurch entlastet und was das Wichtigste ist: Das „alte“ Blut verweilt deutlich kürzer in den Venen und wird schneller wieder aufgefrischt. Umso besser dein Blut in Bewegung ist, desto besser für deine Gesundheit.

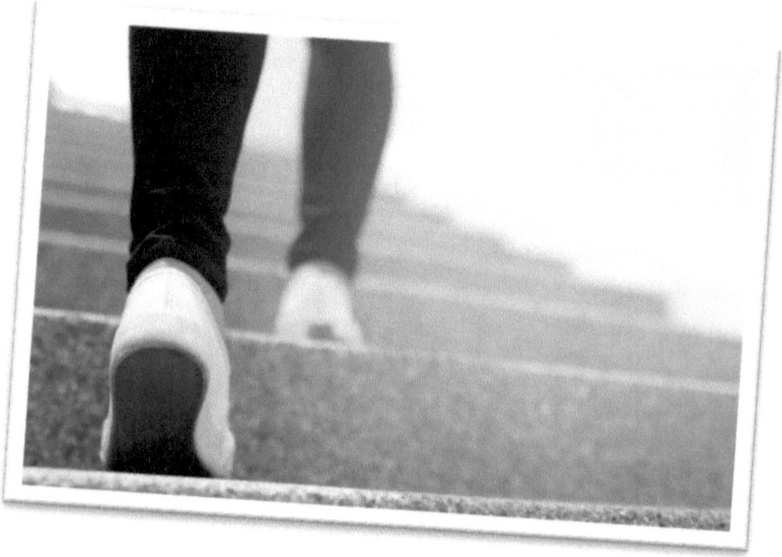

- Eine 10 Meter Strecke scheint zunächst banal, aber wenn du diese nur 5-mal hin und wieder zurückgehst, sind wir schon bei 100 Metern. Wiederholst du das Ganze 2-mal, sind es schon 200 Meter. Angenommen du schaffst in deiner Pause 300 Meter zurückzulegen, dann ist deine Muskelpumpe schon erheblich in Schwung gekommen und du hast die Wahrscheinlichkeit einer Thrombose drastisch reduziert.

Und dies im Gegensatz zu deinen Sitzenden Kollegen, die eine um das mindestens zwanzigfach erhöhte Thrombosegefahr haben, weil sie sich nicht bewegen.

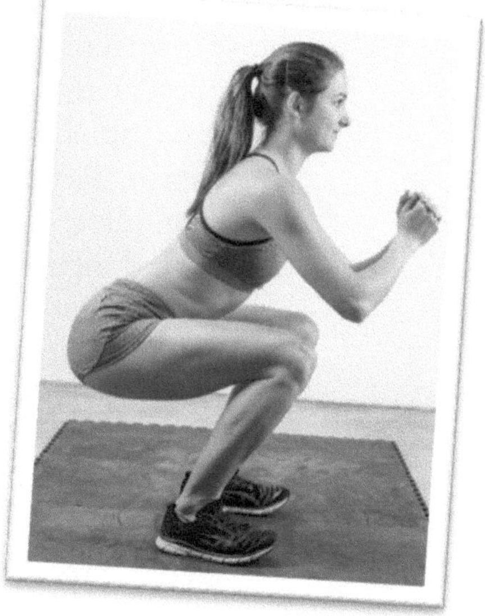

- ♥ Du lässt es aber nicht nur beim Spazierengehen. Während des Gehens gehst du ab und an in die Hocke und wieder nach oben. Das kannst du zirka 5-mal wiederholen.
- ♥ Während des Gehens machst du aber noch folgendes: Du machst nicht nur normale Schritte so wie du es gewohnt bist, sondern ab und an drückst du dich ganz deutlich mit den Zehenspitzen vom Boden ab und hebst dein Körpergewicht nach oben (Fußwippe). Immer abwechselnd links und rechts. Hierüber werden weitere Muskelgruppen beansprucht. Das ganze Programm kannst du nun variieren: Normales Gehen, in die Hocke, wieder nach oben, Fußwippe, dann wieder Gehen.

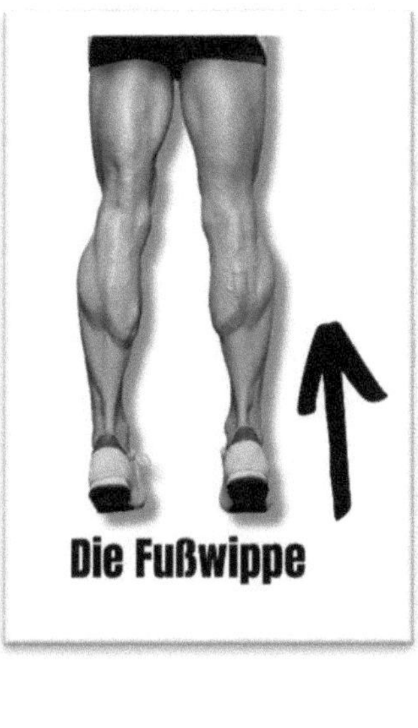

- ♥ Schon nach wenigen Minuten merkst du die leichte, aber konsequente Beanspru-

chung deiner Beine und deiner Gesäßmuskulatur. Du merkst, wie du sofort wacher und präsenter wirst. Es fängt an Spaß zu machen.
Ab sofort freust du dich auf jede Pause, in der du dieses Spiel wiederholen darfst, aus dem du erfrischt und neu belebt wieder an deinen Arbeitsplatz zurückkehren kannst.

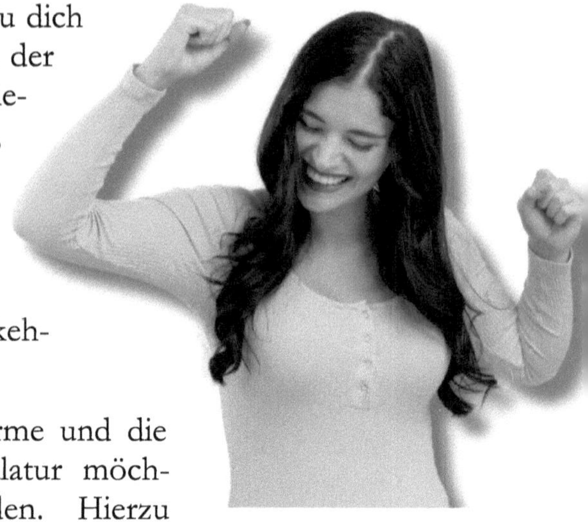

- Aber auch die Arme und die Oberkörpermuskulatur möchte bewegt werden. Hierzu empfehle ich entweder die praktischen Fitnessbänder, mit denen man zahlreiche Übungen durchführen kann. Ich selbst nutze sehr gerne die „Handtrainer“, weil ich sie auch während des Spazierengehens einsetzen kann. Liegestütze runden das Programm ab. Das Ganze bleibt ein lockeres Mini-Training, das Spaß machen soll.

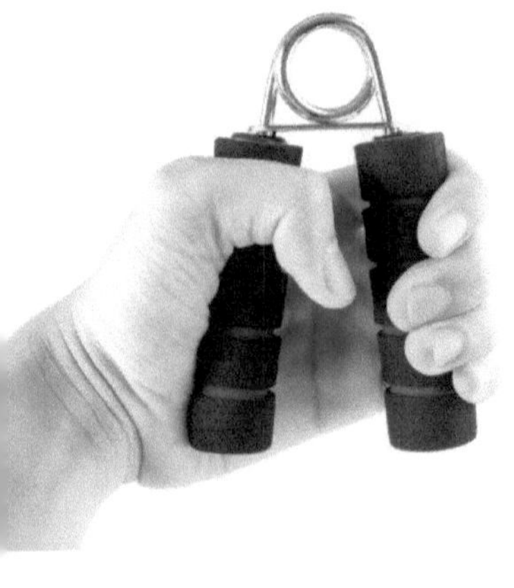

- Idealerweise habe ich hier immer mein Wasser dabei. Dies steht aber auch sonst auf meinem Arbeitstisch, sodass ich über den Tag verteilt etwa zweieinhalb Liter Wasser trinke (einfaches Leitungswasser). Wasser hat zahlreiche Funktionen für deinen Körper. Es dient aber auch dazu, das Blut in deinem Körper dünnflüssiger zu halten, was gerade bei sitzenden Tätigkeiten ebenfalls von hoher Bedeutung ist.

♥ Jetzt kommt noch ein Profi-Tipp, den ich dir nicht vorenthalten möchte: Über Kälteeinwirkung auf die Hautflächen ziehen sich unsere Venen nämlich schlagartig zusammen. Kälteeinwirkung kann sehr leicht erreicht werden durch eine kalte Dusche der Hände und der Unterarme, beziehungsweise der Füße,

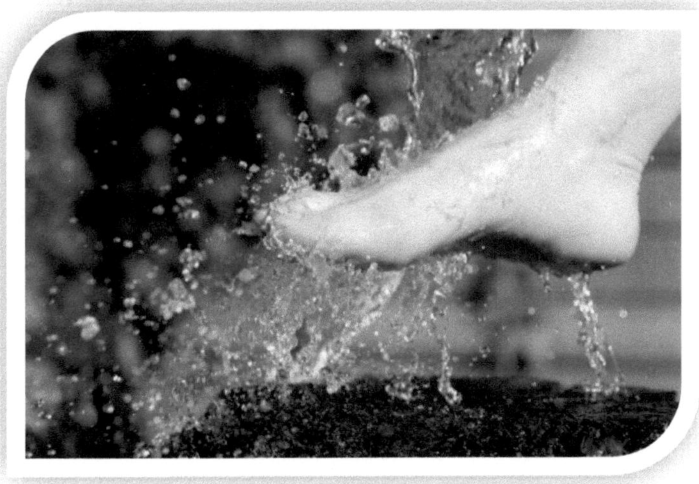

Knöchel und der Beine. Dafür muss man sich keinesfalls komplett duschen, sondern eben dementsprechend Arme und Beine frei machen.

Zugegebenermaßen wird dies nicht in jedem Büro und an jedem Arbeitsplatz möglich sein. Wenn du aber im Homeoffice arbeitest, dann sollte dies kein Problem darstellen. Ich arbeite ganz überwiegend im Homeoffice und mache es immer so: Zweimal am Tag gehe ich zur Dusche und sprühe etwa fünf Minuten lang meine Füße, Knöchel und Beine bis zu den Knien eiskalt ab. Sofort wird das Ganze belohnt durch ein angenehmes Gefühl der Entspannung und der Erfrischung. Wie schon gesagt, ziehen sich die Venen in den Beinen aufgrund der Kälte zusammen und das Blut wird schneller Richtung Herz gepumpt. Nach dieser leicht anzuwendenden Prozedur kehre ich hellwach wieder an meinen Arbeitsplatz zurück.

♥ **Ich kann dir versprechen:** Wenn du diese Tipps übernimmst, dann wird für dich auch ein mehrstündiger Arbeitstag im Sitzen überhaupt kein Problem mehr darstellen und du wirst dich auch am Ende deiner Arbeit noch hellwach, leicht und entspannt fühlen.

Und dies ausschließlich deshalb, weil du dafür gesorgt hast, dass dein Blutkreislauf immer nach exakt 60 Minuten ganz ordentlich angekurbelt wird. So kommst du insgesamt nach meiner Rechnung auf mindestens 2 Kilometer Laufleistung (oder individuell auch mehr). Da du diese Einheiten täglich wiederholst, wirst du bei einer Fünf-Tage-Arbeitswoche hierüber bereits pro Woche 10 Kilometer und im Monat 40 Kilometer zurücklegen. Das ist doch unglaublich, oder?

♥ Die Effekte, die sich hierüber ergeben, sind so krass, dass Thrombosen aus den tiefen Beinvenen im Grunde genommen gar nicht mehr entstehen können. Mit Hilfe des von mir vorgeschlagenen Mini-Bewegungstrainings nach 60 Minuten sitzender Tätigkeit könnten jährlich zehntausende Menschenleben gerettet werden. Es ist so einfach durchzuführen, macht außerdem Laune und man arbeitet danach wesentlich effektiver und erfrischter weiter. Ich selbst freue mich geradezu darauf und es ergibt sich ein wunderbares Wechselspiel aus Arbeit und Entspannung über die Bewegung.

- Spezialtipp für das Homeoffice! Wenn du im Homeoffice arbeitest, dann darfst du deine Bewegungspause auch so gestalten: Du schaltest deine Lieblingsmusik ein und tanzt dir 10 Minuten lang die Seele aus dem Leib. 😊 Hierbei werden alle besprochenen Effekte ausgelöst und außerdem werden noch massenweise Glückshormone freigesetzt. Viel Freude!

Lesson Learned:

Ein einfacher Trick hilft: Nach 60 Minuten sitzender Tätigkeit für 10 Minuten zügiges Bewegungstraining durchführen (Gehen, Treppensteigen, Zehenwippen, Kniebeuge, Liegestütze, etc.). Ergänzend kann man Mini-Kneipp-Kuren am Wasserhahn oder an der Dusche hin und wieder durchführen. Das Ergebnis: Das Blut kommt wieder zügig in Fluss, die Thrombosegefahr ist abgewendet, man fühlt sich wach, erholt und fit für die nächste Arbeitsrunde. So lässt sich auch ein längerer Arbeitstag sehr gut bewerkstelligen.

Der Hollywood-Regisseur Sam Hargrave, bekannt von der Extraction-Fimreihe praktiziert so ein ähnliches Training, das ich mal auf YouTube bewundert habe. Denn während des Filmschnitts muss auch der Regisseur Stunden, Tage und Wochen im Schneideraum sitzen, um die Szenen aneinanderzureihen.

Er stellt dabei einen Timer, der ihn alle 60 Minuten daran erinnert, dass es Zeit für sein Mini-Training ist. Diese Schneideräume sind nicht groß und geben nicht viel Platz her. Trotzdem reichen ihm ein paar Meter, um Kniebeuge, Liegestütze, Sit-ups und dergleichen mehr durchzuführen. Das macht er dann etwa 5 Minuten und danach geht die Arbeit weiter. Konsequent.

Dieser Mann muss wissen, was er tut, denn er ist auch ein Top Stuntmen in Hollywood, bekannt als Stunt-Double von *Captain America*. Ich kann mir gut vorstellen, dass er aufgrund seines Background verstanden hat, wie wichtig es ist und wie gut es tut, während einer sitzenden Tätigkeit den Blutkreislauf immer wieder in Bewegung zu halten, um die Entstehung von Thrombosen damit unmöglich zu machen, das Herz zu entlasten, insgesamt frischer und wacher zu werden und damit auch effektiver arbeiten zu können.

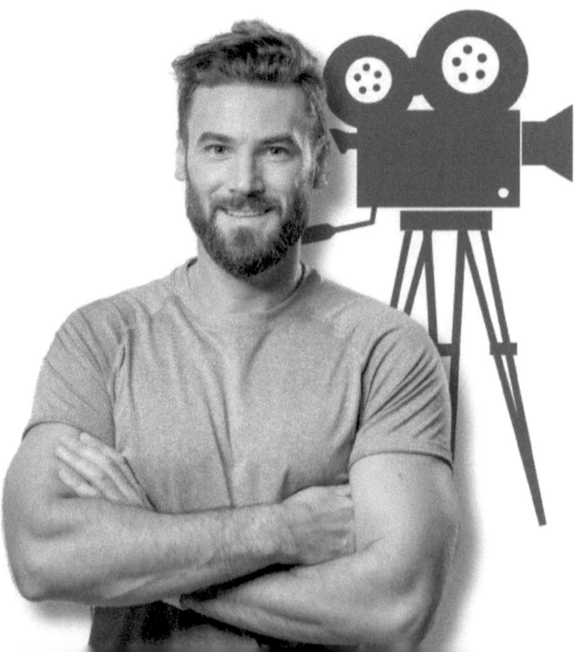

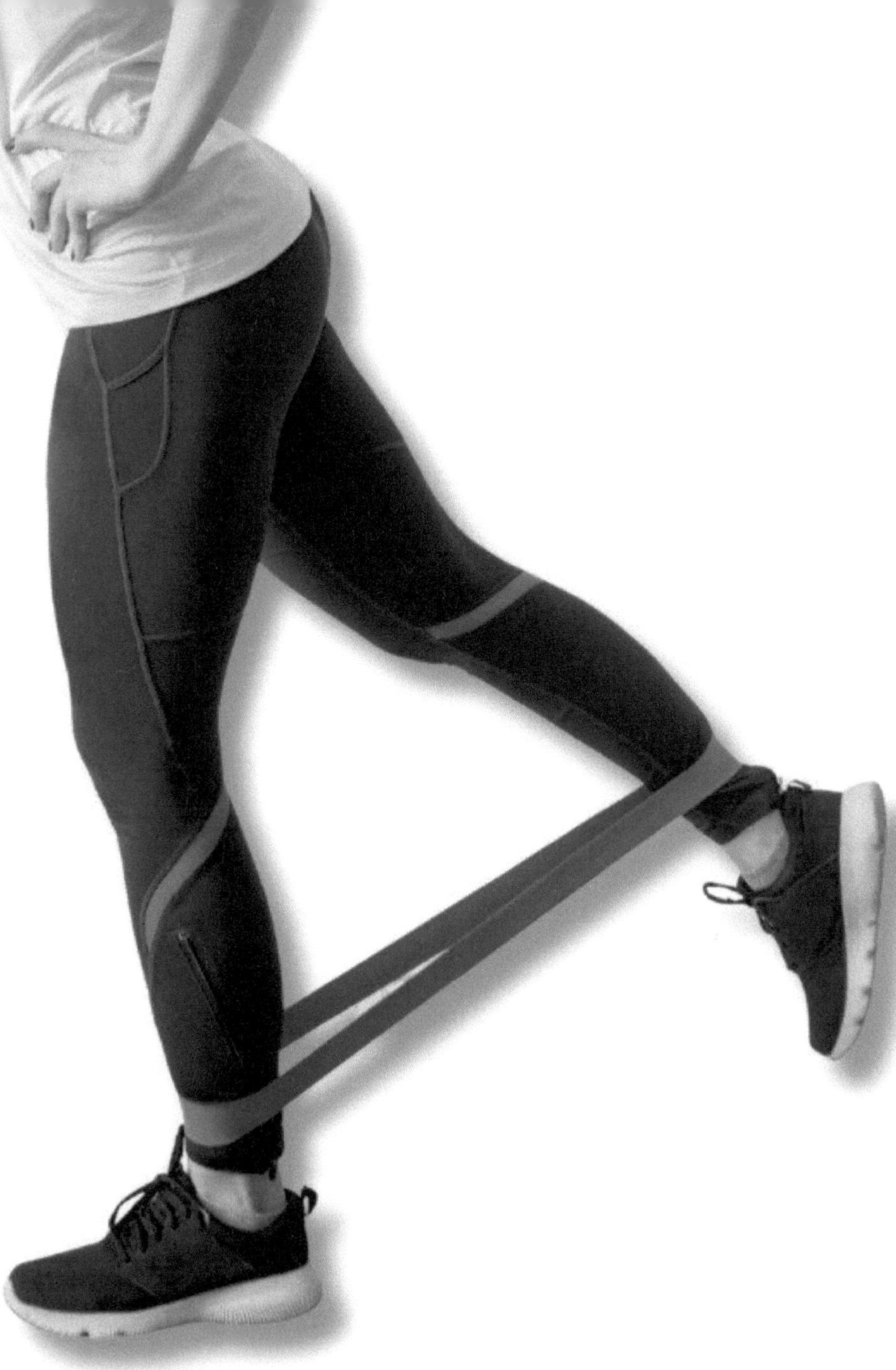

8. Kapitel: Langes Sitzen ...die schleichende Gefahr

Der tatsächliche Umfang des Gefahrenpotentials durch zu langes Sitzen ist noch gar nicht abschließend erforscht und erfasst worden. Klar ist: Mehrstündiges Sitzen fährt den Stoffwechsel runter, macht müde, belastet die Psyche, degeneriert auf Dauer lebenswichtige innere Organe und selbst Knorpel und Bänder werden dauerhaft weniger mit Nährstoffen versorgt und können so porös und weniger belastbar werden. Durch das Nichtstun werden Muskeln abgebaut.

Das ist nur die eine Seite der Medaille und die meisten Menschen wähnen sich in der falschen Annahme, dass sie zwei oder drei lange Bürotage durch ein paar Stündchen im Fitnessstudio locker wieder ausgleichen können.

Grundsätzlich bin ich schon immer ein sehr aktiver Mensch gewesen, beweglich, sportlich und meistens ein bisschen hyperaktiv im positiven Sinne. Eben kaum zu bremsen und ein Hansdampf in allen Gassen. Ein Leben ohne Sport kann ich mir nicht vorstellen. Trotzdem lebte auch ich die meiste Zeit in dem Bewusstsein, Sport und Fitnesstraining sind Dinge die ich „am Stück“ erledige, sobald ich meine berufliche Tätigkeit erledigt habe. So folgte der Sport immer nach Feierabend oder am Wochenende.

Ich dachte, dass diese ein- bis zweistündigen Sporteinheiten (oft auch länger) ein vollständiger Ausgleich zu langem Sitzen sind und dass ich deshalb keinerlei gesundheitliche Schäden jemals zu erwarten hätte.

Auch Sportler können betroffen sein

Ich habe folgendes herausgefunden: Du kannst sportlich körperlich fit sein, wie du willst, du kannst „*The Rock*" *Johnson* oder *Jason Statham* heißen. Wenn du am Tag viele Stunden ununterbrochen sitzt und das regelmäßig, also Tag für Tag, Woche für Woche, Monat für Monat, so erhöht sich das Risiko einer tiefen Beinvenenthrombose **erheblich**. Erheblich heißt hier, dass sie mit ziemlicher Wahrscheinlichkeit früher oder später eintreten wird.

Und diese Prognose ist gemäß meiner nun gemachten Recherchen keinesfalls übertrieben! Denn die allermeisten Thrombosen laufen völlig unbemerkt ab, weil es sich um kleinere Gerinnsel handelt, die der Körper durch sein geniales Immunsystem frühzeitig beseitigt, bevor sie für uns gefährlich werden können. Nichtsdestotrotz stellen auch diese kleinen Thrombosen eine potenzielle Gefahr dar, die den meisten Menschen überhaupt nicht bewusst ist, weil sie vollkommen unbemerkt ablaufen.

Komischerweise wissen wir aber folgendes gesichert: Lange Flugreisen von mehr als 4 Stunden bergen nämlich eben dieses Risiko einer tiefen Beinvenenthrombose. Wir kennen diverse Beispiele aus der Presse. Wo bitte schön soll nun der Unterschied sein zwischen vierstündigem Sitzen in einem Flugzeug und vierstündigem Sitzen im Büro, im Homeoffice, beim Meeting, in den öffentlichen Verkehrsmitteln oder im Auto auf der Autobahn? Die Antwort lautet: **Es gibt keinen**

Unterschied! Den Beinen ist es schlichtweg egal, wieso sie nicht bewegt werden. Das Blut macht an dieser Stelle, was es immer macht: Es wird nach und nach dickflüssiger, kommt ins Stocken und es können sich Gerinnsel bilden, welche dann zu den lebensgefährlichen Gefäßverstopfungen an Lunge, Herz oder Gehirn führen können.

60/10 - Methode wehrt die Gefahr ab

Wir können sitzende Tätigkeiten zwar verkürzen, wir können sie in den allermeisten Fällen aber nicht komplett wegfallen lassen. Im vorangegangenen Kapitel habe ich die von mir konzipierte 60/10-Methode vorgestellt. Du kannst das Ganze aber auch gerne „Bewegungsquickie" oder Mini-Bewegungseinheit nennen. Nach 60 Minuten Sitzen folgen 10 Minuten Bewegung. Und das konsequent alle 60 Minuten. Mithilfe dieser einfachen Methode kannst du die hier skizzierten Gefahren auf nahezu 0% herunterfahren.

Durch die Beschäftigung mit dieser Thematik bin ich auf so manche Kuriositäten gestoßen, an die ich Zeit meines Lebens vorher niemals nachgedacht hatte:

- Wie kann es sein, dass bereits kleine Kinder und Jugendliche täglich sechs Stunden und länger in der Schule sitzen müssen? Und dies auf harten Holzstühlen, die vollkommen ungepolstert sind? Kann dies im Sinne des Kindeswohls sein? Mitnichten!

- Bei einem Schultag von täglich 6 Stunden kommen wir überschlagsweise auf monatlich 120 Stundendauer Dauersitzen. Das sind dann knapp 1.000 Stunden im Jahr. Nach 13 Jahren kommen wir hier auf 13.000 Sitzstunden!! Wenn irgendjemand behaupten würde, dass das kein Problem darstellt, dann wäre er komplett verrückt.

❖ Wenn wir wissen, dass Sitzen ungesund ist und wenn wir sogar Kenntnis darüber haben, dass allein in Deutschland jährlich tausende von Kindern an

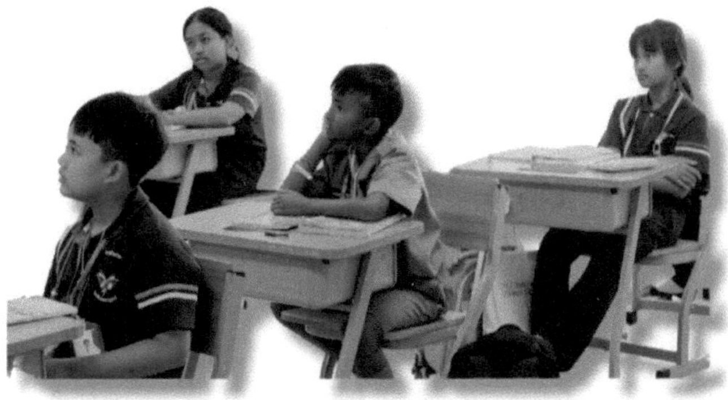

Lungenembolien sterben, dann sollte doch irgendwer in den Kultusministerien, in den Elternräten oder in den Medien mal auf die Idee kommen, diese Art der Beschulung sehr kritisch zu hinterfragen.

❖ Kurzum: Das gesamte Schulsystem wurde vor über einhundert Jahren erdacht und hat sich seitdem kaum gewandelt. Kinder sollen von der ersten Klasse an ruhig sitzen, nicht rumzappeln und sich während des Unterrichts still verhalten. Die Realität in den Schulen stellt exakt das Gegenteil von dem dar, was für die Kinder gesund und zuträglich wäre. Denn auch in den Schulen findet Bewegung nur im Sportunterricht statt und dieser ist meist einmal in der Woche. Mit Glück bewegen sich die Kinder in den Pausen. Aber auch nicht immer.

Lesson Learned:

Die tatsächlichen Gefahren des langen Sitzens werden in der Gesellschaft entweder nicht beachtet oder totgeschwiegen. Aufklärung findet so gut wie nicht statt. Wer hier etwas Entscheidendes für sein Leben ändern will, der muss selbst heute noch damit beginnen.

Junge Menschen, die auf diese Weise erzogen wurden, finden sich im späteren Berufsleben natürlich viel leichter damit zurecht, dass sie auch hier überwiegend ihre Tätigkeiten im Sitzen ausführen sollen. Dieser Unsinn wird auch im Erwachsenenalter schlicht nicht mehr hinterfragt. Und wie ich schon erwähnt habe, habe auch ich dies zu keinem Zeitpunkt früher getan, weil ich auch gar keinen Grund hatte, dies zu tun.

Erst als es mich wie mit dem Vorschlaghammer getroffen hatte, habe ich angefangen zu recherchieren, um zu verstehen, welche Umstände mich dahin gebracht hatten, wo ich nun war. Im Nachhinein bin ich Gott dankbar für die Unterweisung und die Lehre, die mir hierüber zuteilwurde.

Steckt eine Agenda dahinter?

In meiner Recherche habe ich erfahren, dass allein in Deutschland jedes Jahr etwa **hunderttausend Menschen an einer Lungenembolie versterben**. Das sind nach 10 Jahren 1.000.000 Menschen. Die Dunkelziffer könnte sogar noch höher sein. So habe ich auch begonnen mich zu fragen, ob es nicht Teil einer Agenda sein könnte, dass wir die Wahrheit hierüber gar nicht erfahren sollen. Denn was wäre, wenn offiziell bestätigt wäre, das permanentes Sitzen fatale, mithin tödliche Folgen hat? Dann hätte dies in letzter Konsequenz Auswirkungen auf die Art und Weise, wie unsere gesamte Gesellschaft funktioniert. Menschen würden dann viel öfter ihr Recht einklagen, mehr Pausen machen zu dürfen, im Schul- oder Berufsumfeld entsprechende bewegungsfreundliche Umgebungen zu erhalten und noch viel öfter auch während der Arbeit Sport machen zu dürfen.

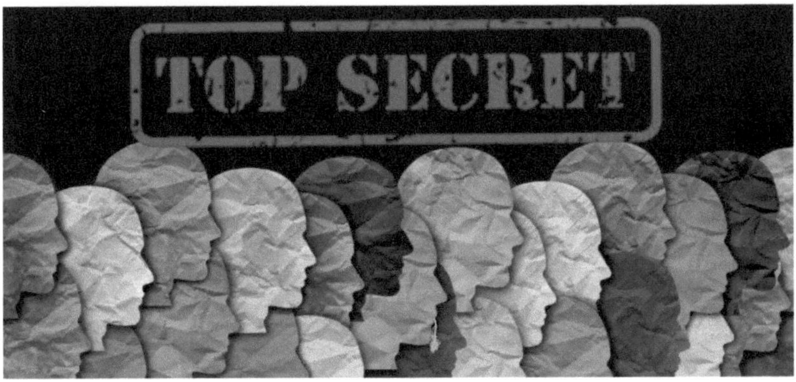

Ich kann mir beim besten Willen nicht vorstellen, dass die Medizin nicht begriffen haben will, dass vom langanhaltenden Sitzen eine erhebliches Risiko für die gesamte Gesellschaft ausgeht. Kann es also auch möglich sein, dass auch die Mediziner **ein entsprechendes monetäres Interesse** an fortwährenden Erkrankungsfällen haben, die in diesem Zusammenhang auftreten? Ein Schelm, wer hier Böses denkt.

Man braucht sich nur mal zu überlegen, wie viele ambulante oder stationäre Behandlungen sehr schnell wegfallen würden, wenn ausreichend über die hier dargestellten Gefahren aufgeklärt werden würde und wenn entsprechende Gegenmaßnahmen getroffen werden würden. Viele Mediziner und viele Krankenhäuser würden regelrecht verarmen. Ist es also letztendlich auch von dieser Seite nicht gewollt, hier konsequent die Stimme zu erheben?

Diese Fragen müssen gestellt werden.

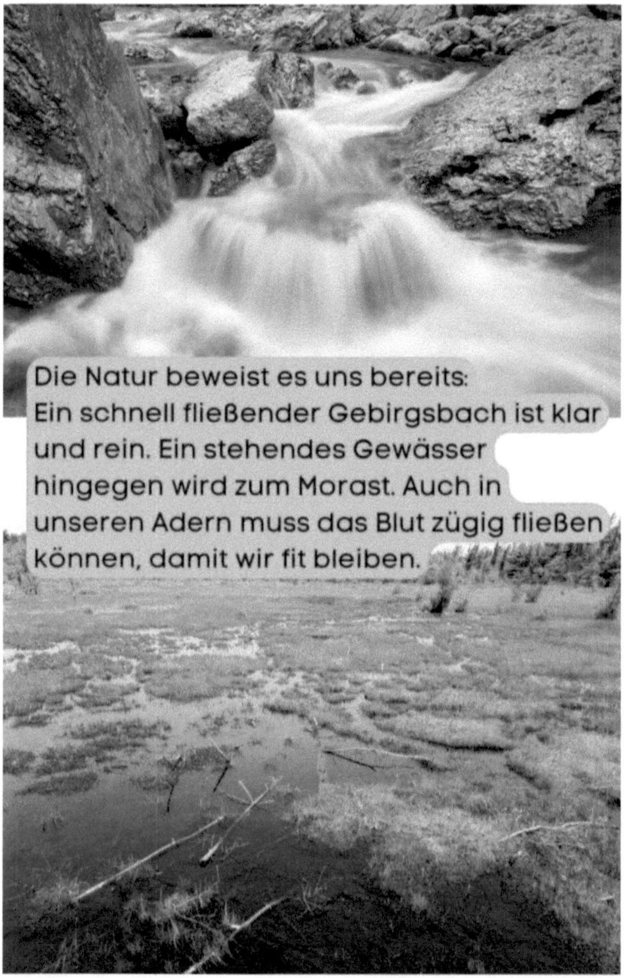
Die Natur beweist es uns bereits:
Ein schnell fließender Gebirgsbach ist klar und rein. Ein stehendes Gewässer hingegen wird zum Morast. Auch in unseren Adern muss das Blut zügig fließen können, damit wir fit bleiben.

9. Kapitel: Keine Macht den Drogen!

Ergänzend möchte ich noch darauf hinweisen, dass zu einem gesunden Lebensstil auch noch ein paar andere Verhaltensweisen gehören, um die körperliche Entwicklung zu fördern. So sollten Drogen jeder Art absolut tabu sein. Im Grunde genommen betrifft das nicht nur harte Drogen, sondern auch Alkohol und Nikotin.

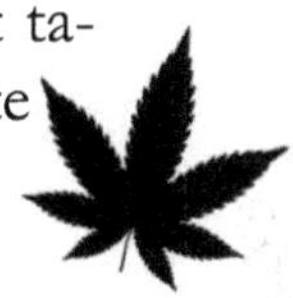

Zum einen dürfte klar sein, dass diese Substanzen dauerhaft und regelmäßig zugeführt der Gesundheit einen fundamentalen Schaden zufügen. Aber selbst einmaliger Konsum führt zu einer Schädigung. Es wäre als wenig zielführend zu bezeichnen, wenn man einerseits viel Disziplin und Zeit aufbringt, um sich gesund zu ernähren, ausreichend zu schlafen und Sport zu treiben und wenn man andererseits dann seine körperliche Konstitution durch Drogen wieder herabsetzen würde. Dies ist der eine Aspekt.

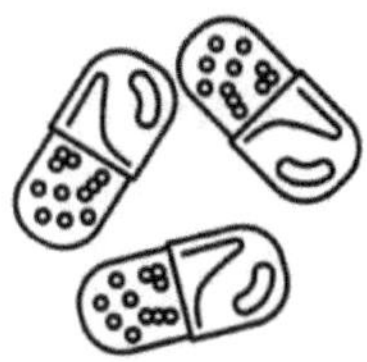

Die Lüge um die Drogen

Der andere Aspekt von Drogen lässt sich wie folgt beschreiben: Unsere Gesellschaft möchte öffentlich nicht zugeben, dass Drogen in weitesten Teilen der Bevölkerung gang und gäbe sind. Viele Menschen rauchen und trinken. Viele Menschen sind medikamentenabhängig. Und viele Menschen nehmen darüber hinaus verbotene Substanzen ein, die sie nicht

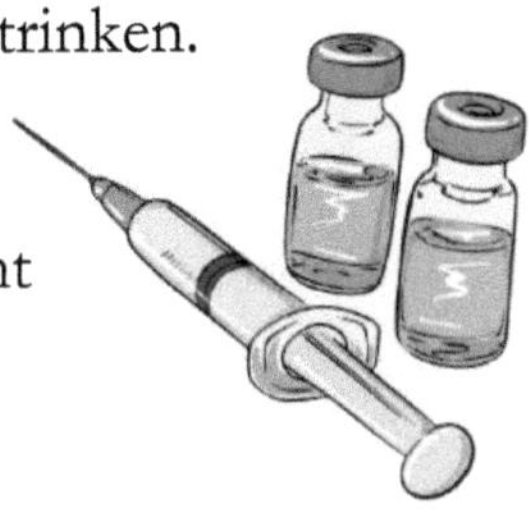

auf dem legalen Markt erworben haben. Es handelt sich hierbei um Drogen wie Kokain, Heroin oder Crystal Meth und anderes mehr.

Unsere Gesellschaft schweigt weitestgehend darüber, dass Millionen von Menschen diese Substanzen regelmäßig konsumieren. Und es handelt sich hierbei nicht etwa nur um die *Junkies vom Hauptbahnhof.* Dies ist nur ein winziger Teil dieses Klientel. Konsumenten sind Menschen jedweder Herkunft und jedweden Standes. Natürlich spricht niemand offen darüber. Aus Abwasseruntersuchungen großer deutscher Städte weiß man aber mit hundertprozentiger Sicherheit, dass es einen immensen Drogenkonsum in Deutschland gibt. Die paar Drogenfunde des deutschen Zolls täuschen über die tatsächlich in Umlauf gebrachte Menge hinweg, die viel größer ist.

Lesson Learned:

Viel mehr Menschen sind drogen- und medikamentenabhängig als uns bewusst ist. Die Wahrheit hierüber wird geheim gehalten. Viele kulturelle und gesellschaftliche Entwicklungen bis hin in Politik, Medien, Verwaltung und Medizin geschehen unter dem Einfluss von Drogen. Hier sind große Vorsicht und Wachsamkeit angesagt.

Die psychische Abhängigkeit

Menschen machen sich aber abhängig von diesen Substanzen. Was bedeutet Abhängigkeit hierbei? Drogensüchtige reagieren mit dem Entzug der Droge mit Entzugserscheinungen. Damit ist nicht zu spaßen. Menschen auf Entzug sind so gut wie zu nichts mehr in der Lage.

Was meistens übersehen wird, ist, was psychische Abhängigkeit eigentlich bedeutet: Menschen wollen ihr Glück und ihren Erfolg mit Substanzen erreichen. Und mit der Zeit verinnerlichen sie dabei automatisch, dass es dauerhaft nur mithilfe dieser Mittelchen gelingt. Will heißen: Auch sogenannte weiche Drogen führen schnell zu einer psychischen Abhängigkeit. Die betroffenen Personen assoziieren ihre persönlichen Erfolge, Fortschritte und Leistungen jedweden Bereichs immer mit den dafür benutzten Mitteln.

Nicht wenige Erzieherinnen, Lehrer, Manager oder Künstlerinnen konsumieren Kokain. Immer dann, wenn Menschen, die in der Öffentlichkeit stehen, besonders leicht und flüssig und ohne Hemmungen mit lauter Stimme und voller Inbrunst ihre Genialität vor anderen präsentieren, werde ich hellhörig. Insbesondere fällt dies bei Talkshows im Fernsehen und generell bei Personen auf, welche im Rampenlicht stehen. Also auch bei Bühnenshows oder in der Politik.

Solche nahezu vollkommene Enthemmtheit und Angstlosigkeit verbunden mit *scheinbar* genialen Gedankengängen entstehen nicht selten durch den Konsum von Kokain. Das psychologische Problem an der Geschichte ist es aber: Die konsumierende Person wächst immer mehr in die Überzeugung hinein, dass sie es ohne diese Droge niemals mehr zu einer solchen Performance bringen kann. Ist die Droge einmal nicht verfügbar, wird auch die Leistung von alleine nicht abrufbar sein können.

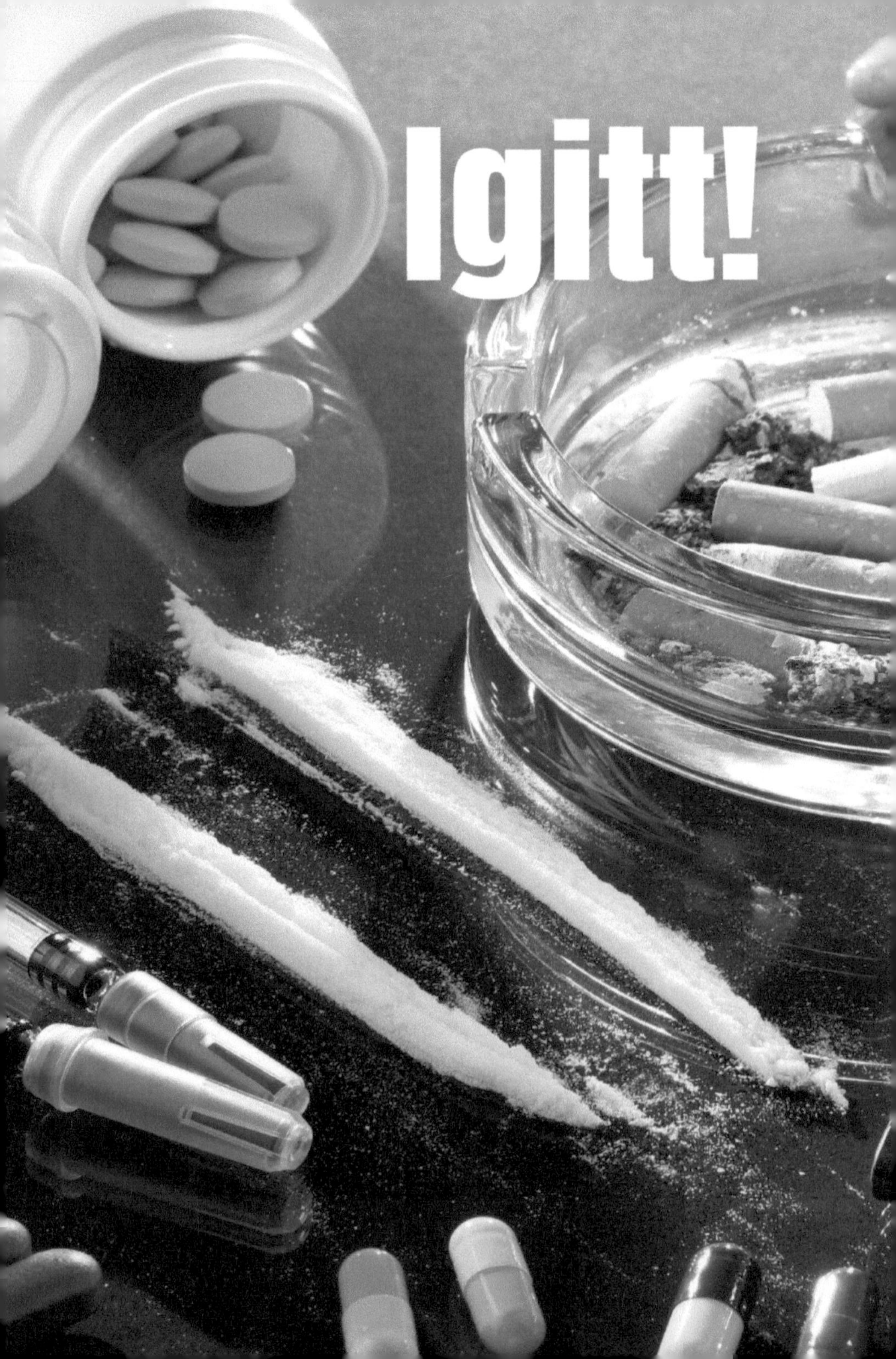
Igitt!

Der exorbitante Drogenkonsum im Dritten Reich

Im sogenannten Dritten Reich war die Einnahme von Drogen dafür verantwortlich, dass der Wahn sich nach und nach steigerte und bis zum Schluss aufrechterhalten wurde. Vernunftgemäße Entscheidungen konnten so zu keinem Zeitpunkt mehr die Oberhand zurückgewinnen. Über den Drogenkonsum im Dritten Reich war bis vor kurzem so gut wie nichts bekannt, bis der Autor Norman Ohler hierzu sein Buch „Der totale Rausch" im Jahre 2015 vorlegte.

In der Tat ist es so, dass man nach Lektüre dieses Werkes den Eindruck erhält, dass der Hergang dieses Abschnitts der deutschen Geschichte vor dem Hintergrund des Drogenkonsums völlig neu bewertet werden muss. Dieses Buch ist deshalb so aufschlussreich und empfehlenswert, weil im Geschichtsunterricht das Bild vermittelt wird, die Leute von damals hätten *rationale* Entscheidungen getroffen.

Kokain, Morphin und Heroin waren ganz normal in der Apotheke erhältlich und wurden an jedermann verabreicht, auch an Kinder. Wer aber erkennt und versteht, dass Deutschland nach dem Ersten Weltkrieg überschwemmt wurde von harten Drogen und ein weltweiter Industriestandort für die selbigen war, dem drängt sich unweigerlich die Vermutung auf, dass Millionen von Deutsche irrationale Drogenjunkies waren, die einfach zu viel von dem Zeug über einen zu langen Zeitraum eingeworfen hatten, um noch bei klarem Verstand zu bleiben.

Und auch Hitler selber war nach den Erkenntnissen des Autors ein Dogenjunkie erster Klasse. Falls man auf YouTube oder in einer TV-Doku noch mal eine seiner politischen

Reden hören sollte, darf man sich gerne daran erinnern, dass er diese ganz sicher immer unter dem Einfluss harter Drogen herausgeschmettert hat. Ansonsten wäre er gescheitert.

Lesson Learned:

Gesellschaftliche Totalentgleisungen können einen Ursprung im flächendeckenden Dauerkonsum von Drogen haben. Da die Drogen das Bewusstsein vernebeln und verändern, merken die Leute nicht mehr was gut und was schlecht für sie ist.

Drogen verändern Körper und Geist langfristig

Daneben gibt es aber auch die langfristigen Effekte, über die noch viel zu wenig bekannt ist, die aber schleichend und irreversibel eintreten. Menschen, die also über Jahre hinweg Drogen konsumieren, verändern damit ihre körperliche und geistige Funktionsfähigkeit bis hin zu einer Minderleistung.

Das Fatale daran ist: Sie merken den schleichenden Verfall selbst nicht. Auffallen tut ihre Veränderung immer erst dann, wenn sie ab einem bestimmten Zeitpunkt beginnen fragwürdige und seltsame Entscheidungen zu treffen und ein unintelligentes oder selbstzerstörerisches Verhalten an den Tag legen. Wir fragen uns ja gerade in diesen Tagen nicht selten, woran es bei vielen Politikern, aber auch vielen anderen Persönlichkeiten des öffentlichen Lebens mangelt.

Anders als möglicherweise noch in früheren Jahrzehnten haben wir heute immer öfter das Gefühl, dass Entscheidungen auf politischer Ebene überraschend kurzfristig, unüberlegt, spontan und dabei mit einer selbstzerstörerischen Attitüde gefällt werden. Oft fragen wir uns: Ist es Dummheit? Ist es kriminelle Veranlagung? Oder was könnte es sonst sein? Da der Konsum von harten Drogen in unserer Gesellschaft hinter verschlossenen Türen allerdings gang und gäbe ist (dafür gibt es genügend Beweise), halte ich es für einigermaßen wahrscheinlich, dass jahrzehntelanger Konsum auch bei der sogenannten Elite in Politik, Medien und Wirtschaft nach und nach seine Spuren hinterlassen hat.

Ehemals intelligente Personen haben so ihre Fähigkeit gute Entschlüsse zu treffen unwiederbringbar beschädigt oder zerstört. Wir müssen in Erwägung ziehen, dass die Überschwemmung unserer Gesellschaft mit Aufputschmitteln, harten Drogen aber auch mit ebenso vielen Medikamenten, welche einen ähnlichen Zweck erfüllen, eben diese Gesellschaft nachhaltig zerstören könnte. Und dass ohne, dass sie es selbst rechtzeitig bemerken und entgegensteuern könnte. Das ist ein **Teufelskreislauf**, aus dem es für die Betroffenen kein Entkommen gibt.

Lesson Learned:

Auch Medikamente fallen sehr häufig in das Raster von Sucht und Abhängigkeit, von Betäubung und Täuschung. Ähnlich wie dies bei den Drogen der Fall ist. Nicht selten findet der gewöhnliche Teil der Bevölkerung sein Heil oft in ärztlich verschriebenen Psychopharmaka. Die damit verbundenen Effekte werden auch von Menschen genutzt, die sie gar nicht

nötig hätten. Natürliche Wege und Methoden werden komplett außer Acht gelassen.

Wähle nicht den leichten Weg

Warum die meisten Menschen zu solchen Substanzen greifen, jedoch nicht darüber reden wollen, hängt mit ihrer schwachen mentalen Konstitution zusammen. Sie sagen zu sich selbst: *„Warum soll ich mich selbst motivieren, warum soll ich an mir und meiner Gesundheit arbeiten, warum soll ich Strapazen aushalten, wenn es mit Substanzmissbrauch viel leichter zu ertragen ist?"*

Für Menschen, die keinen starken Willen besitzen, ist das Angebot einfach zu verlockend. Sie schließen einen Pakt mit dem Teufel und verkaufen an ihn ihre Seele. Denn nach und nach werden ihr Körper und ihr Geist zerstört und sie sind ohne die teuflischen Substanzen zu nichts mehr zu gebrauchen. Insbesondere ist es aber auch so, dass Millionen von Menschen medikamentenabhängig sind, und das oft, ohne es konkret zu wissen. Auch hier war es ein Fehler, bereitwillig den Göttern in Weiß zu vertrauen und sich nicht ausreichend mit den Nebenwirkungen der verschriebenen Medikamente zu beschäftigen. Bis zu 60.000 Menschen sterben jedes Jahr an den Nebenwirkungen von durch Ärzte verschriebenen Medikamenten. Die Dunkelziffer könnte noch höher sein. Viele Medikamente machen aber auch abhängig, so dass ein Ausstieg nach jahrelangem Konsum auch nicht ohne weiteres möglich ist.

Unser Körper ist von Natur aus aber bereits ein Chemielabor, für das es kein Beispiel gibt. Glückspendende, motivierende und leistungssteigernde Substanzen werden von unserem Körper selbst produziert. Dies kann man trainieren und somit ähnliche Wirkungen erreichen. Wir sollten uns wieder auf unsere von gottgegebenen Fähigkeiten besinnen, die weit über das hinausgehen, was wir erahnen können. So gesehen kann man also behaupten: **Die Droge ist bereits in dir, oder auch: Die Droge bist du!**

Es gibt solche Menschen, die selbst unter widrigen Bedingungen frohen Mutes sind und fest davon überzeugt sind, die Situation zu ihren Gunsten zu meistern. Und so gibt es auch unter den scheinbar Schwerkranken immer wieder Ausnahmeerscheinungen, also Naturtalente, die aufgrund einer Diagnose nicht wie erwartet in sich zusammenbrechen, sondern ganz im Gegenteil sofort mit der Fehlersuche beginnen und sich fragen, was sie ab sofort ändern oder umstellen müssen, um ihre ursprüngliche Gesundheit wiederherzustellen.

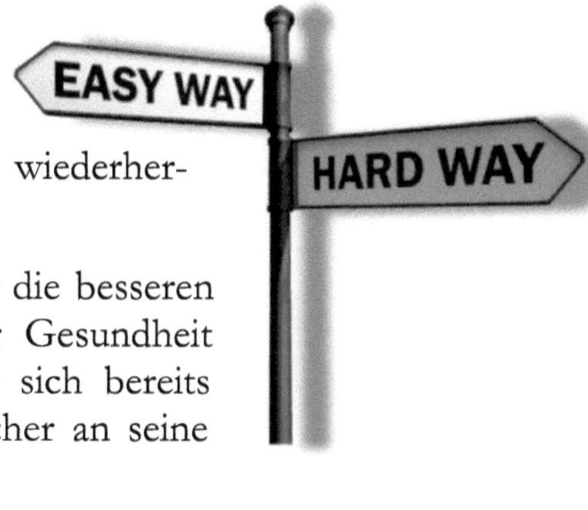

Dreimal darf man raten, wer die besseren Chancen hat, wieder zu alter Gesundheit zurückzukehren: Der, welcher sich bereits aufgegeben hat oder der, welcher an seine eigenen Urkräfte glaubt?

Leitend für solche Menschen ist dabei nicht selten die Vorstellung von einer höheren Macht. Manche nennen sie **Gott**, manche bezeichnen sie als das **Universum**, wieder andere assoziieren sie mit einem **Quantenfeld** oder mit einem **höheren Bewusstsein**. Alle diese Vorstellungen gehen aber in eine ähnliche Richtung. Sie leiten über zu der Überzeugung, dass die Macht, die all dieses Leben auf wunderbare Weise geschaffen hat, auch die Möglichkeit hat, alles zu reparieren und wieder herzustellen. Wer so denkt und fühlt, der hat diese Macht bereits in sich, die ihn wieder vollständig gesund werden lässt.

Lesson Learned:

Versager greifen zu Drogen. Gewinner hingegen etablieren ihre inneren Stärken und bauen sie stetig weiter aus, bis sie komplett bulletproof werden und kein Schicksalsschlag sie mehr in die Knie zwingen kann. Sie werden unbesiegbar kraft ihres Willens, ihres Glaubens und ihrer inneren Fähigkeiten, sowie aufgrund ihrer Verbundenheit mit einer höheren Macht. Das sind die wahren Selbstheiler, Selbstmacher und Überlebensprofis, denen nichts und niemand etwas anhaben kann.

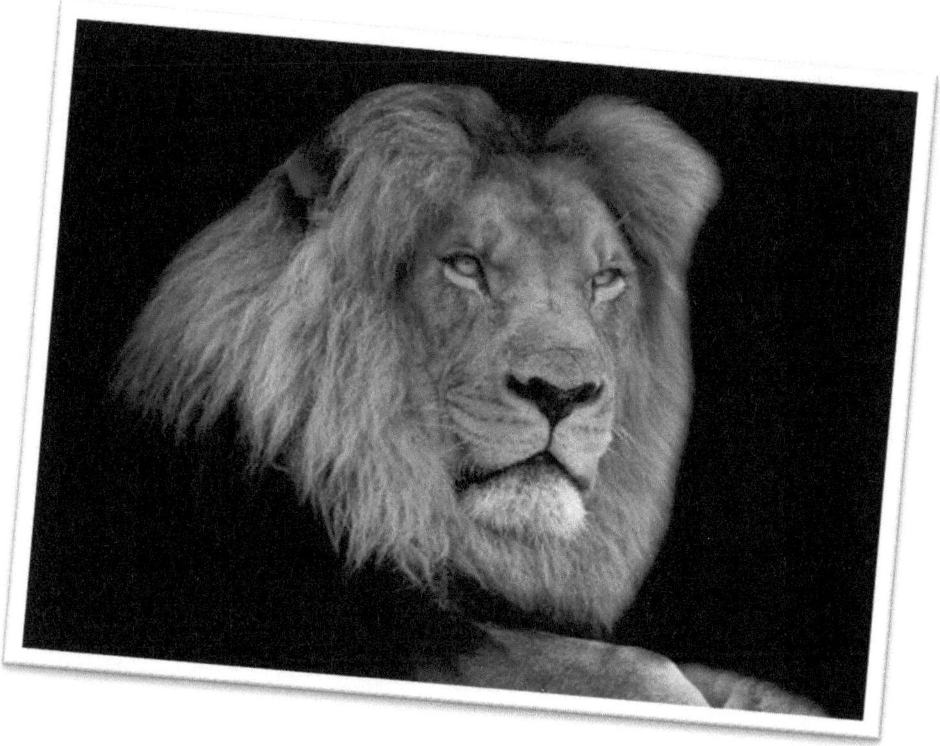

Es geht auch anders

Wer sich aber gesund ernährt, wer ausreichend schläft, wer zudem regelmäßig Sport treibt und sich mit positiven und netten Freunden umgibt, der wird ganz sicher sogar auch ohne zusätzliche Hilfe genügend Glückshormone produzieren, die ihn stetig motivieren und freudig stimmen. Es wird dann kein anderer Ersatz mehr nötig sein. Den wahren Arzt haben wir nämlich alle bereits in uns. Nur müssen wir ihn auch nutzen und ihn unterstützen und ihm die Möglichkeit geben, wirksam zu werden.

Die von vielen Menschen äußerlich zugeführten Drogen

wirken im Übrigen nur deshalb, weil sie körpereigene Substanzen *simulieren.* Tatsächlich können wir bereits aus eigener Kraft heraus die gleichen Effekte erzielen, denn unser Körper produziert Neurotransmitter, Hormone und Botenstoffe aus sich selbst heraus.

Exemplarisch sind hier zu nennen Testosteron, Östrogen, Endorphine, Adrenalin, Dopamin oder Serotonin. **Die komplette Apotheke ist also bereits in jedem von uns fest angelegt.** Anstatt Dinge einzuwerfen, die abhängig machen und dazu noch verunreinigt oder gestreckt wurden, sollten wir uns vielmehr mit der Frage beschäftigen, wie wir diese körpereigene Apotheke zielgerichtet einsetzen und abrufen können. Zum Beispiel um unsere Motivation hochzuhalten, um unsere Ziele besser erreichen zu können, um kluge Entscheidungen zu treffen, um guttuende soziale Kontakte aufzubauen, um unser seelisches und körperliches Gleichgewicht zu finden und zu erhalten, um unsere Gesundheit zu erhalten und im Bedarfsfall wiederherzustellen, um Höchstleistungen zu erbringen und um unsere Fähigkeiten und Talente nach und nach zu steigern und voll zur Geltung zu bringen. Alles ist bereits in uns, um dies leisten zu können. **Die Natur hat bereits an alles gedacht.**

Die innere Apotheke kann zum Beispiel durch Sport, durch Tanzen und Spielen, durch Meditation oder durch soziale Kontakte aktiviert werden.

Alle Phänomene der Selbstheilung und des Placebo-Effekts haben auch etwas mit dieser inneren Apotheke zu tun. Sobald Menschen unumstößlich davon überzeugt sind, dass etwas wirkt und funktioniert und zu ihrer Gesundung beiträgt, so tritt dieser Effekt ein, auch wenn sie nur eine Zuckerpille oder Kochsalzlösung eingenommen haben. Die hilfreichen

Substanzen werden indessen durch den Körper selbst gebildet. Eine felsenfeste intrinsische Überzeugung fördert diesen Prozess stark.

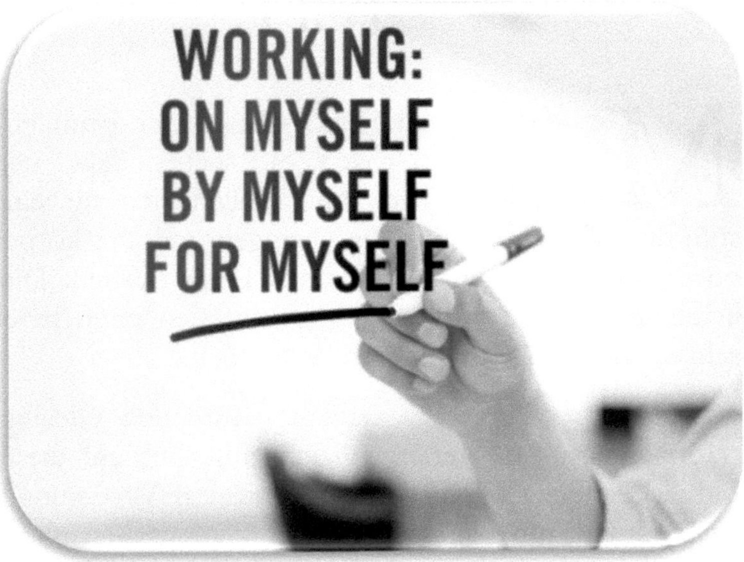

10. Kapitel: Die innere Apotheke ...so aktivierst du sie Teil 1

Menschen konsumieren offen oder heimlich legale oder illegale Drogen. Sie suchen dabei den ganz besonderen Kick und wollen sich für einen bestimmten Zweck in Stimmung bringen und ihre körperlichen oder geistigen Fähigkeiten bis ans Limit pushen. Die Möglichkeiten sind verlockend, doch mit den eben bereits beschriebenen großen Gefahren verbunden.

Der Körper gerät aus seinem natürlichen Gleichgewicht (Homöostase) und verlernt gleichzeitig, sich auf die eigenen Möglichkeiten, die ihm von Natur aus zur Verfügung stehen, zu besinnen, um diese zu trainieren. Menschen, die permanent so handeln, machen sich zu Opfern und abhängig von äußeren Umständen, auch wenn sie das selber nur allzu gerne anders beurteilen. Nach und nach verlieren sie den Bezug zur Realität.

Letztendlich machen die diversen Mittelchen und Medikamente nichts anderes, als Vorgänge anzustoßen, die ohnehin in jedem von uns auf natürliche Weise angelegt sind. Man spricht hier vom Schlüssel-Schloss-Prinzip. **Die äußerlich zugeführte Substanz triggert also lediglich einen Mechanismus, über den wir auch ohne äußeres Zutun verfügen können.**

Im Folgenden will ich hierzu einige Anstöße geben und konkrete Hacks, Tipps und Tricks vorschlagen, wie du quasi auf Knopfdruck, also willentlich, immer dann gewünschte chemische Prozesse im Körper triggern kannst, wenn du dies möchtest oder wenn es aus deiner Sicht notwendig erscheint.

Beherrschst du diese Techniken, dann bist du zum Beispiel in der Lage, in schmerzhaften Momenten zu lachen, schier unerreichbare Ziele auch unter widrigen Bedingungen konsequent weiterzuverfolgen, enorm leistungsfähig zu sein, wenn es darauf ankommt, oder dich geistig optimal fokussieren zu können, und noch vieles weitere mehr. **In uns allen stecken Superkräfte so wie in einem Superhelden**. Also übernatürliche Mechanismen, deren Existenz nicht zu leugnen ist und die wir bewusst und gezielt trainieren und weiterentwickeln können. Hier nun einige ausgewählte Methoden, die sich bewährt haben:

Sport produziert gute Laune

Jeder hat schon mal etwas vom sogenannten *Runners-High* gehört. Ausdauerläufer produzieren Glückshormone, die von ganz allein im Körper ausgeschüttet werden. Vielleicht kennst du diese Gefühle ja auch schon und hast es am eigenen Leib erlebt. Am Anfang musst du dich aufraffen und hast vielleicht gar keine Lust zu Laufen. Wenn du dann aber unterwegs bist, so sind die ersten paar Kilometer noch anstrengend. Doch mit der

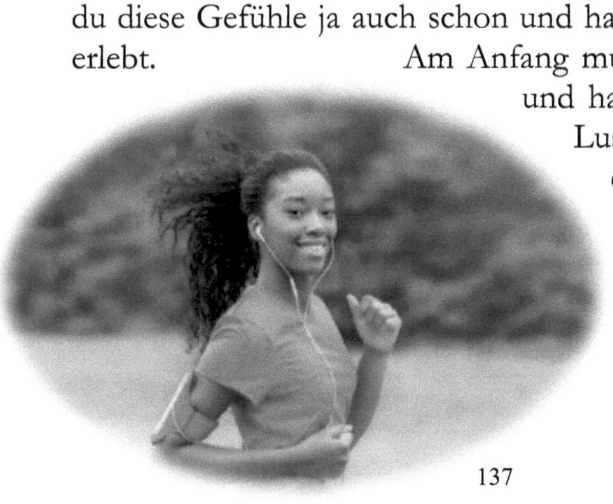

Zeit stellst du fest: Es wird immer leichter und leichter. Ab Kilometer fünf oder nach dreißig oder vierzig Minuten stellt sich dieses Gefühl zum ersten Mal ein und verstärkt sich sodann. Wenn du wieder zu Hause angekommen bist, stellst du fest, wie entspannt, glücklich und befreit du dich fühlst und das kurioserweise, obwohl du beispielsweise zehn Kilometer zurückgelegt hast und eine Stunde oder länger gejoggt bist.

Dem logischen Verstand zufolge müsste es ja eigentlich umgekehrt sein - ist es aber nicht. **Dein Körper reagiert nämlich mit der Ausschüttung von Endorphinen (den sogenannten Glückshormonen) auf die Anstrengung.** Hinzu kommt, dass der Sport an der frischen Luft stattfindet, du also deinem Körper eine Menge gesunden Sauerstoff zuführst, dass du die Elemente spürst (Wind, Regen, Sonne, Erde) und Naturerlebnisse wahrnimmst. Du gehst in einen natürlichen und harmonischen Fluss über und dein Körper antwortet mit der Ausschüttung von Hormonen, welche dich noch einige Stunden, manchmal sogar Tage danach positiv beeinflussen und beflügeln.

Mir geht es außerdem so, dass ich beim Laufen die besten Ideen des Tages habe. Diese kommen plötzlich und spontan. Mir kommt es dabei so vor, als wenn auch mein Gehirn hierüber in eine andere Frequenz gerät, bei der es leichter und schneller intelligentere Lösungen finden und das ganz von allein. Ich merke mir diese spontanen Geistesblitze dann immer und notiere sie mir, sobald ich angekommen bin, damit ich sie nicht wieder vergesse. Gedankengänge, für die ich sonst Stunden benötigt hätte, fallen mir so ganz nebenbei quasi vor die Füße.

Endorphine lindern Schmerzen, machen uns glücklich und reduzieren den Stress. **Es handelt sich hierbei tatsächlich**

um körpereigene Opioide. Vorhandene Schmerzen werden durch diesen Mechanismus ebenfalls reduziert. Beispielhaft kann man dies erkennen an einer sich während des Laufens bildenden Blase am Fuß. Wer hier stumpf weiterläuft, der wird nämlich feststellen, dass der Schmerz irgendwann nachlässt und sogar vollständig verschwindet.

Es gibt keine Regionen im Körper, die nicht positiv auf Sport reagiert. Wissenschaftler haben jetzt sogar herausgefunden, dass in den Muskeln ausgeschüttete Botenstoffe das Gehirn anregen, sich auf neue Art und Weise zu verknüpfen und Denkvorgänge zu erleichtern.

Haustiere lassen das Herz höherschlagen

Tiere sind die perfekten Freunde fürs Leben. Von Tieren können wir oftmals eine Form der Zuneigung und Empathie entgegennehmen, wie wir sie nur selten von Menschen erhalten. Zu den beliebtesten Tieren gehören selbstverständlich Katzen und Hunde, aber auch Singvögel, Meerschweinchen

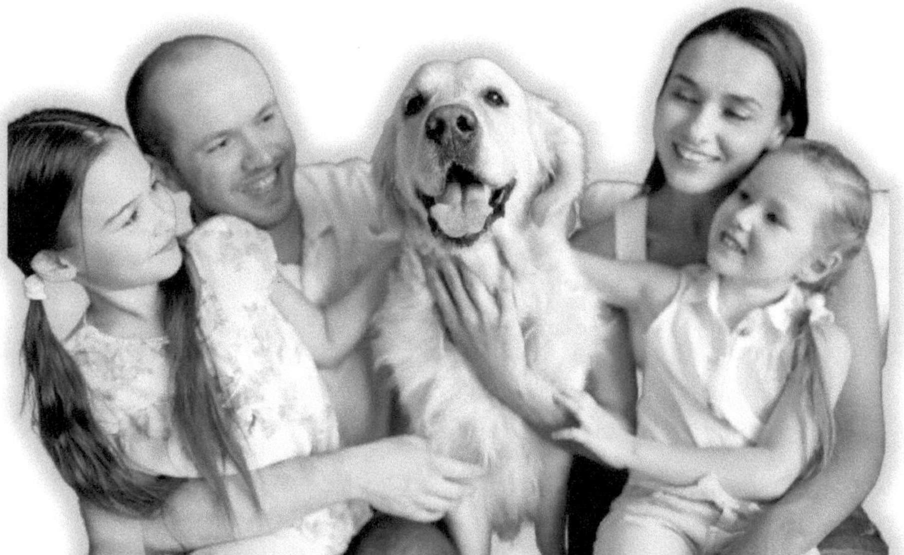

Fische oder Hamster. Über 9.000.000 Deutsche besitzen einen Hund. Hunde haben ein weiches Fell, ein liebevolles Gemüt und viel Empathie. Ein Hund möchte sein Herrchen oder Frauchen von sich aus unterstützen, um ein gutes Rudelmitglied sein zu können. Schon das natürliche Rudelverhalten von Hunden sieht so aus, dass diese Tiere untereinander gerne schmusen, kuscheln und spielen. Diesen Effekt können wir uns zunutze machen und auch unsere Zuneigung von Herzen unserem vierbeinigen Mitbewohner zeigen.

Wie ist das, wenn wir das weiche Fell streicheln, dabei die weichen Öhrchen oder Pfoten berühren und wenn uns unser vierbeiniger Freund morgens nach dem Aufstehen zärtlich mit einem feuchten, aber lieb gemeinten Küsschen begrüßt? Wie ist das, wenn unsere Katze unsere Aufmerksamkeit durch ihre lustigen und verspielten Aktivitäten in unseren Bann zieht? Wenn sie am Kratzbaum arbeitet oder wenn sie süß nach Futter miaut? Und wie ist das, wenn unser Kanarienvogel ein grandioses Lied schmettert und wir auf diese Weise aus einer stressigen Situation herausgeholt werden?

In all diesen Fällen werden Glückshormone ausgeschüttet, die uns freudig stimmen, uns beruhigen und in uns ein wohliges, harmonisches Gefühl erzeugen. So spricht man bei Oxytocin auch vom sogenannten Kuschelhormon. Da meine Familie schon eine ganze Menge Haustiere besessen hat und nach wie vor besitzt, spreche ich hierbei aus Erfahrung. Auch den Tieren macht es mit uns Spaß und so ist es ein gegenseitiges Wechselspiel, dass das Vertrauen fördert und den Zusammenhalt stärkt. Wer Haustiere hält, weiß wovon ich rede.

Jedenfalls wird es mit Tieren nie langweilig und sie schaffen es in regelmäßigen Abständen immer die eigene Stimmung zu heben, ins Handeln zu kommen, positiv abgelenkt zu werden und über die gegenseitigen Liebesbekundungen den ganzen Tag über ein gutes Gefühl zu erhalten.

Hundebesitzer müssen außerdem täglich regelmäßig Gassi gehen und sind deshalb auch viel öfter an der frischen Luft und zu Fuß unterwegs. Das hält sie außerdem gesund, so dass sie viel seltener mit Herz-Kreislauf-Problemen zu rechnen haben, als der Durchschnitt der Bevölkerung

Die sofort aktivierten Hormone reduzieren Stress, beruhigen und geben ein glückliches Gefühl. Auch helfen Haustiere wirksam gegen das Gefühl allein zu sein.

Ein Sonnenbad schaltet den Turbo ein

Jeder Mensch liebt es, an einem sonnigen Tag am Strand spazieren zu gehen und dabei die Sonnenstrahlen zu genießen. Sonne zieht uns instinktiv an, denn unser Körper weiß, dass sie heilsam ist. Das Leben ist überhaupt erst mit Hilfe der Sonne entstanden. Ohne Sonne würde es also kein Leben geben, die Erde wäre nur ein Materieklumpen, der durchs All rast.

Alle unsere Körperzellen sind zutiefst mit der Wirkungsweise der Sonne vertraut und reagieren auf sie. Es ist eine Binsenweisheit, dass wir an trüben und dunklen Wintertagen eher schlecht gelaunt oder leicht de-

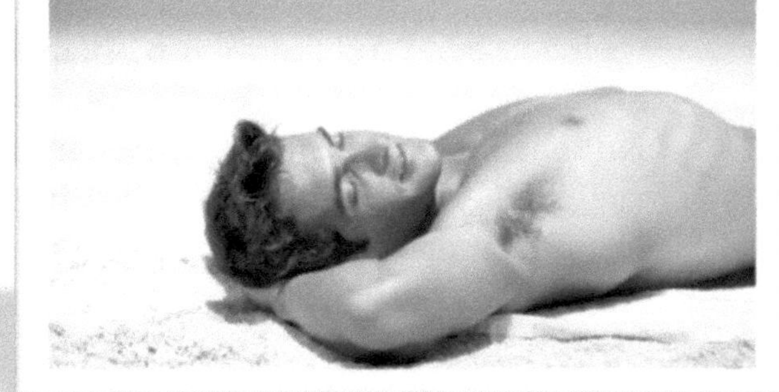

pressiv verstimmt sind, als dies an sonnigen Tagen jemals möglich wäre. Voraussetzung ist nur, dass wir die Sonnenstrahlen auch so gut wie möglich einfangen, sobald wir die Möglichkeit dazu haben.

Es gibt fast nichts Gesünderes, als ein Vollkörper-Sonnenbad zu nehmen. Vitamin D wird bei uns Menschen nur über den direkten Kontakt mit Sonnenlicht gebildet. Es ist lebenswichtig. Aber auch unabhängig davon schafft ein Sonnenbad sofort gute Laune, Entspannung durch die Wärme, Urlaubsgefühl und Erinnerungen an schöne Momente.

Egal ob wir dabei in einem Café sitzen, auf unserer Terrasse oder unserem Balkon liegen oder ob wir am Strand sind. Das Gefühl mit Sonnenlicht ist immer dasselbe und es ist immer gut. Das ist ja auch der Grund, warum es im Sommer so viele Leute in die Schwimmbäder und zu den Badestränden zieht. **Gutes Wetter macht einfach Laune und das sofort.**

Nutze diesen Effekt und verwende die sonnigen Tage konsequent dazu, kurze oder auch längere Sonnenbäder zu nehmen und dabei richtig viel Energie zu tanken. Danach bist du vom Stress befreit, deine Haut ist aufgewärmt und es fühlt sich an, wie nach einem Kurzurlaub. Dabei kommt es gar nicht so sehr darauf an, wie lange wir uns der Sonnenstrahlung aussetzen, sondern eher, dass wir es **regelmäßig immer wieder** tun. **Die Sonnenstrahlen sind kostenlos und ersetzen jede Apotheke.** Ihr Wirkungsspektrum ist geradezu magisch.

Neben der Produktion von Vitamin D wird auch der Blutdruck gesenkt, die Testosteronproduktion gesteigert, der Knochenbau wird gestärkt, das Immunsystem profitiert auf vielfältige Weise und beim Blick in den Spiegel sieht unsere Haut nach dem Sonnenbad frisch und vital aus und hat einen natürlichen Glow. Das gute Gefühl entsteht durch die Serotoninproduktion, sowie durch die Ausschüttung von Dopamin und Noradrenalin. Wir sind automatisch fröhlicher und offener, so wie gelassener im Umgang mit anderen Menschen oder Herausforderungen.

Tipps für den Winter

Während bewölkten oder regnerischen Abschnitten oder auch im Winter lässt die Sonne manchmal wochenlang auf sich warten. Diese Zeit können wir mithilfe folgender Tipps einigermaßen gut überbrücken: Mit Hilfe von **LED-Tageslichtlampen**, die ebenso gut für die Deckenmontage erhältlich sind, sowie mit Hilfe von **Infrarot-Wärmestrahlern** kommt man sehr gut über die Runden.

Insbesondere in der dunklen Jahreszeit tut es gut, wenn unser Haushalt über ausreichend unterschiedlich starke Lichtquellen verfügt, die bei maximaler Leistung die Helligkeit von Tageslicht erzeugen. Solch ein Licht hilft uns, wach zu werden und wach zu bleiben, es motiviert uns und hält uns bei Laune.

Mithilfe des Infrarotstrahlers können wir jederzeit ein angenehm wohlig warmes Gefühl auf unserer Haut oder im Gesicht erzeugen, das wir normalerweise nur vom Sonnenbad her kennen. Unser Körper reagiert sofort mit Entspannung und der Ausschüttung von Glückshormonen. Solche Mittel sind leicht zu beschaffen und sollten daher auch genutzt werden. Wer zu Hause einen eigenen **Kamin** besitzt, der gehört zu den Glücklichen. Neben der beruhigenden und meditativen Wirkung strahlen die Flammen des Kaminfeuers eine angenehme trockene Wärme aus, welche das Wohlbefinden steigert und uns in Schwung bringt.

Liebe Menschen in deiner Umgebung schenken Energie

Es ist super, sich selbst mit einer Tasse Kaffee oder Tee zu belohnen. Noch viel schöner ist es allerdings, wenn ein lieber Mensch an einen denkt und mit einem freundlichen Lächeln ein warmes Getränk serviert. Mein Herz blüht jedes Mal auf, wenn mir ein guter Mensch eine solche Aufmerksamkeit zuteilwerden lässt.

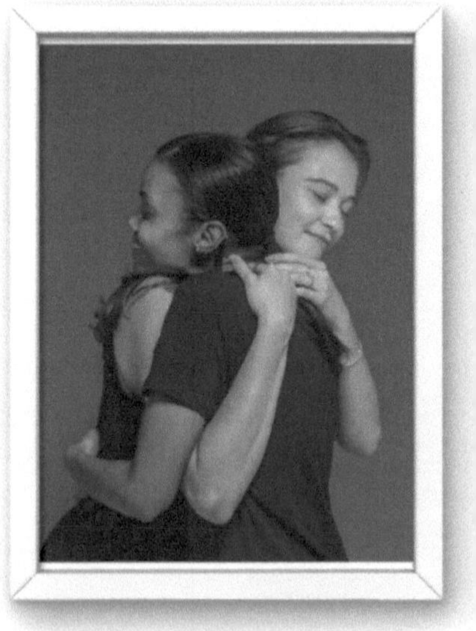

In einem guten Freundeskreis und natürlich in einer intakten Familie unterstützen wir uns gegenseitig und sind empathisch und liebevoll im Umgang miteinander. Es sind oft die kleinen Dinge, die uns sofort aufheitern, wieder in Schwung bringen und für neue Motivation sorgen, wie eben die Tasse Kaffee, die uns jemand zubereitet, das Abendessen, das jemand für uns gekocht hat oder die Streicheleinheit zwischendurch, die uns jemand schenkt.

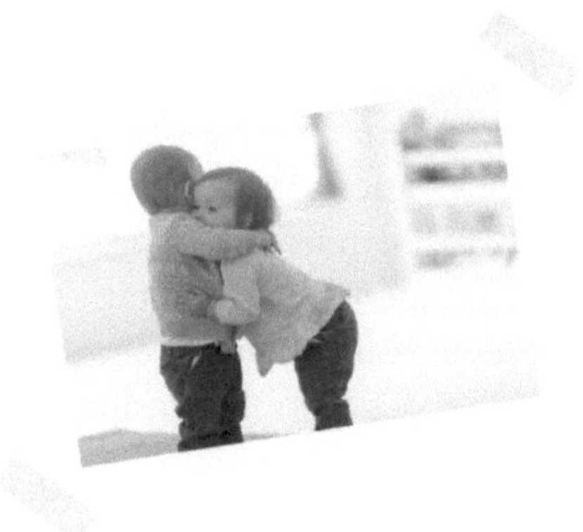

Auch hierbei wird Oxytocin freigesetzt. **Jeder Mensch hat von Geburt an das Bedürfnis nach Berührung.** So gesehen haben wir ein Bedürfnis berührt, gestreichelt oder umarmt zu werden. Hier sind Familien im Vorteil, denn kuscheln, umarmen und sich gegenseitig berühren ist hier viel eher an der Tagesordnung, als in Single-Haushalten. Es entsteht automatisch so etwas wie Nestwärme, die Balsam für die Seele ist. Auch diese Mechanismen können kostenlos und regelmäßig abgerufen werden und dienen allen Beteiligten sehr gut.

Kleiner Exkurs: Während der Corona-Plandemie *poppten* urplötzlich noch nie dagewesene Regeln auf, die wir *zum Schutze aller Menschen* fortan anzuwenden hätten. Hierrunter waren zum Beispiel: *„Du durftest keine anderen Menschen mehr berühren, auch nicht deine Verwandten oder Freunde. Du durftest niemanden mehr umarmen. Du durftest dich selbst nicht mehr im Gesicht berühren. Du durftest dein Gesicht nicht mehr zeigen, sondern musst es durch eine Maske verhüllen."*

Ich hatte damals bereits den richtigen Riecher und wusste, dass diese Maßnahmen völlig irrsinnig sind und keine Krankheiten verhindern können. Vielmehr stellt sich im Nachhinein heraus, dass es sich um einen perfiden Plan gehandelt haben könnte, der mithilfe psychologischer Expertise erdacht und ausgeführt wurde. Denn Menschen, die über Jahre hinweg andere nicht mehr berühren, ihren eigenen Körper als Krankheitsüberträger ansehen, ihre Emotionen verhüllen und permanent Abstand zu anderen halten, verzichten nämlich über viel zu lange Zeit auf die Ausschüttung der glückspenden Hormone und Neurotransmitter. Sie gleiten nach und nach ab in Unzufriedenheit, Aggression oder Depression, ohne so Recht zu wissen, was hierfür die Auslöser waren. Auf diese Weise kann man ganze Nationen oder sogar die Weltbevölkerung zu schwachen Menschen umprogrammieren, die anschließend viel leichter zu manipulieren und zu steuern sind. Schlau ist also, wer sich von Anfang an nicht hat beirren lassen und diesen verordneten Unsinn durchschaut hat.

11. Kapitel: Die innere Apotheke ...so aktivierst du sie Teil 2

Es gibt so viele Hacks, Tipps und Tricks wie du deine Hormone selbst quasi auf Knopfdruck steuern kannst, um das gewünschte Gefühl, die gewünschte Stimmung oder die gewünschte Leistungsperformance abrufen zu können. **Fake it till you make it**. Viel zu lange wurde uns durch Sozialisationsprozesse nämlich eingetrichtert, dass unsere Emotionen und Stimmungslagen von außen getriggert werden, also durch äußere Ereignisse oder äußeres Zutun von Dritten, von der Gesellschaft und dergleichen. Oder eben durch Drogen oder Medikamente.

Zu vermitteln, dass dies vollkommener *Bullshit* war, ist hier mein Anliegen. Denn es handelt sich dem Grunde nach tatsächlich um chemische Vorgänge, die du selbst ganz bewusst und gezielt aus dir heraus anstoßen kannst. Und zwar wann immer du willst, wo immer du willst und wozu du es willst. Gehen wir also in die nächste Runde.

Die Familie als Energiequelle

Wir haben bereits kennengelernt, wie positiv Berührungen und Aufmerksamkeiten durch vertraute Personen auf uns wirken. Die eigene Familie eignet sich hier manchmal sehr gut. Manchmal auch nicht, muss man ehrlicherweise gleich mit anmerken. Das ist individuell verschieden. Vielmehr spreche ich hier aber von der Familie, die du möglicherweise schon gegründet hast oder noch gründen willst und für die du demzufolge die Regeln zusammen mit deinem Partner oder deiner Partnerin festlegst.

Aus eigener Erfahrung weiß ich, wieviel positive Energie in einer solchen Familie steckt. Eigene Kinder zu haben ist das größte Geschenk auf Erden, weil du dadurch in deiner Persönlichkeit ein unglaubliches Wachstum erlebst. Und manchmal wirst du auch selbst wieder zum Kind, nämlich in der Interaktion mit deinem Nachwuchs. Und auch das ist eine herrliche Seite des Familienlebens. Wenn alle zusammen lachen und spielen, dann hat Stress keine Chance mehr. Unsere Familie wird noch durch zahlreiche Haustiere ergänzt, was es für alle noch uriger und gemütlicher macht.

Ganz großen Wert legen wir auch darauf, dass wir viel Zeit zusammen verbringen, beziehungsweise einfach in der Nähe zum anderen sind. **Schon dieses Wissen um die Tatsache, dass der andere oder die andere sich in der unmittelbaren Nähe befindet, fühlt sich gut an.** So kannst du jederzeit spontan auf den anderen eingehen und man kann sich gegenseitig positiv beeinflussen.

Leider leben wir in einer Zeit, in der dieses Familienbild von diversen Strömungen angegriffen wird, um es aufzulösen. Ich bin der festen Überzeugung, dass hinter solchen Absichten immer Organisationen lauern könnten, die Böses im Schilde führen und für die es einfach günstiger ist, wenn Menschen schlecht vernetzt sind und damit bessere Opfer darstellen. So sind sie besser kontrollierbar, besser beherrschbar.

Damit dies nicht passieren kann, sind wir meiner Meinung nach aufgefordert, jeder für sich die gute alte Familie wieder zu etablieren, so wie sie seit hunderttausenden von Jahren im Grunde genommen Bestand hat und sich bis in die Steinzeit zurückverfolgen lässt. Menschen lebten zu keiner Zeit isoliert, sondern in der Regel immer im Familienverbund. Das hatte immer unglaublich viele Vorteile. Mit unserer Menschwerdung haben sich aber auch die damit verbundenen Gefühle tief in unser aller Gedächtnis verankert. Wir können also heute noch über dieselben Mechanismen darauf zurückgreifen, indem wir das Familienleben wieder in den Mittelpunkt stellen.

Meine Familie und ich haben unseren kompletten Ablauf über die Jahre hinweg umgebaut. Im Mittelpunkt stehen nun die Familie und das familiäre Zusammensein. Die Arbeit wird zum größten Teil vom Homeoffice aus erledigt. Der Besuch der Schule wird auf das absolute Mindestmaß reduziert. Die meisten Aktivitäten finden von zuhause aus statt. Alle erklärten Ziele für Hobbys, Freizeit und sonstige Aktivitäten befinden sich in unmittelbarer Nähe von unserem Domizil.

Goethe fand hierzu folgende Worte:

„Willst du immer weiter schweifen?

Sieh, das Gute liegt so nah.

Lerne nur das Glück ergreifen,

Denn das Glück ist immer da.“

Wer in einer intakten und starken Familie lebt, der kann

Stress besser aushalten, der erlebt viel Freude und Spaß, fühlt sich geborgen und sicher, kann sich auf andere verlassen, umgekehrt aber auch für andere sorgen und selber da sein. Gedanken können ausgetauscht werden, Sorgen, Probleme und Nöte rechtzeitig besprochen und gelöst werden. Gemeinsam kann Sport gemacht werden und es können Ausflüge unternommen werden, um positive Eindrücke zu sammeln und gemeinsam weiter zu wachsen.

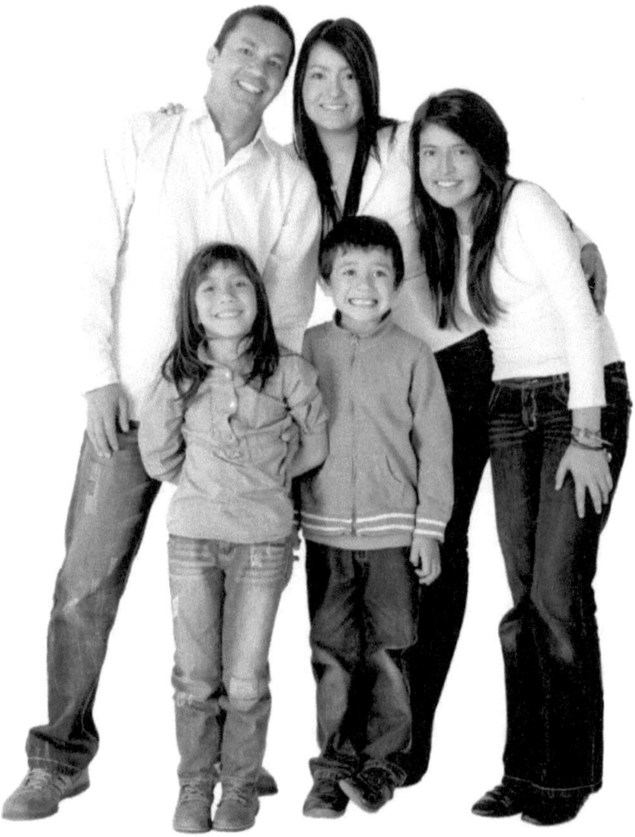

Leckeres Essen

Viele von uns haben sicherlich schon mal den Satz gehört: *„Nudeln machen glücklich"*. Oder auch diesen hier: *„Liebe geht durch den Magen"*. Hier liegen Hinweise darauf vor, dass Essen unsere Stimmungslage positiv beeinflusst. Da Nudeln zum größten Teil aus Kohlenhydraten bestehen, wird der Serotoninspiegel erhöht, was unsere Stimmung positiv reguliert, und zwar wegen der Ausschüttung der Aminosäure Tryptophan.

Ein gutes Essen bietet viele positive Eindrücke: Gemütlichkeit, zusammen sein, Entspannung, etwas Warmes zu sich nehmen. Darüber hinaus reguliert die Zuführung von Nahrung aber direkt unsere Hormonproduktion, also die Ankurbelung unserer inneren Apotheke. Wir kennen alle den Zustand, wenn wir seit mehreren Stunden den Hunger mit uns herumtragen und die nächste Mahlzeit noch nicht in Sicht ist. Wir sind dann fast immer gereizter und launischer als sonst. Nehmen wir das Essen dann zu uns, dauert es nicht lange bis wir uns komplett beruhigen, und sogar glücklich und ausgeglichen werden und wieder zu scherzen bereit sind. Die Produktion der Glückshormone wurde sofort angekurbelt.

Schon ein paar Stück Schokolade oder eine andere Süßigkeit können zwischendurch dafür sorgen, dass die Glückshormone im Oberstübchen Polonaise tanzen. Unsere Biochemie funktioniert hier wie einen Art Belohnungssystem. Nach der Zuführung von Nährstoffen signalisiert uns unser Körper, dass das gut war. Auch das können wir als Trick verwenden, um unsere Stimmung hier und da gezielt zu heben. Insbesondere dann, wenn wir anderweitig stark belastet sind oder unter Druck stehen, dann kann eine gesunde und vollwertige Mahlzeit helfen, auf völlig natürliche Weise wieder ausgeglichen, zufrieden und entspannt zu werden.

Ähnlich verhält es sich mit Getränken wie einer warmen Tasse Kaffee oder Tee oder einem frischgepressten Fruchtsaft. Nicht nur morgens, sondern auch zwischendurch helfen solche kleinen Wohltaten, die eigene Stimmung auf natürliche Weise zu heben.

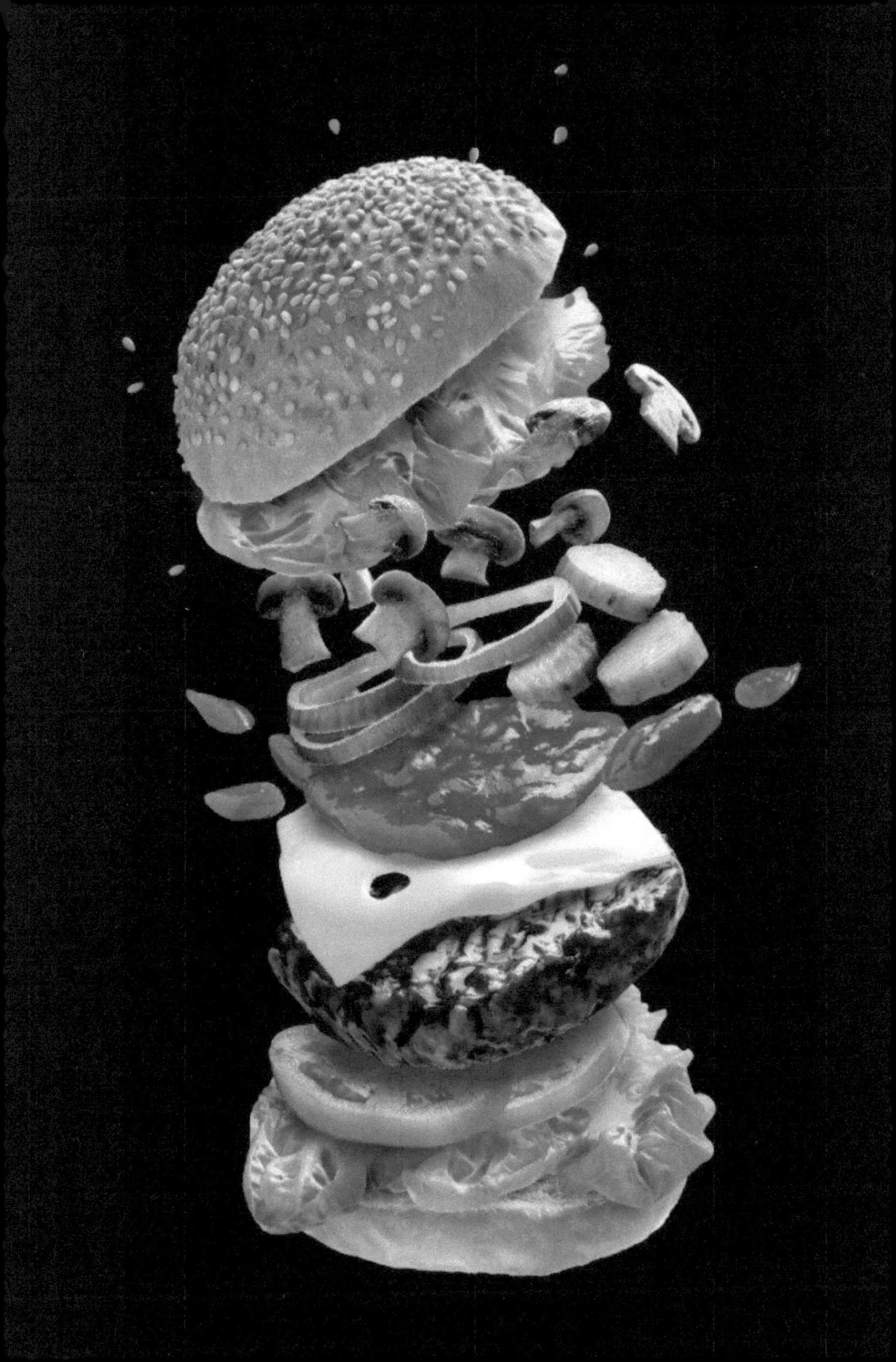

Neue Eindrücke, Erfahrungen und Erlebnisse

Für unsere Biochemie gibt es wohl nichts Schlimmeres als die Eintönigkeit. Menschen benötigen in ihrem Alltag Abwechslung und neue Reize, um die stimmungsmachenden Hormone zu triggern. Wir wissen alle wie es sich anfühlt, wenn wir eine neue Arbeitsstelle antreten, ein neues Projekt beginnen, neue Leute kennenlernen, eine neue Fähigkeit erlernen, ein neues Buch lesen, einen neuen und lang ersehnten Film sehen, auf den wir uns schon lange gefreut haben, eine Reise in ein bisher unbekanntes Land machen und so weiter.

Immer dann spüren wir den Puls des Lebens, der unser Herz höherschlagen lässt und wir alles begierig aufsaugen, was uns bei unseren neuen Erfahrungen begegnet. **Das Triggert unser Hormonsystem und wir erleben eine rasante Mischung aus Freude, Wachheit und prickelndem Nervenkitzel.**

So kann die gezielte Suche nach neuen Hobbys und das Ausprobieren von bisher unbekannten Tätigkeiten unser Leben sofort aufhellen und in Schwung halten. Das ist der totale Gegensatz zu einem langweiligen und immer gleichen Bürojob oder einem immer gleichen Sofaabend vor der Glotze. Raus aus dem Trott und rein ins Leben heißt die Devise. Dazu benötigt es allerdings den Entschluss und Eigeninitiative oder gute Menschen in deiner Umgebung, die dich hierzu inspirieren.

Weitere Beispiele hierzu: einen Spontanausflug machen, ein spontanes Picknick im Park, Nacktbaden in der Wellenbrandung am Strand, eine dreitägige Fahrradtour mit Campingausrüstung, eine neue Sprache lernen, ein neues Spiel spielen, ein Buch schreiben. Sicherlich fallen dir hierzu selbst spontan viele passende Beispiele ein.

Und wenn wir zurückdenken an unsere schönsten Erlebnisse, so fallen uns in aller Regel spontan die Dinge ein, die wir in einem solchen Setting erlebt haben. Alles Regelhafte und Eintönige vergessen wir und wir können uns manchmal nicht mal daran erinnern, was wir am Tag vorher gemacht haben. Alles Besondere erinnern wir hingegen noch Jahrzehnte später.

So haben wir im Kreise der Familie beispielsweise vor einigen Jahren ein einwöchiges Wintersurvival bei -5 Grad in den Alpen gemacht. Wir sind dabei durch den Schnee gewandert, haben unglaubliche Naturbeobachtungen gemacht, nachts ein Wärmefeuer unterhalten und uns anschließend in die Schlafsäcke gekuschelt. Wir waren im Lawinengebiet unterwegs und haben Bergspitzen erklommen. Über dem Lagerfeuer haben wir Stockbrot zubereitet und frischen Kaffee gekocht. Obwohl es sich hierbei nur um fünf Tage gehandelt hat, können wir uns an jeden einzelnen Moment, an jedes Bild, an jedes Gefühl und an jeden Geruch noch genau erinnern und feiern uns immer noch dafür, dass wir uns solch eine coole Tour gegönnt haben.

Wie wäre es wohl, wenn das ganze Leben so abwechslungsreich ablaufen würde?

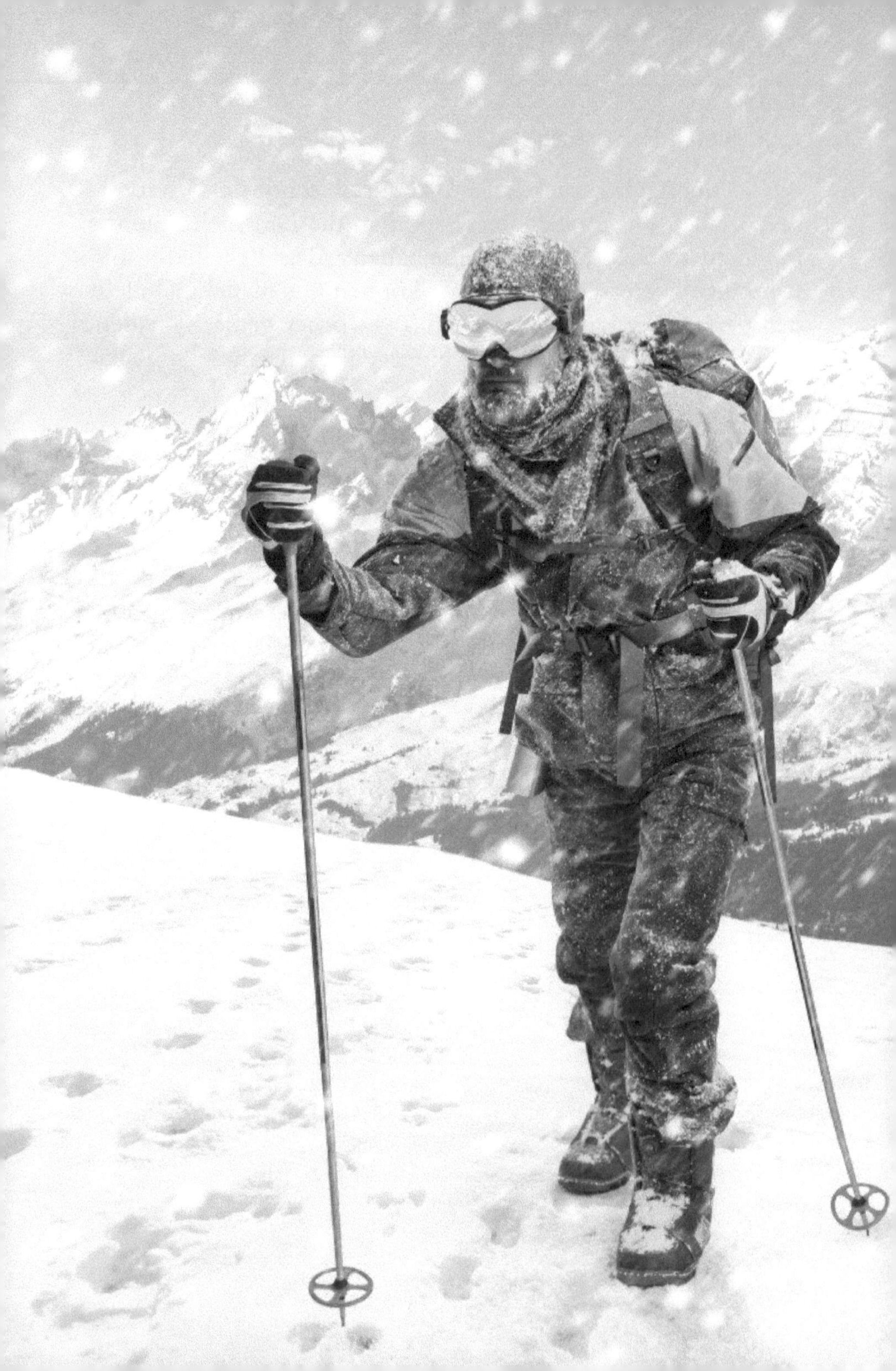

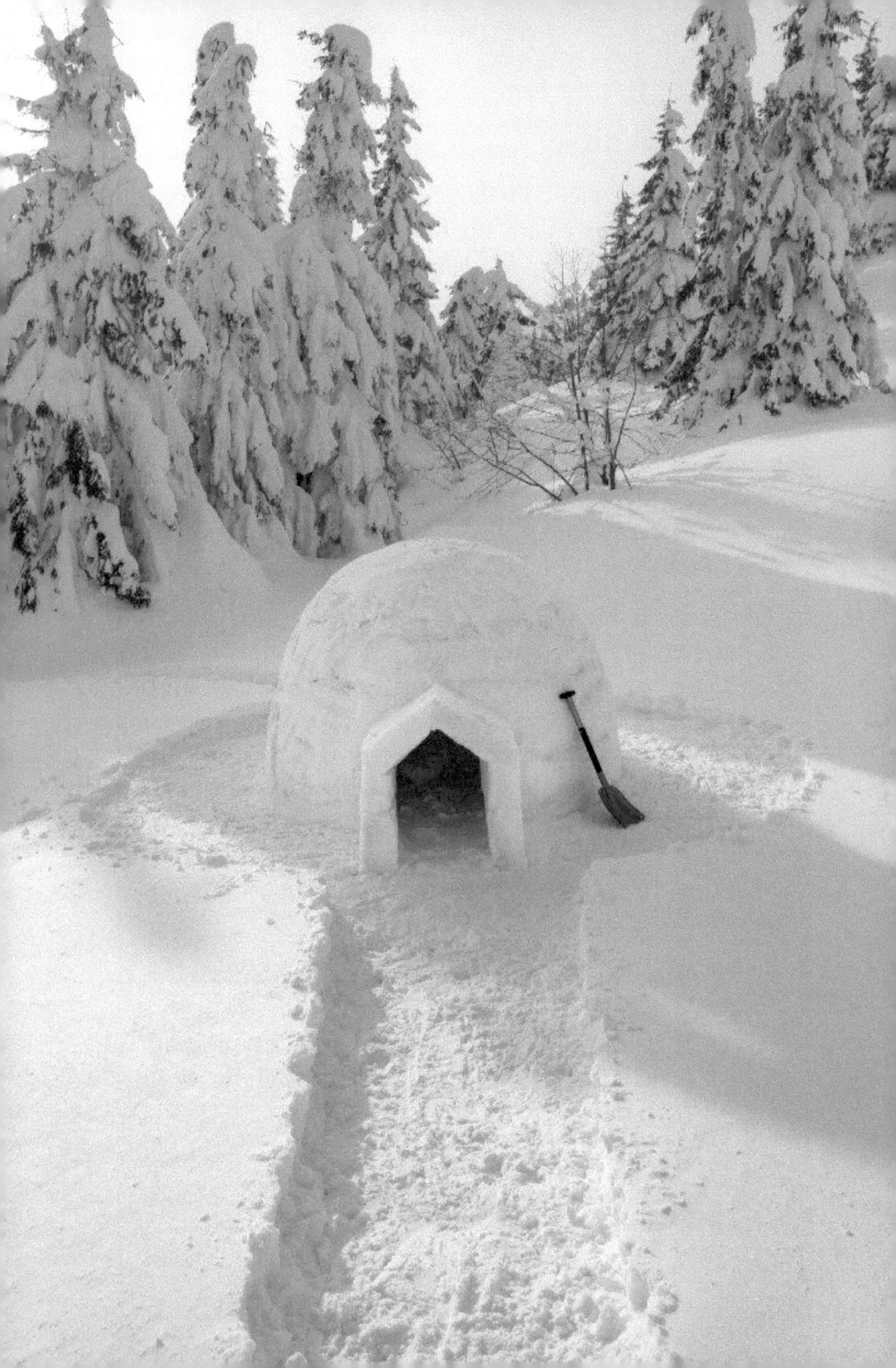

Flowerlebnisse

Schon einmal was von Flow gehört? Das ist Englisch und bedeutet *Fluss (von etwas)*. Im Flow sein bedeutet demzufolge *sich im Fluss zu befinden, die Dinge fließen zu lassen*. Wenn du das Wort noch nicht kanntest, so kennst du sicherlich das Gefühl dazu. Es ist nur schwer in Worte zu fassen, weil es ein im Grunde genommen magischer Zustand ist, in dessen Genuss wir ab und zu kommen, und zwar immer dann, wenn wir uns mit der Sache beschäftigen, die uns am meisten Spaß macht, die uns am wenigsten wie Arbeit vorkommt, mit der wir uns am meisten identifizieren und die am meisten deckungsgleich ist mit unserem *Purpose*, also mit dem Sinn unseres Daseins, mit unserem Talent und unsere Leidenschaft.

Die meisten Menschen in unserer modernen Gesellschaft tun meistens Dinge, die sich fern ihres Purpose befinden. Viele Dinge müssen gemacht werden, obwohl man im Grunde genommen gar keine Lust darauf hat. Kinder müssen lustlos in die Schule gehen, Erwachsene müssen lustlos im Büro schuften, wir müssen ohne Motivation permanent bürokratische Angelegenheiten abarbeiten, viele fühlen sich genervt von ihrem sozialen Umfeld und ihren täglich wiederkehrenden Aufgaben. Dabei weiß jeder Mensch insgeheim und instinktiv auf was er richtig Lust *hätte*:

- **Was ist deine hauptsächliche Leidenschaft?**
- **Wofür brennst du am meisten?**
- **Was begleitet dich schon ein Leben lang und was lässt dein Herz höherschlagen, wenn du dich damit beschäftigst?**

Wenn wir diesen Kern gefunden haben, dann fällt es uns sehr leicht, in den Flowzustand zu kommen. Raum und Zeit verlieren schon nach kurzer Beschäftigung ihre Bedeutung und wir vergessen alles um uns herum, um uns voll und ganz der schöpferischen Sache hinzugeben. Die Kreativität fließt durch uns hindurch und wir staunen, wie schnell und leicht uns die Dinge gelingen.

Das erste Mal als ich den Flowzustand erlebt habe, war ich ein Kind und spielte stundenlang mit Lego-Bausteinen. Die Auswahl der Steine war zu dem damaligen Zeitpunkt vor etwa 35 Jahren noch sehr begrenzt, so dass die Phantasie umso gefragter war. Ich konnte mich endlos damit beschäftigen, immer wieder neue Raumschiffe zu entwerfen, die passenden Geschichten und Handlungen zu erfinden, alles durchzuspielen, anschließend in einer gigantischen Weltraumschlacht alles wieder zu zerstören, um am nächsten Tag wieder von vorne anzufangen.

Ich wurde darin schon ein kleiner Meister und altersgleiche Freunde staunten nicht schlecht, über welche Fähigkeiten ich verfügte. Ich bin sogar damals auf die Idee gekommen, dass man doch *Star Wars Lego Sets* verkaufen könnte. Irgendwer anderes hat diese Idee dann Jahre später in die Realität umgesetzt und heute sind die Spielzeugladen voll damit. Jedenfalls zog mich dieses Flowgefühl damals magisch an, weil ich bei allem, was ich mit meinen Händen und meiner Phantasie machte, dieses tolle Gefühl erlebte.

Später verstand ich, dass man dieses Flowerlebnis auch in anderen Bereichen haben kann. Voraussetzung dafür ist, dass du dich mit etwas gut auskennst, dass es dir gut liegt und im Grunde genommen so gut wie möglich deinen Neigungen entspricht. Wir tun gut daran, wenn wir diesen Effekt in unseren Tagesablauf mit einbauen und unsere Abläufe so gestalten, dass wir so häufig wie möglich und wann immer es geht diesen Fluss erleben können.

Mache einfach mehr Flow-Sachen!

Ich empfehle zur Vertiefung die Lektüre des hervorragenden Buches von Linda Adler, Patrick Fischer und Simone Wagner mit dem Titel:

PSYCHO QUICKIE - 5 Psychologie Bücher in 1 Buch (Band 1) - Achtsamkeit für dich - Inneres Kind heilen - Selbstliebe lernen - Selbstbewusstsein stärken - Emotionale Intelligenz

Die Autoren erklären darin auf wunderbar verständliche Weise, wie wir unser Unterbewusstsein gezielt umprogrammieren können, um so unsere bewusst gesetzten Lebensziele zu erreichen. Sie appellieren außerdem dafür, das innere Kind wieder zuzulassen, sich mit ihm zu arrangieren, weil es so etwas wie der innere Kompass zum persönlichen Lebensglück ist. Mittels verschiedener Achtsamkeitsübungen lernst du außerdem, dich auf das Hier und Jetzt zu fokussieren und damit deine Energien zu bündeln. *Purpose* und *Flow* werden in diesem Buch als tragende Säulen angesehen.

Mir jedenfalls hat die Beschäftigung mit diesem Thema das Tor zu einer völlig neuen Dimension meiner Möglichkeiten eröffnet.

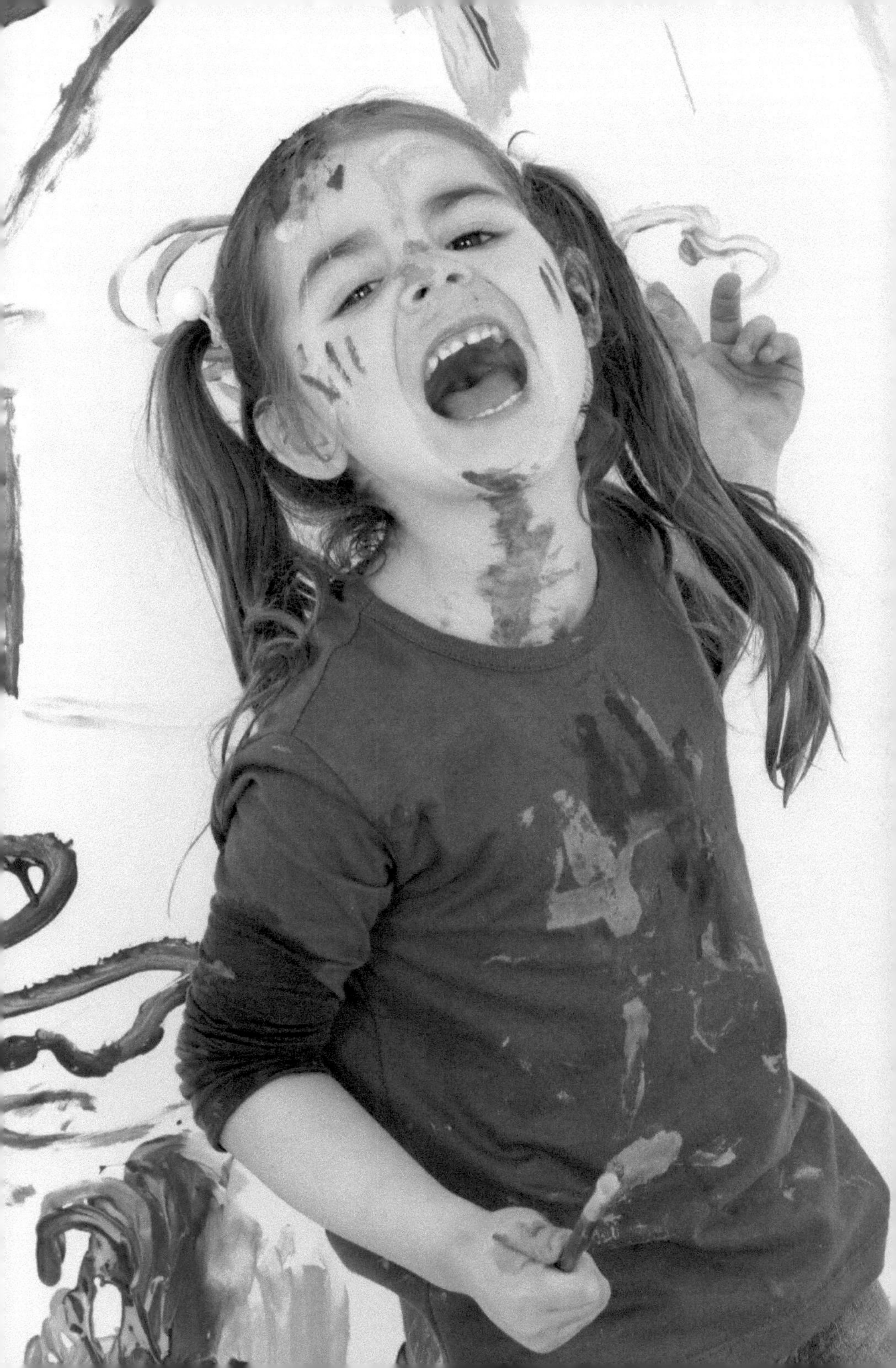

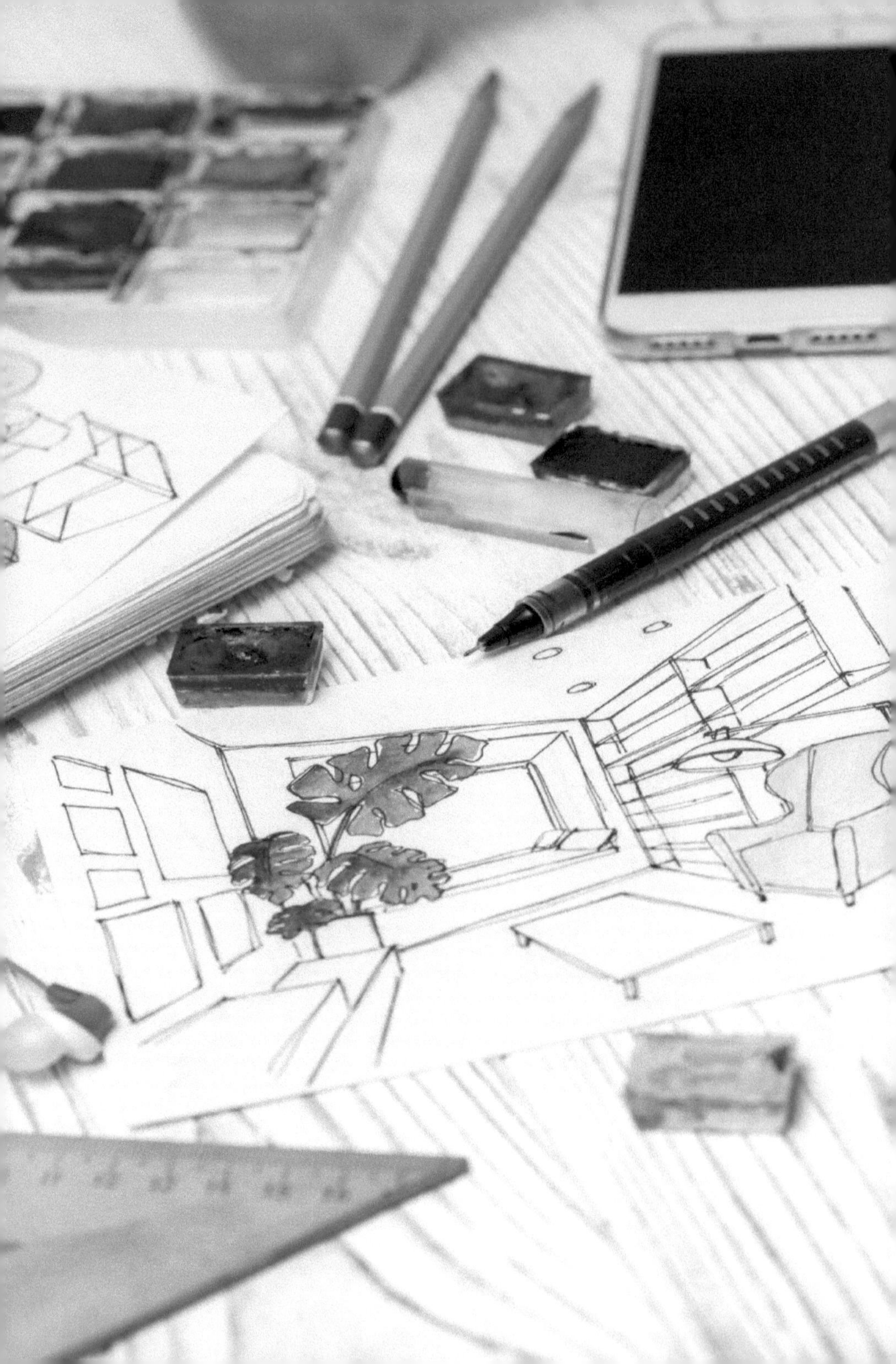

Liebe, Sex und Zärtlichkeit

Körperliche Nähe, Sexualität und Zärtlichkeit beflügeln unseren Hormonhaushalt und damit unsere Stimmungslage intensiv und nachhaltig. **Das Herz-Kreislauf-System und das Immunsystem werden gestärkt, Ängste werden reduziert und Stress wird abgebaut.** Wir erleben intensive Freude und im besten Fall auch Herzenswärme. Das Wechselbad der Emotionen hat Ähnlichkeiten mit einer rauschenden Achterbahnfahrt. Und nach dem *Höhepunkt* sind wir entspannt und glücklich. Ist doch so, oder? Na also. Alles ganz natürlich und das seit Jahrmillionen.

Ich meine, dass diese Form der Entspannung und der Aktivierung am besten mit einem festen Partner / einer festen Partnerin funktioniert. Denn über die Zeit lernt man sich immer besser kennen und spielt sich aufeinander ein. **Alles ist vertraut.**

Auch diesen Kick kann man bewusst und gezielt in seinem Leben integrieren, um auf Trapp zu bleiben. Folgende Hormone spielen eine Rolle: **Adrenalin, Dopamin, DHEA, Endorphine, Östrogene und Testosteron, Oxytocin, Serotonin so wie Prolaktin**. Die körpereigene Apotheke läuft hier also auf Hochtouren.

Geheimtipp: Das klappt auch mal alleine mit dir selber und der nötigen Portion Phantasie… ☺

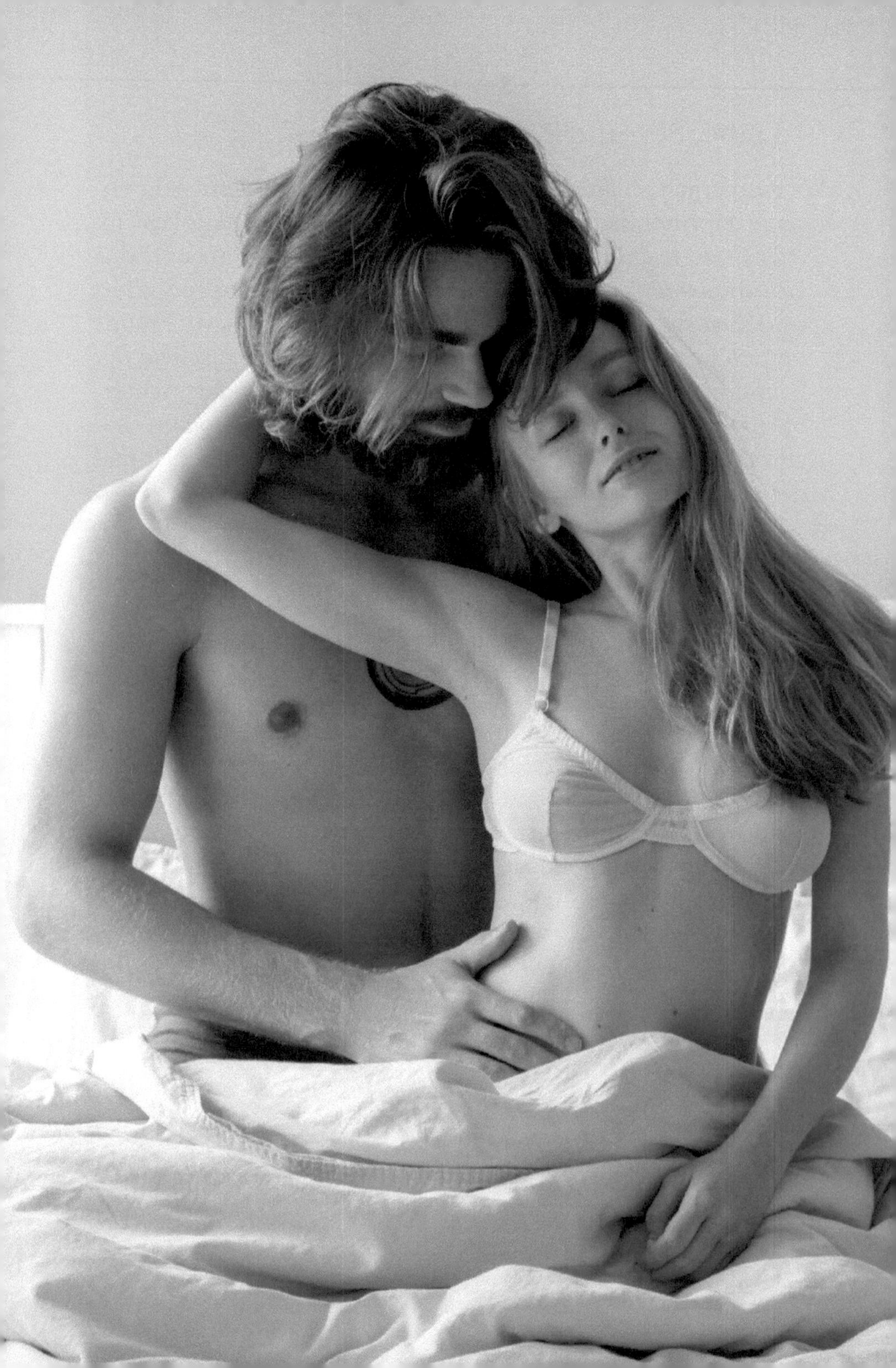

Lachen, Witze machen, lustige Filme anschauen

Man sagt nicht umsonst: „Wer lacht hat mehr vom Leben!“ **Denn wenn du lachst, entspannst du dich schlagartig, Glückshormone schießen durch deinen Körper, der Stress verschwindet, sorgen Nöte und Ängste haben keine Chance.** Lachen kannst du auch gut in den Pausen verwenden, um wieder in Schwung zu kommen für den Rest des anstrengenden Arbeitsalltags oder zwischen deinen Projekten. Mit der nötigen Portion Humor funktioniert überhaupt alles viel besser und leichter.

Wer zu ernst durchs Leben geht, dem fehlen im entscheidenden Moment die nötigen Reserven. Gerade in Situationen, die mitunter schwierig oder knifflig sind, helfen Lachen und Humor diese dennoch zu meistern und letztlich erfolgreich zu überwinden. Dies ist auch eine Form des Resilienz-Trainings.

Richtig gut Witze erzählen können nur wenige. Ich kann das ehrlich gesagt auch nicht perfekt. Was ich aber kann, ist **wunderbar rumblödeln, Grimassen machen oder mir lustige Sachen ausdenken**. Manchmal mache ich dies mit mir selbst und lache mich anschließend schlapp oder ich teile meine kuriosen Ideen mit anderen und übertrage damit meinen Esprit.

Sehr leicht kommst du in diesen Zustand auch, wenn du dir auf Netflix eine Komödie ansiehst. Es gibt doch nichts Schöneres als neunzig Minuten lang mal richtig abzulachen, über den Unsinn, den erwachsene Leute vor laufender Kamera vollführen können.

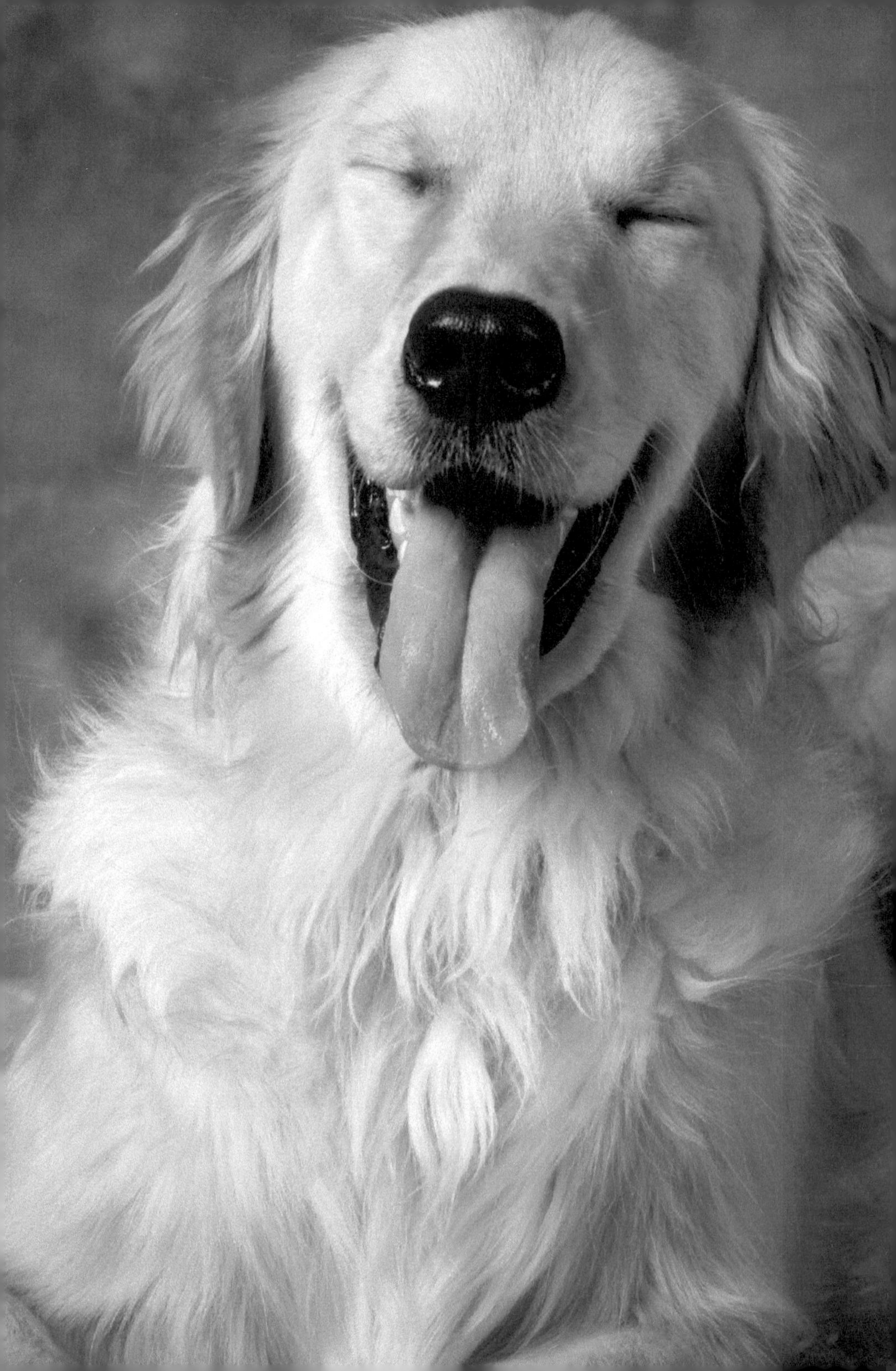

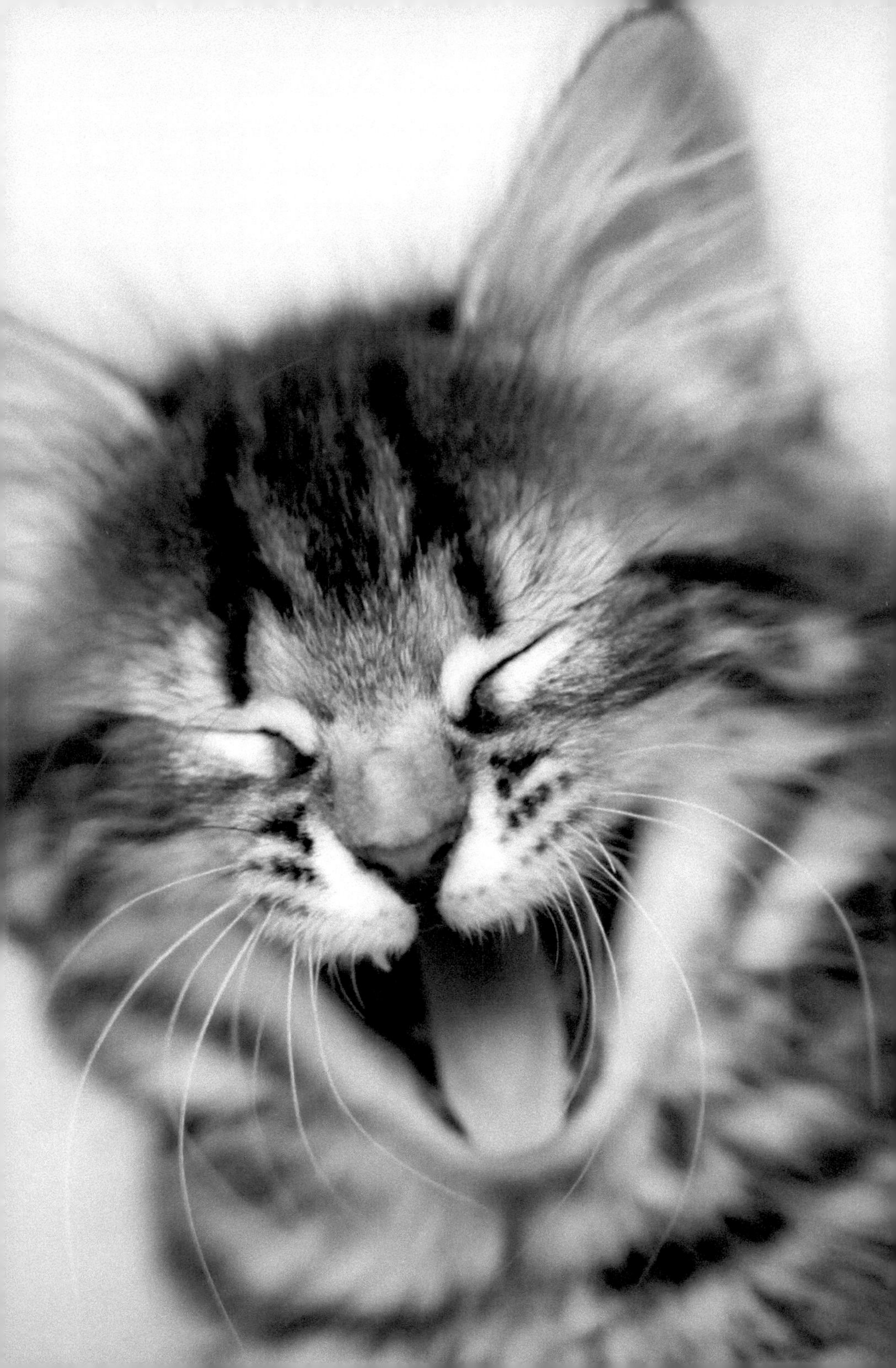

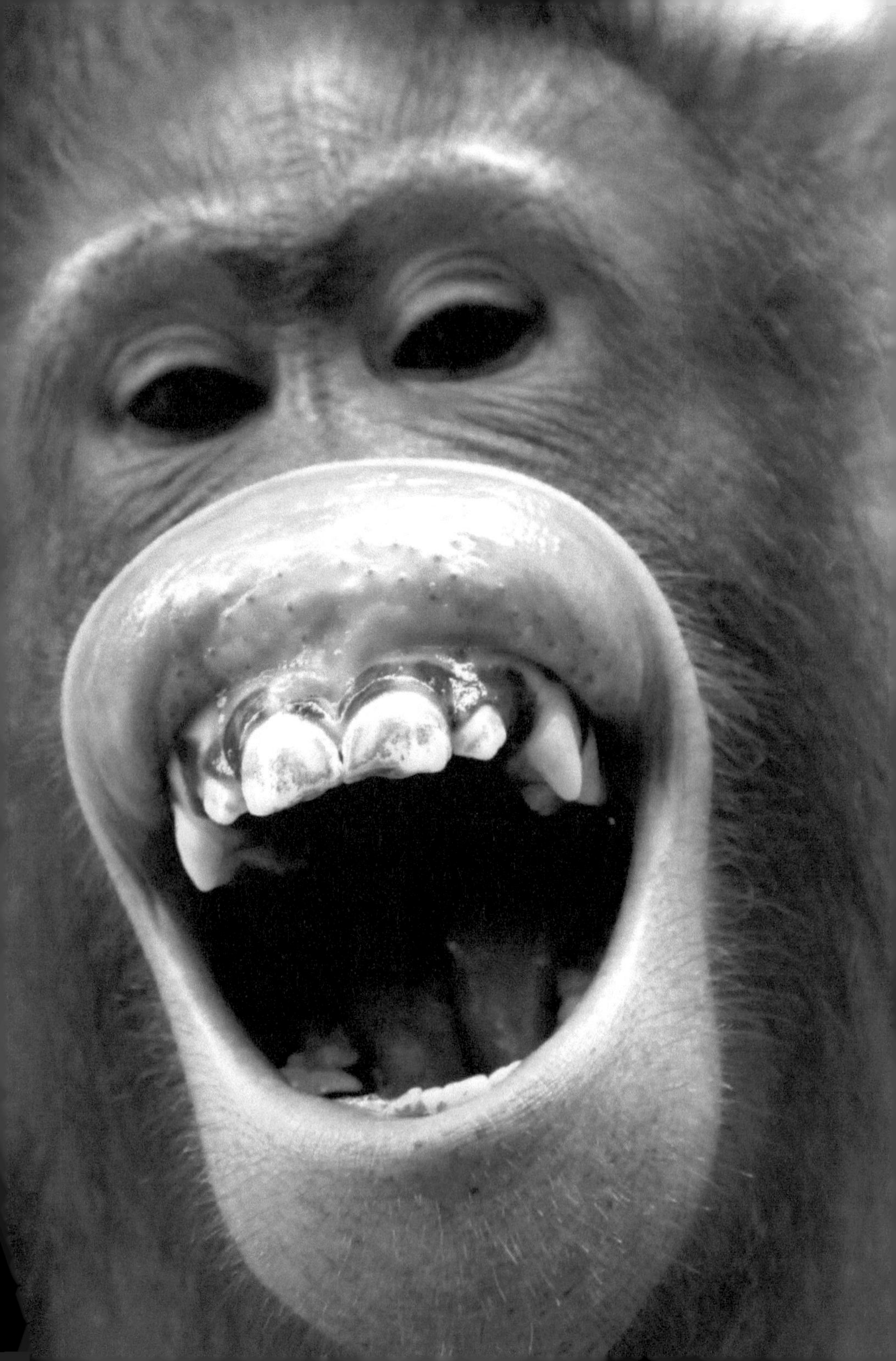

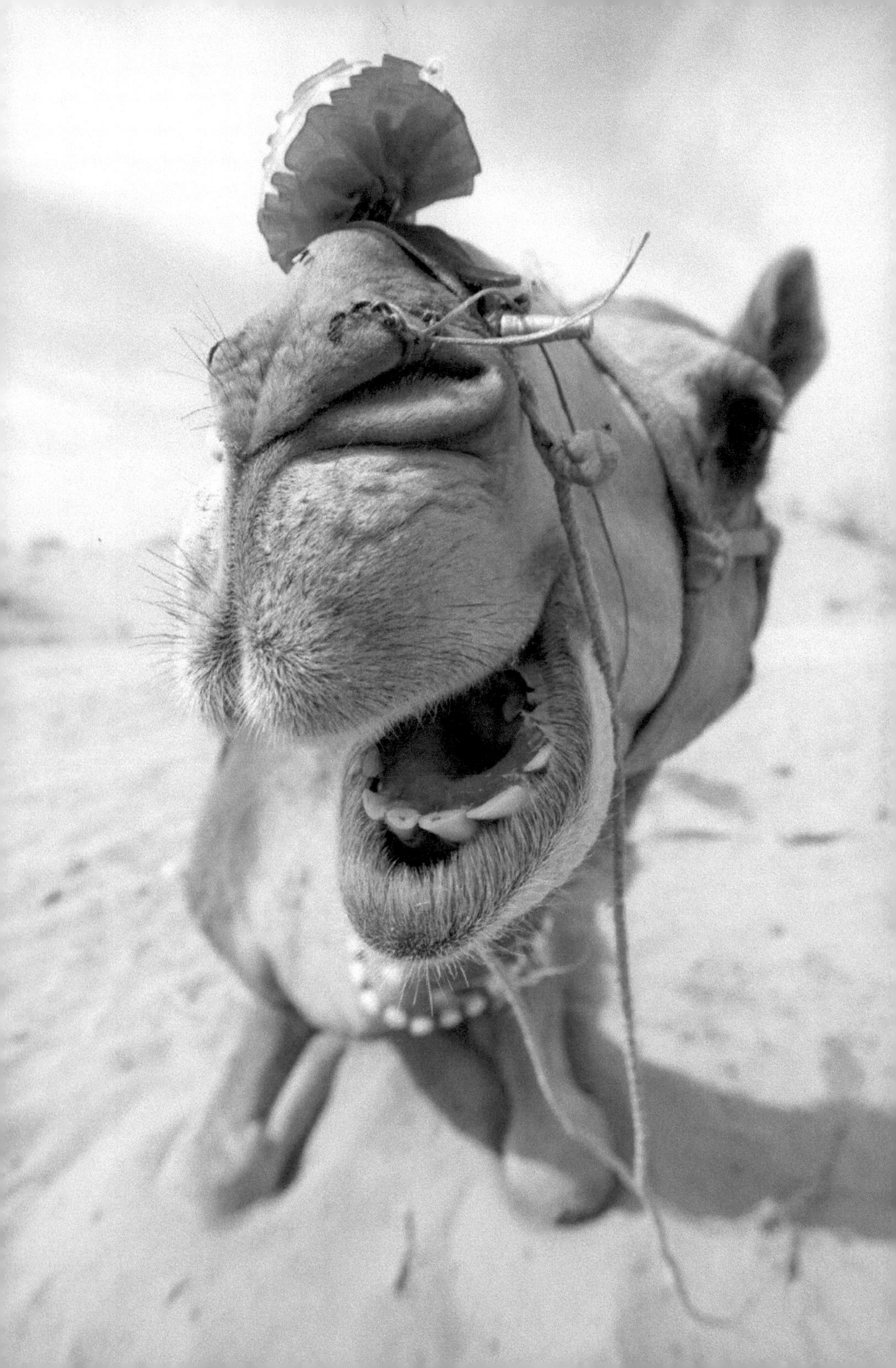

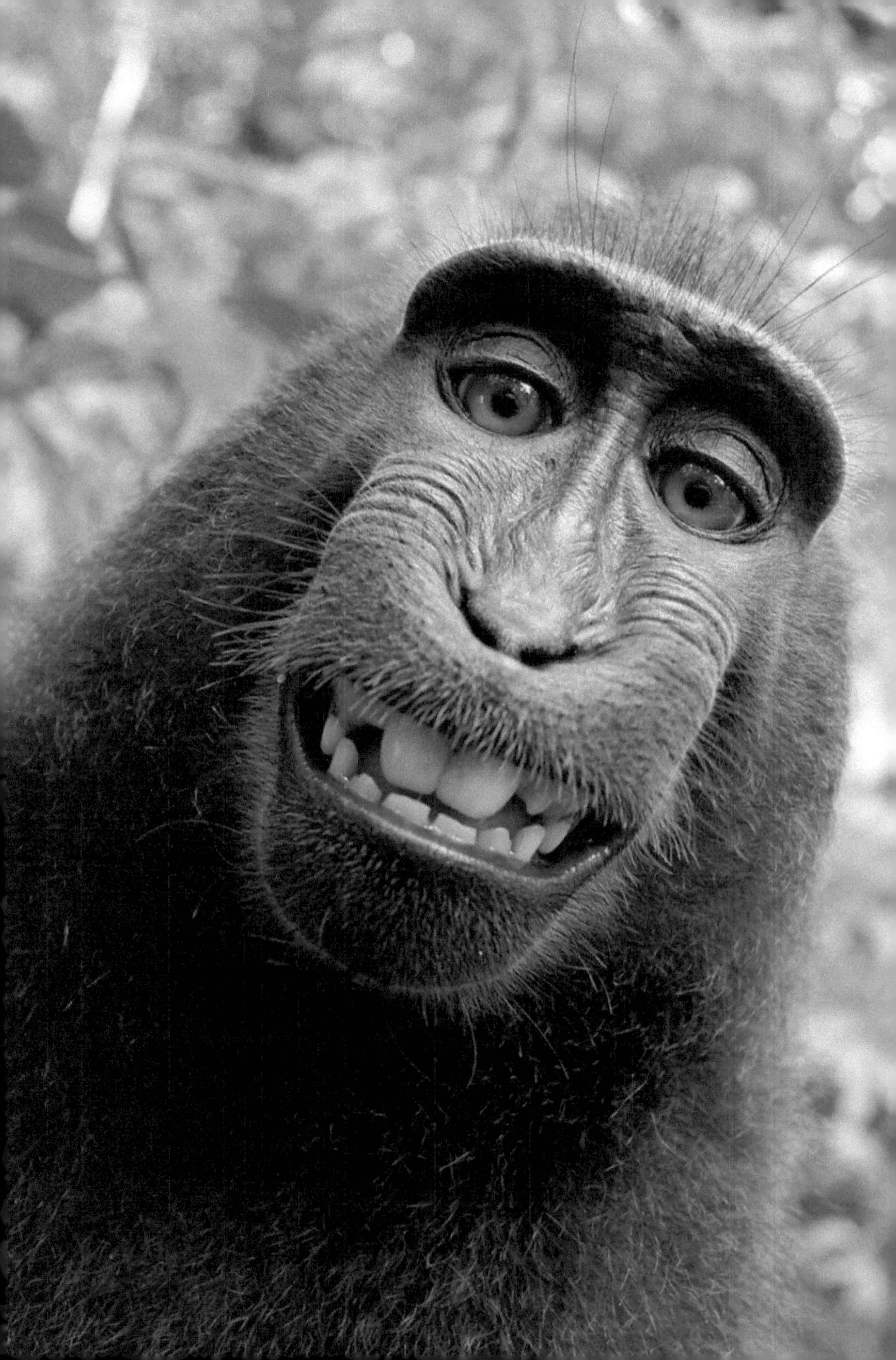

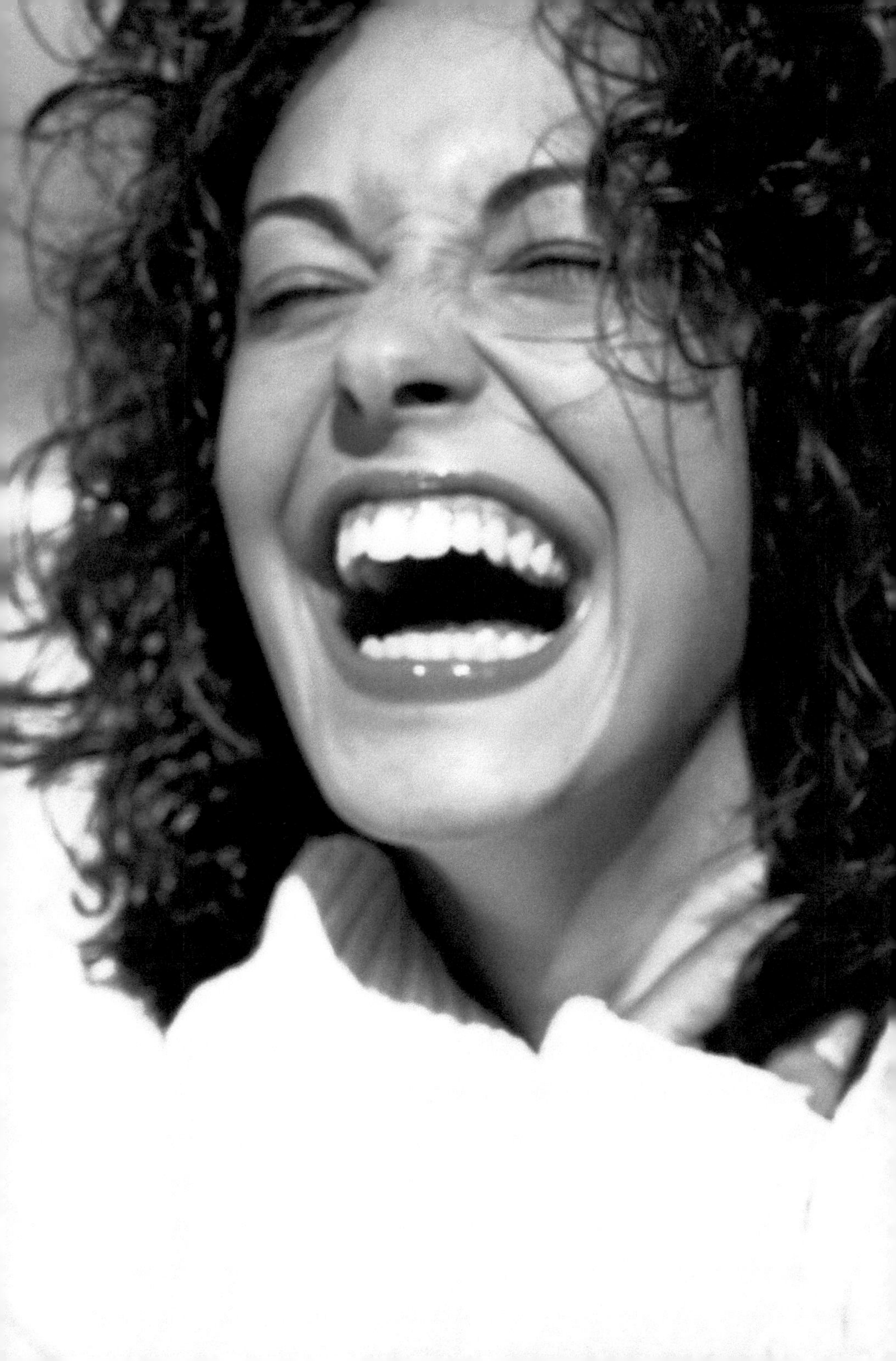

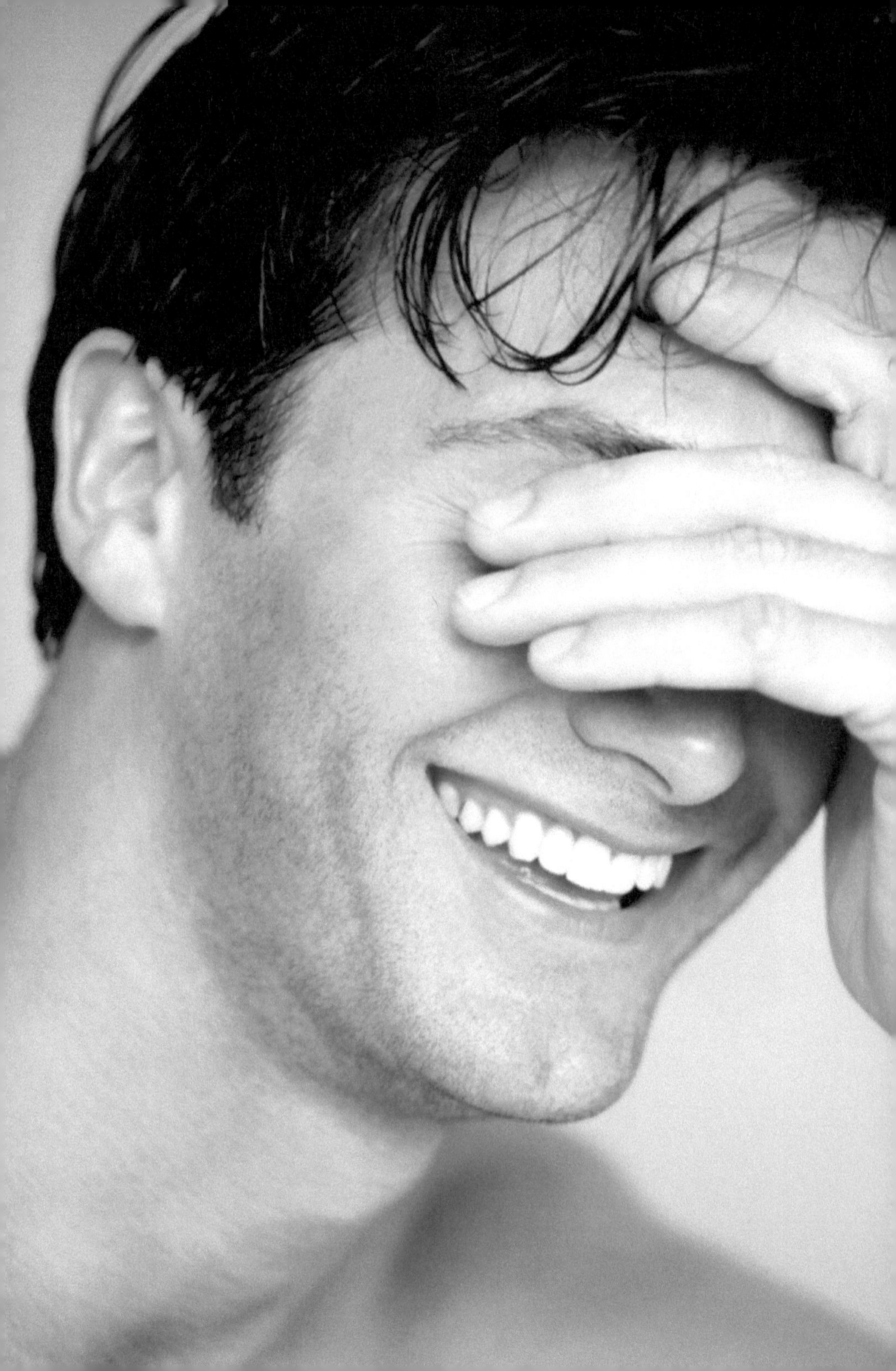

Eine Traumreise machen

Für die im Körper stattfindenden Hormonvorgänge macht es tatsächlich keinen Unterschied, ob wir uns bestimmte Situationen nur in unserem Geist vorstellen oder ob sie tatsächlich in der Realität stattfinden. Wir kennen das alle von Traumphasen, in denen wir Freude oder Angst so intensiv erleben, dass es sich anfühlt, als sei es echt.

Auch im Alltag erleben wir oft Situationen, in denen uns unsere Gedanken ein Schnippchen schlagen wollen. Uns fallen spontan Erlebnisse der Vergangenheit ein, welche dann über biochemische Prozesse die damit verbundenen Gefühle triggern. Das Fatale daran: Erinnern wir uns ständig an Negativereignisse, so werden auch die damit verbundenen negativen Gefühle ständig wachgehalten und vermiesen uns so richtig schön den Tag, obwohl das erlebte Ereignis schon längst in der Vergangenheit liegt.

Umgekehrt funktioniert der Mechanismus aber auch und deshalb sollten wir ihn uns zunutze machen. Wir können uns nämlich sehr wohl ganz gezielt und bewusst schöne Dinge vorstellen, die noch gar nicht eingetreten sind und sie uns in aller Deutlichkeit vor unserem geistigen Auge ausmalen.

Über diese Techniken der Visualisierung oder der Traumreise entstehen klare und deutliche Bilder darüber, was wir uns wünschen, wonach wir streben und was wir gerne erreichen wollen. **Der Trick ist dabei so zu tun, als sei alles schon real vorhanden.** Wenn wir uns einer solchen Traumreise nur intensiv genug hingeben, so können die damit erzeugten positiven Gefühle tatsächlich unseren Alltag erheblich aufhellen. Die über diese Technik erzeugten Glücks- und Entspannungshormone wirken nämlich auch nach Beendigung unsere Traumreise noch lange nach.

Hier ein Beispiel für eine Traumreise:

Du suchst dir dafür einen angenehmen Platz und machst es dir gemütlich. Du solltest ungestört sein und deine Mobilfunkgeräte sind auf lautlos gestellt. Du nimmst dir insgesamt 15 bis 20 Minuten dafür Zeit. Du wählst am besten eine liegende Position und atmetest ein paar Mal tief ein und wieder aus. Du beginnst dich nach und nach zu beruhigen und löst dich vom Stress des Alltags.

Mithilfe deiner Phantasie begibst du dich nun an den Strand deiner Träume. Es ist ein wunderschöner Sandstrand am Meer. Der Himmel ist blau und die Sonne strahlt vom Himmel auf dich herab und wärmt dich mit ihren Strahlen zärtlich. Die Wellen rauschen sanft und es ist so angenehm an diesem schönen Strand nun spazieren zu gehen. Du fühlst den Sand an deinen Füßen bei jedem Schritt, den du tust.

Auch der Sand ist wohlig warm von der Sonne aufgeheizt und es fühlt sich so gut an und ist so entspannend. Du läufst nun auch ein Stück weit dort entlang wo die Meereswellen sanft branden. Du kannst das kühle Nass sehr gut spüren und es entspannt deine Füße, deine Knöchel und deine Beine. Du fühlst die warmen Sonnenstrahlen auf deiner Haut und bist so glücklich, dass du jetzt hier an diesem schönen Strand spazieren gehen kannst. Am Himmel kreisen einige Möwen und halten Ausschau. Du hörst sie rufen und es entspannt dich sehr, diese Naturereignisse hautnah wahrnehmen zu können.

[setze den Spaziergang nun mit Hilfe deiner eigenen Phantasie weiter fort. - Viel Freude dabei!]

Eine solche Phantasiereise kannst du zu allen Orten unternehmen, die du schon immer gerne besuchen wolltest. Du kannst dir aber auch etwas anderes vorstellen: Zum Beispiel wie du deinem Traumpartner oder deiner Traumpartnerin begegnest, wie du den Koffer mit den 1.000.000€ öffnest und ein Bündel Scheine nach und nach durchzählst, wie du dein Traumhaus baust und wie es eingerichtet sein soll und so weiter.

Die mit Hilfe dieser Technik erzeugten Gefühle prägen sich in deinem Unterbewusstsein ein und du erhältst eine immer klarere Vorstellung von deinen Wünschen und Absichten. Manche Menschen nehmen sogar an, dass sie über solche Techniken alles materialisieren können, was sie sich vorstellen. Sie gehen davon aus, dass auch Materie letztlich verlangsamte Energie ist und wir diese mit unseren Gedanken anziehen können. Man könnte also sagen: **Du musst nur fest genug daran glauben und es wird wahr!**

Ehrlich gesagt habe ich selbst schon ganz oft die Erfahrung gemacht, dass dies klappt. Natürlich nicht immer sofort und über Nacht. So viel ist klar. Jedoch hilft die Visualisierung, sich immer wieder klarzumachen, was die eigenen Ziele sind. Über diesen Weg erreicht man sie tatsächlich schneller und leichter.

So spricht man ja auch umgangssprachlich davon, *einen Traum zu haben* oder *von etwas zu träumen.* Hiermit ist nichts anderes gemeint, als dass man sich in seiner Phantasie immer wieder vorstellt, was man schaffen oder erreichen möchte. Das Träumen gehört anscheinend elementar zur Zielerreichung dazu. Alle großen Erfinder, Künstler oder Visionäre waren und sind Menschen, die zunächst mit einem Traum begonnen haben und ihn dann nach und nach in die Tat umgesetzt haben.

Über diese Technik schaffst du es, emotional bereits von den schönen Seiten zu profitieren, obwohl der Erfolg oder das Ereignis selbst noch gar nicht eingetreten sind.

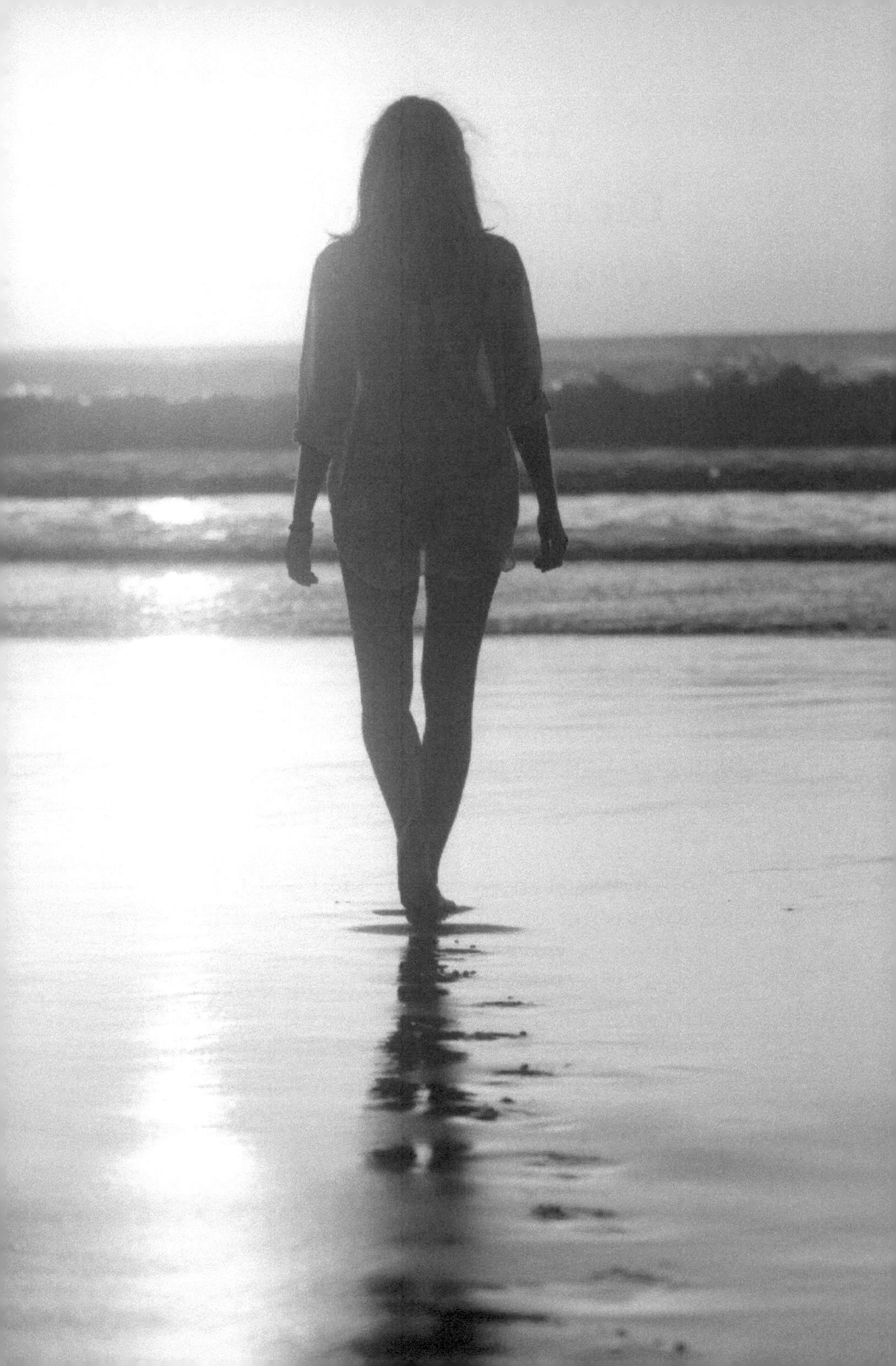

12. Kapitel: Die innere Apotheke ...so aktivierst du sie Teil 3

Es geht weiter mit der inneren Apotheke. Die Möglichkeiten, den inneren Chemiebaukasten bewusst und gezielt zu aktivieren, sind fast unbegrenzt. Im dritten Teil folgen nun weitere ausgefallene Hacks, Tipps und Tricks, die ich dir zur Nachahmung empfehle.

Bargeld zählen

Achtung! Jetzt kommt etwas Unkonventionelles! Aber es funktioniert und das ist die Hauptsache.

„Geld ist etwas Schlechtes" und „Geld verdirbt den Charakter". Das sind bekannte Sprichwörter, die vielen Menschen von Kindesbeinen an eingetrichtert wurden. Komisch nur, dass wir uns mit ausreichend Geld irgendwie besser fühlen, weil wir instinktiv wissen, dass Geld Sicherheit und Freiheit bedeuten. Was löst es in dir aus, wenn du einen Stapel Bargeldscheine in die Hand nimmst und sie der Reihe nach durchzählst? Wie wäre es mit 10 x 100€ für den Anfang? Ich habe immer 1000,00€ griffbereit bei mir auf dem Tisch liegen und wenn mir langweilig ist, dann nehme ich die einfach mal in die Hand und spiele ein bisschen damit rum. Ich finde es dabei sehr interessant, die mit dem Geld verbundene Energie zu spüren **und mir in meiner Phantasie vorzustellen, was ich damit spontan für Möglichkeiten habe.**

Dasselbe Gefühl erlebten wir doch bei der Lektüre der berühmten Dagobert Duck Geschichten, wenn der Liebe Onkel Dagobert wieder mal ein Bad in einem seiner Geldspeicher genommen hat. Irgendwie versetzten wir uns doch alle dabei in seine Person und unser Herz schlug schneller bei diesem Gefühl der unbegrenzten Möglichkeiten und des Reichtums.

Sich reich fühlen ist ein gutes Gefühl, das wach und aktiv macht und dabei inspirierend wirkt. Lass es zu. Dein Geld ist im Grunde genommen nichts anderes als materialisierte Energie. Ein neutraler Gegenstand. Ein Tauschmittel zwischen Menschen das auf gegenseitigem Vertrauen basiert. Andere Theorien wiederum besagen, dass Menschen, die sich positiv mit Geld beschäftigen, Geld magisch anziehen, so wie ein Magnet. Ein Geldmagnet eben.

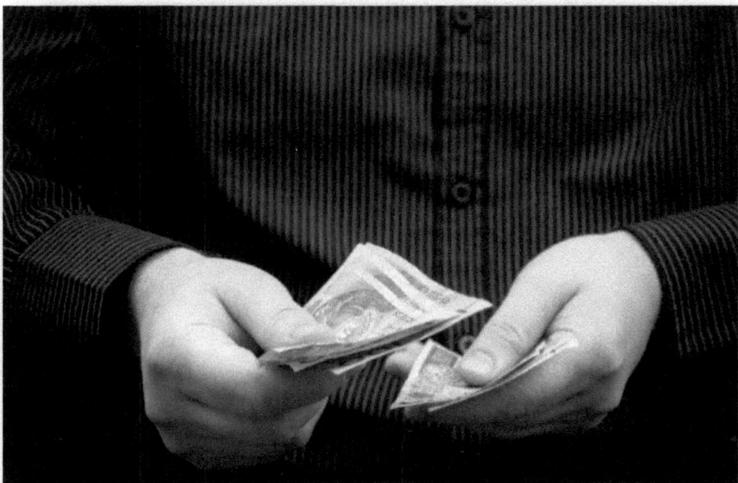

Sei ein MACHER und stürze dich einfach in die Arbeit!

„Ohne Fleiß kein Preis“ sagt bereits das bekannte Sprichwort und wir Menschen würden verkümmern, wenn wir uns nicht neue Ziele setzen würden, bei denen wir uns stetig weiterentwickeln können. Depressionen entstehen meist nur dann, wenn Menschen keine Aufgabe haben oder kein Ziel in ihrem Leben erkennen können. Nehmen sich Menschen aber neue Herausforderungen vor und verfolgen sie diese zielstrebig, dann werden urplötzlich Energien freigesetzt, die vorher nicht vorstellbar waren.

Idealerweise suchen wir uns dabei Tätigkeiten und Aufgaben heraus, die unserem Purpose entsprechen, die also ganz viel mit dem zu tun haben, bei dem wir talentiert sind und was uns besonders viel Freude bereitet. Umgekehrt müssen wir ab und an aber auch Dinge erledigen, die einfach abgearbeitet werden müssen und an denen kein Weg vorbeiführt. Auch hier gilt es einfach anzufangen, anstatt lange abzuwarten. Die lästige Steuererklärung, der unaufgeräumte Keller oder das reparaturbedürftige Fahrrad können ganz schön nerven.

Wenn die Dinge allerdings erledigt wurden, stellt sich ein wunderbares Gefühl der Freude ein, das einen noch mehrere Tage lang beflügelt und uns signalisiert, dass wir alles schaffen können, wenn wir nur loslegen. Aus eigener Erfahrung weiß ich, was für ein schönes Gefühl es jedes Mal ist, wenn nur die Hausarbeit erledigt wurde (Geschirr aufwaschen, Haus saugen, Wäsche reinigen und so weiter) oder wenn die Bürosachen schnell abgearbeitet wurden.

Wunderbar eignen sich handwerkliche Projekte wie Holz-

und Tischlerarbeiten, Gartenarbeiten, Malerarbeiten oder die Gestaltung der Inneneinrichtung, weil du anders als bei theoretischen Projekten sofort das Werk deiner Hände bestaunen und bewundern kannst. Ich habe beispielsweise mit eigenen Händen mehrere Möbelteile für unseren Haushalt entworfen und gezimmert und habe auch sonst alle handwerklichen Arbeiten wie Malern, Tapezieren, Parkett verlegen, Garten gestalten und so weiter selbst erledigt. Ich freue mich seit Jahren jeden Tag darüber.

Das kann auch ein schönes Bild sein, das du malst, einrahmst und an die Wand hängst. Wenn du gerne fotografierst, dann gilt dasselbe für Fotografien. Alle eigenen Arbeiten, auf die wir zurückblicken können, beflügeln unser Selbstbewusstsein und geben uns frische Energie für jeden Tag.

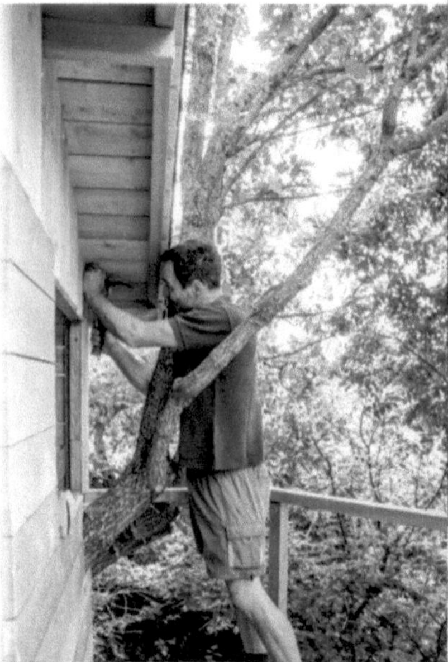
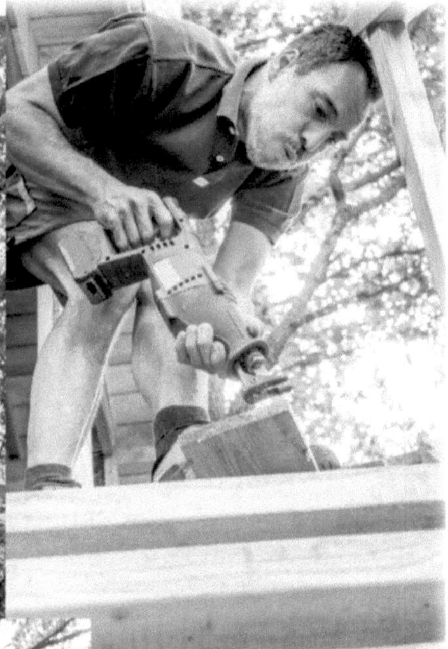
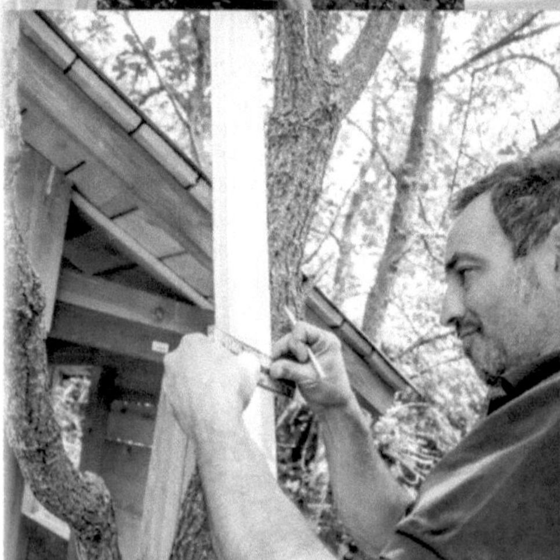
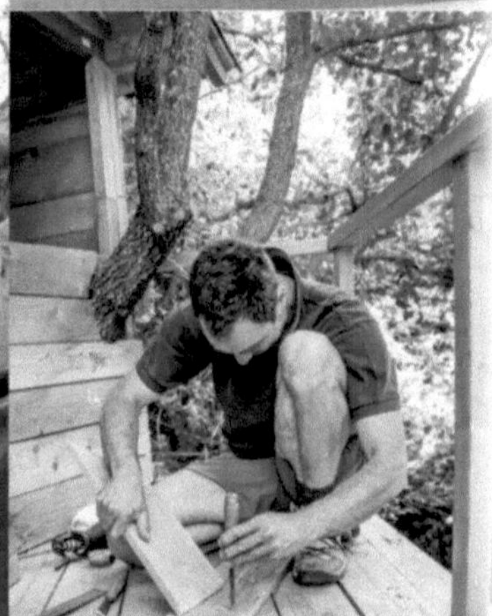

Kurzurlaub machen oder eine spontane Auszeit nehmen

Was gibt es Schöneres als spontan freizunehmen? Wer als Selbstständiger oder Freiberufler arbeitet und keinen Vorgesetzten hat, den er hierbei um Erlaubnis fragen muss, kann sich spontan Urlaub geben. Andererseits wissen wir doch alle wie leicht es ist, mittels Attest in einem Job ein paar Tage freizubekommen. Wir brechen dann spontan aus dem gewohnten Trott einmal aus und nutzen die dadurch gewonnene Zeit, um die Freiheit zu leben, für die wir als Menschen eigentlich geboren wurden.

Einfach mal ausschlafen oder die Seele baumeln lassen, auf der Terrasse in der Sonne liegen, mit dem Auto spontan bei schönem Wetter zum Strand fahren oder am Wochenende einen Kurzurlaub buchen. All das dient dazu, den Akku schnell wieder aufzuladen. Wer so handelt, der aktiviert im Nu seine Glückshormone und hat anschließend wieder viel mehr Lust und Laune auf die täglichen Herausforderungen, denen wir uns alle stellen müssen.

Den gewohnten Trott einmal verlassen, Abstand nehmen von der gewohnten Umgebung und rausfahren, dabei alles hinter sich lassen und sei es nur für einen Moment, kann unheimlich befreiend wirken und den Geist beflügeln. Die Sonne genießen, die Natur erfahren, mit seinen Liebsten zusammen sein, einen Kinobesuch erleben und danach gemütlich in das Lieblingsrestaurant zum Essen gehen. Es gibt viele Möglichkeiten eine spontane Auszeit zu nehmen und sich damit individuell zu pushen.

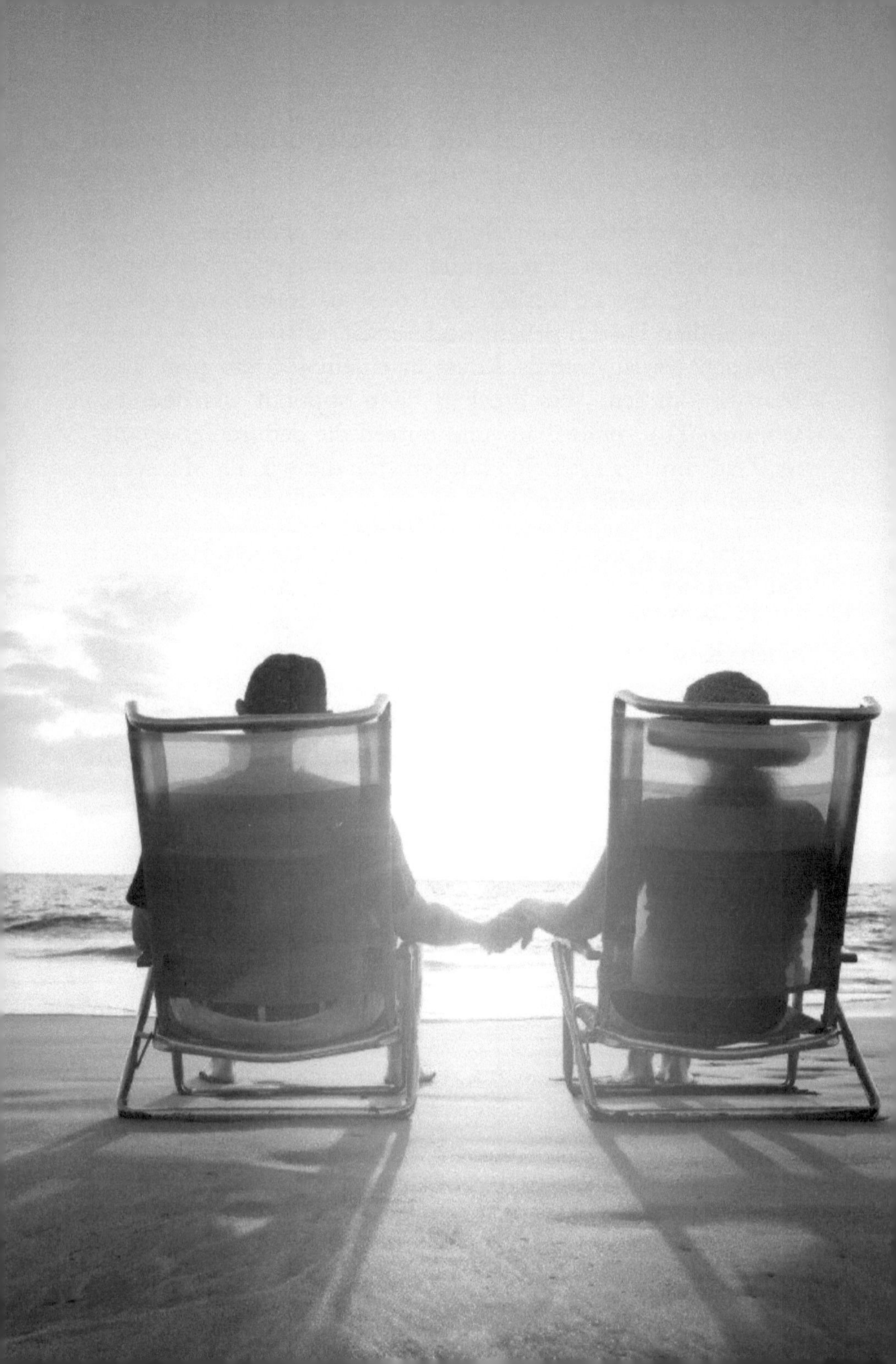

Einen Hochseilgarten besuchen

Alle Adrenalin-Junkies können sich den Kick in einem Hochseilgarten abholen. Adrenalin wird vom eigenen Körper produziert, um in herausfordernden Situationen hochkonzentriert, schnell und stark zu sein. **Wenn das Herz schneller pumpt, der Blutdruck steigt und die Atmung sich beschleunigt, die Bronchien sich weiten und der Blutzuckerspiegel in die Höhe schnellt, werden Höchstleistungen realistisch.**

Der Geist wird wach und die Muskulatur läuft auf Hochtouren. Es gibt im Leben Situationen, in den es geradezu lebensrettend sein kann, so **„unter Strom"** zu stehen. Wer kennenlernen will, wie sich das anfühlt, und wer lernen will, mit solch heftigen Hormonausschüttungen umzugehen, der kann sich in einen Hochseilgarten begeben, denn über ungewohnte Situationen wie extreme Höhen oder schwierige Steige wird automatisch Adrenalin freigesetzt.

Hierzu weiß ich ein schönes Beispiel aus meiner eigenen Historie zu berichten. In den Bergen habe ich an einem Erlebniskurs teilgenommen und überquerte zusammen mit anderen eine tiefe Schlucht von etwa vierzig Metern mit Hilfe eines doppelten Seilsteges. Über die Schlucht waren also zwei dünne Kletterseile gespannt, wobei wir auf dem unteren Seil einzeln langbalancierten und uns gleichzeitig an dem oberen Seil festhielten. Mittels Brust- und Sitzgeschirr waren wir über einen Karabiner an dem oberen Seil gesichert.

Bei der ersten Überquerung ging mir ganz schön die Pumpe, um nicht zu sagen: Ich hatte Angst. Natürlich machst du es dann trotzdem, denn dafür bist du ja hergekommen. Anschließend rutschten wir denselben Weg über eine Seilrutsche

Hangabwärts wieder zurück. Abermals über die Schlucht. Bei der Seilrutsche bist du mit dem Karabiner oben in einem Seil eingehakt und rutscht daran entlang.

Was soll ich sagen. **Der Kick, den ich erlebt habe und die Tatsache, dass ich meine Angst bewältigt hatte, motivierte mich dazu als Einziger den Kurs gleich nochmal zu absolvieren.** Nun hatte ich bereits alle meine Ängste verloren und genoss sodann den sanften erneuten Adrenalinschub, den ich aber nun gut kontrollieren konnte. Ich fing an auf dem doppelten Seilsteg zu wippen, als sei ich ein Hochseilakrobat. Es fühlte sich herrlich an, so frei zu sein.

Ich wusste, es kann nichts passieren, denn ich bin gesichert. Ich habe das Ganze als positive Erinnerungen gespeichert und sollte ich nochmal in eine ähnliche Situation kommen, dann weiß ich, dass ich es kann.

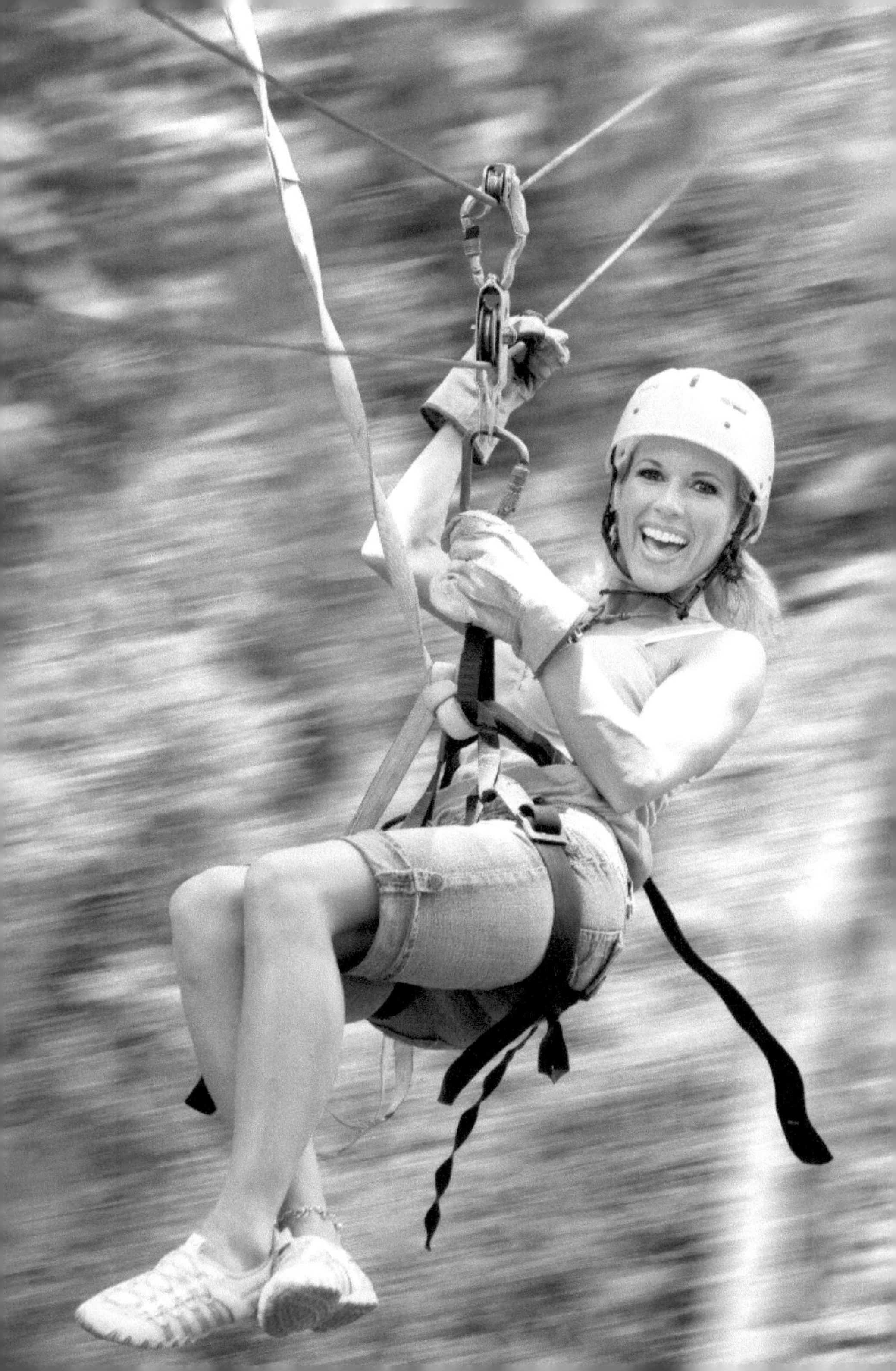

Naturerfahrungen

Ein Spaziergang im Park oder im nahegelegenen Waldgebiet wirkt sofort entspannend und beruhigend. Wer einen eigenen Garten hat, der kann die damit verbundenen Naturbeobachtungen auch schon von zuhause aus erleben. Wenige hundert Meter von uns entfernt beginnt ein weitläufiges Wald- und Weidegebiet, indem wir sofort Dutzende von Naturbeobachtungen machen können.

Eben gerade war ich mit dem Fahrrad dort gewesen und habe einen wunderschönen Sonnenaufgang erlebt, dabei einige Rehe durch den sich lichtenden Frühnebel huschen sehen, ich habe Krähen und Elstern bei der Futtersuche beobachtet, Hasen hoppelten gemütlich über den Weg und sie wurden immer schneller, als ich ihnen entgegenbrauste. Ein Schwarm Gänse kreiste über mir, wobei sie wild schnatterten. Vermutlich unterhielten sie sich gerade über die Flugroute oder einen geeigneten Landeplatz. Kühe lagen friedlich auf der Weide und kauten ihre Mahlzeit zum wiederholten Mal durch. Auch die Pferde waren schon mit dem Heu beschäftigt und drehten sich zu mir um, als ich kurz angehalten hatte. Das alles ist für uns glücklicherweise auf kurzem Weg direkt erreichbar.

Die Eindrücke, die ich von heute Morgen mitgenommen habe, haben mich sofort motiviert und beflügelt. Gekostet haben sie nur einen Moment der Entscheidung mich aufs Fahrrad zu schwingen und eben loszufahren. Noch Stunden später profitiere ich davon und kann solche Kurzausflüge in die Natur mit all ihren wunderbaren Formen und Erscheinungen nur jedem wärmstens ans Herz legen. Insbesondere für Kinder ist es immer wunderschön, sich hier zu bewegen und die Eindrücke, die sie hierbei sammeln, prägen sie ein Leben lang.

Hinzu kommen die frische Luft, das Sonnenlicht und die körperliche Bewegung, sodass bereits ein dreißigminütiger Ausflug in die Natur reicht, um danach wieder frisch erholt ans Werk zu gehen.

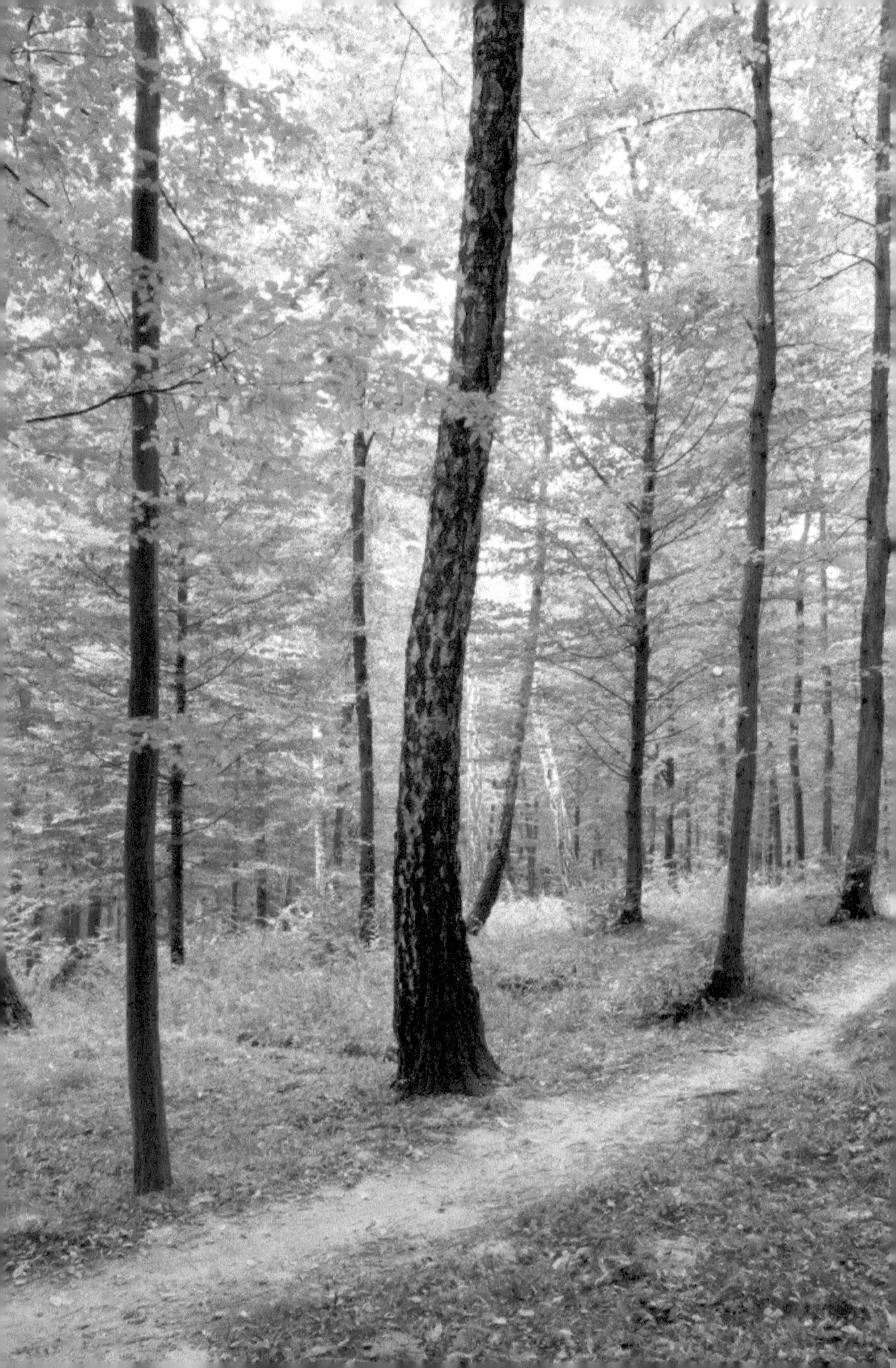

Hartes Sporttraining

Dass Sport das Mittel der Wahl ist, um sich körperlich fit zu halten und die Gesundheit zu fördern, habe ich an anderer Stelle bereits mehrfach beschrieben. Dabei gibt es unterschiedliche Intensitäten. Grundsätzlich sollten wir jeden Tag überwiegend in Bewegung sein. Bewegung heißt Gehen, sich bücken, sich strecken seine Muskeln am ganzen Körper aktivieren damit alles gut durchblutet ist.

Ab und zu machen wir aber gezielten Sport wie Joggen, Fahrradfahren, Teamsportarten, Schwimmen, Kraftsport und dergleichen mehr. Wir können hierbei die Intensität frei wählen je nach Lust und Laune und je nach unserem Befinden. Wer es sich allerdings zum Ziel gesetzt hat, seine sportliche Leistung gezielt zu steigern, der kommt nicht um eine hohe Intensität beim Training herum. **„No pain no gain"** wie der Bodybuilder schon sagt. Was so viel bedeutet wie: „Wenn es nicht wehtut, dann wirst du auch keinen Muskelzuwachs haben."

Solch ein intensives Training sollte gut geplant stattfinden, sodass genügend Zeit zur Regeneration bleibt. Trotzdem ist es absolut zielführend, um auch die eigenen Grenzen kennenzulernen und sich nach und nach zu steigern. Insbesondere beim Krafttraining ist es schön, wenn die Gewichte sich langsam steigern und die Muskeln erkennbar wachsen. Das sieht gut aus, steigert das eigene Selbstbewusstsein und man ist sämtlichen Herausforderungen im Leben mit Hilfe eines starken Muskelapparates einfach besser gewachsen.

Bei solch einem harten Training wird vor allen Dingen Testosteron produziert, das insbesondere für Männer eine große Bedeutung hat. Testosteron reguliert den Aufbau der

Muskeln, was ja beim Kraftsport das Hauptziel darstellt, aber auch bei den meisten anderen Sportarten von hoher Bedeutung ist. Ein erhöhter Testosteronspiegel regt aber nicht nur den Aufbau der Muskeln an, sondern auch die Knochen werden gestärkt, die Fettmasse wird verringert und das sexuelle Verlangen wird angeregt.

Testosteron macht ein großartiges und starkes Gefühl (**Beastmode**). Es kann in verschiedenen Lebenslagen sehr hilfreich sein. Immer dann nämlich, wenn es ums Anpacken, Durchhalten und Starksein geht.

Ein hartes Training, fühlbar durch den anschließenden Muskelkater, kombiniert mit einem üppigen Ganzkörper-Sonnenbad, zwischendrin ein paar Steaks von Grill mit vielen Proteinen sind beispielsweise eine intensive und natürliche Testosteronkur, die dich krass aufbauen wird.

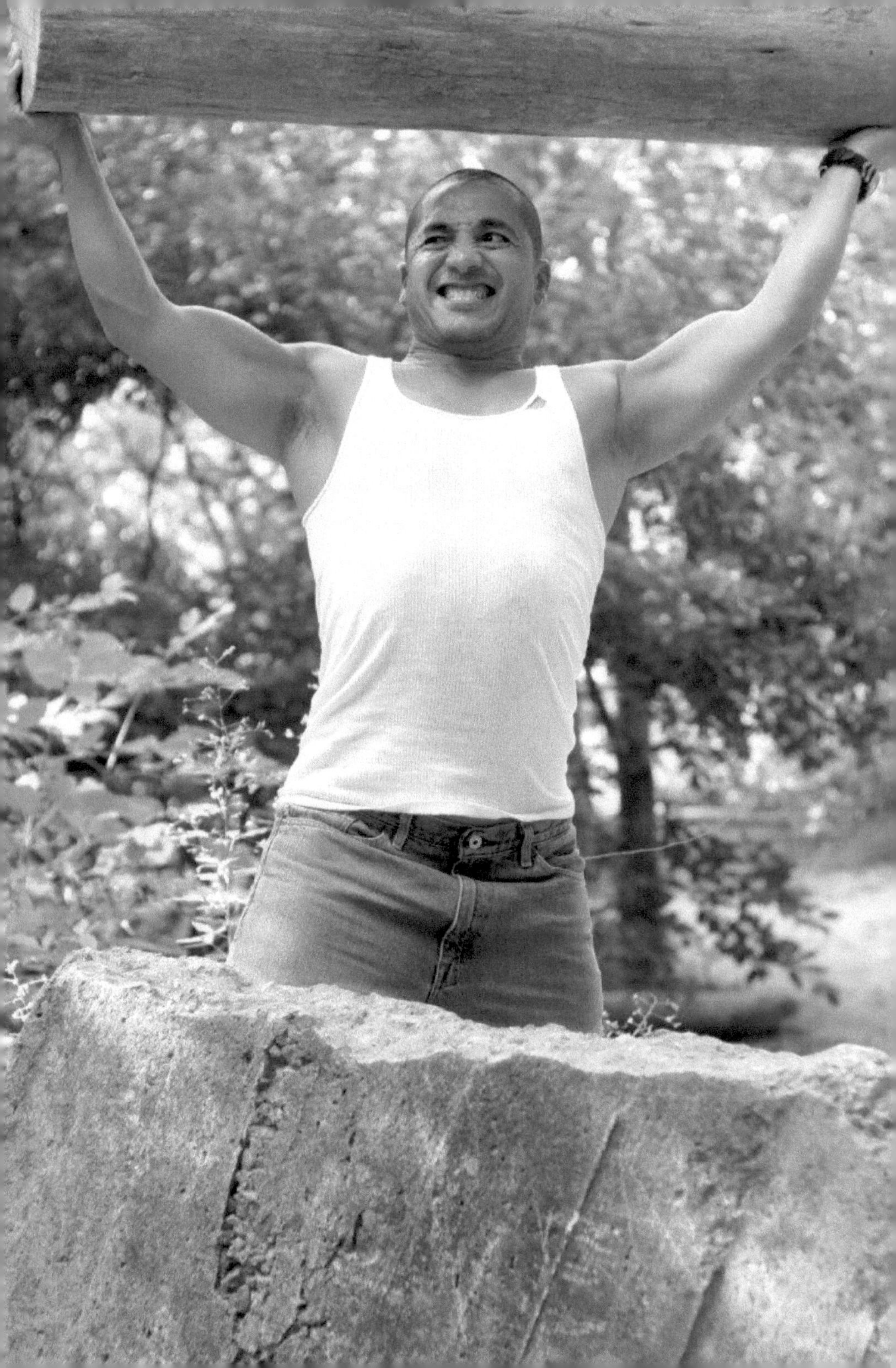

Ein Lächeln auflegen

„Fake it till you make it“ sagt schon das Sprichwort. An manchen Tagen fühlen wir uns tatsächlich mies oder sind einfach mal schlecht gelaunt. Hier hilft ein einfacher Trick weiter: die Mundwinkel so hochziehen wie beim Lächeln. Das kann ein Grinsen sein oder ein breites Lachen. Durch diese Bewegung wird der Psyche signalisiert, es gäbe einen Grund zum Glücklichsein. Prompt werden dieselben Glückshormone ausgeschüttet wie bei natürlichem und ungekünsteltem Lachen. Der Zweck heiligt hier die Mittel. Wenn du dich nachher besser fühlst, dann hat die Maßnahme ihren Zweck erfüllt.

Ich habe mir diese Technik schon lange zur Angewohnheit gemacht. In schwierigen Situationen beginne ich automatisch zu lächeln oder zu scherzen. Ich pole mich damit auf Erfolg.

Das Arbeiten-schnell-machen-Spiel

Täglich haben wir Dinge zu erledigen, die reine Routineaufgaben sind und sich ständig wiederholen. Also Geschirr abwaschen, Wohnung saugen, Aufräumen und so weiter. Wir kommen nicht umhin das zu tun, denn wir wollen ja auch nicht im Chaos leben und äußere Ordnung schafft schließlich auch innere Ordnung in uns selbst. Doch manchmal kommt es vor, dass wir hierbei zu viel Zeit vertrödeln, und das zieht uns dann eigentlich runter und erzeugt ein Null-Bock-Gefühl. Ich denke jeder kennt das.

Dreh das Spiel gegen die Eintönigkeit doch einfach um und mache daraus einen kleinen Wettlauf gegen die

Zeit. Versuch dich selbst zu übertrumpfen, indem du vorher festlegst, wann du spätestens fertig sein willst. Nehmen wir mal an, du hast die Hausarbeit zu erledigen und normalerweise brauchst du dafür 90 Minuten. Jetzt setzt du dir zum Ziel, alles in spätestens 60 Minuten erledigt zu haben. Und du weißt auch schon, was du danach machen wirst: Du gönnst dir eine fette Belohnung. Das können eine lohnende Pause auf der Terrasse sein, eine Tasse Kaffee oder eine Folge deiner Lieblingsserie auf Netflix.

So kommt Schwung in die Bude, denn du willst dein Ziel natürlich erreichen, ähnlich wie bei einem sportlichen Wettkampf. So wird aus unliebsamer Arbeit **ein Spiel das Spaß macht**. Die Stimmung wird sofort gehoben und bei Zielerreichung ist die Hormonausschüttung perfekt. Du bist mit dir zufrieden, denn du hast wichtige Dinge erledigt und siehst das Werk Deiner Hände. Außerdem hast du dir deine Pause redlich verdient und das fühlt sich auch sehr gut an.

Mache Routinetätigkeiten in Zukunft einfach so schnell wie du kannst.

Distanz von Energie-Vampiren

Nichts kann einem schneller die Energie rauben, als sogenannte Energievampire. Das sind Leute in deiner Umgebung, die dich energetisch runterziehen mittels unnötiger Gespräche mit nichtigen Inhalten oder weil sie selbst mit sich nicht im Reinen sind, weil sie vorsätzlich schlechte Absichten verfolgen, manipulativ agieren oder weil sie als *Agenten der sozialen Kontrolle* unter-

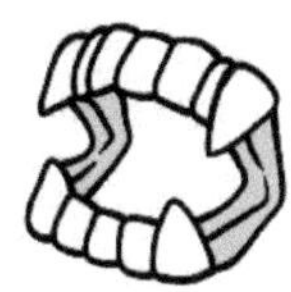

wegs sind.

Vielleicht handelt es sich auch einfach um Menschen, die nicht mit dir auf einer Wellenlänge sind und deshalb deine aktuellen Projekte und Vorhaben nicht nachvollziehen können und mit Kritik und Unverständnis reagieren. Zuletzt gibt es noch die Soziopathen und Psychopathen, die in jeder Nachbarschaft statistisch gleichverteilt zu finden sind.

Wir dürfen lernen und begreifen diesbezüglich **egoistisch zu reagieren**, indem wir uns unsere Energie von solchen Leuten nicht rauben lassen. Hier helfen oft nur harte Konsequenzen: Gespräche verkürzen, Telefonanrufe erst gar nicht annehmen, die Haustür nicht für jedermann öffnen, Leute einfach rauswerfen die einem unnötig auf die Nerven gehen, bis hin zum Kontaktabbruch zu Dauer-Stalkern.

Du glaubst gar nicht auf wie einfache Weise du dein Leben hierüber erleichtern und verbessern kannst. All das zahlt ebenfalls auf dein Gesundheitskonto ein. Wir haben schließlich schon genügend Herausforderungen, denen wir uns zu stellen haben und so wäre es unfair uns selbst gegenüber, wenn wir unsere wertvolle Zeit und Kraft in Menschen investieren würden, die es gar nicht verdient haben und die ihren Lebenssinn oftmals aus der Freundlichkeit anderer herleiten.

Der Trophäenbereich

Der Trophäenbereich ist der Ort innerhalb deines Zuhauses, an dem du alle deine Erfolge sichtbar präsentierst. Das ist für dich, denn hier läufst du jeden Tag vorbei und schaust mehrfach hin. Folgende Gegenstände kommen hierfür zum Beispiel in Frage: **Sporturkunden, Diplomabschlüsse, Sie-**

germedaillen, Siegerpokale, Zeugnisse, Heldenfotos, Zeitungsartikel über dich und vieles mehr.

Nach und nach wird dein Trophäenbereich wachsen und du kannst dich jeden Tag gleich mehrfach daran erinnern, was für großartige Erfolge du schon erreicht hast. Unser Unterbewusstsein wird auf diese Weise regelmäßig getriggert und der Hormonhaushalt wird aktiviert. Denn du weißt: Diese Erfolge kann sich niemand auf der Welt mit Geld kaufen. Man muss sie selbst *erreichen*. Und das hast du geschafft! Dieses gute Gefühl kannst du also ständig wachhalten und so deine gute Laune und deine Leistungsbereitschaft steigern.

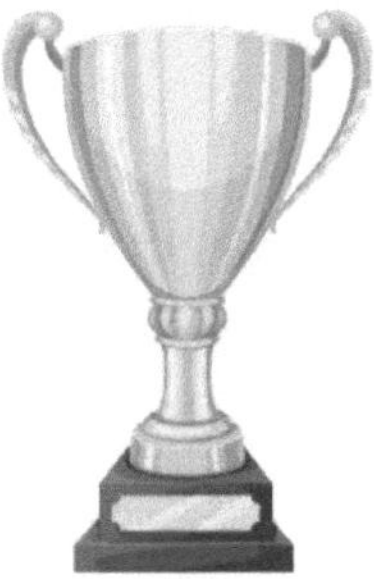

Aus eigener Erfahrung weiß ich wie richtig dieser Tipp ist, den anderenfalls würden meine Trophäen irgendwo auf dem Dachboden verstauben. Nun werden sie im Wohnzimmer sichtbar aufbewahrt und motivieren mich jeden Tag aufs Neue. Dieser Trick wird genauso bei dir funktionieren. Probiere es einfach aus!

Gezielt NUR positive Gedanken zulassen, andere zurückweisen

In diesem letzten Tipp steckt ein mächtiger Hebel, der viel Gutes bewirken kann für die eigene Gesundheit. Tatsächlich jagen uns jeden Tag etwa 60.000 Gedanken durch den Kopf. Bei der großen Mehrzahl handelt es sich um Gedanken, die wir auch gestern oder vorgestern oder die Tage davor gedacht haben. Es sind Erinnerungen der Vergangenheit, die durch unsere Biochemie immer und immer wieder getriggert werden.

Oft stehen hierbei Ängste oder Sorgen im Mittelpunkt. Da unser Körper nicht zwischen der Realität als solcher und der Vorstellung in unserem Kopf unterscheiden kann, kommt es immer wieder zu denselben Hormonausschüttungen. Das Dumme an solchen Denkvorgängen: Sie können in der Tat süchtig machen. Das heißt, wir kommen oft gar nicht umhin, immer wieder gleich zu denken und anschließend immer wieder gleich zu handeln. Es ist also gar nicht so einfach aus diesem Hamsterrad auszusteigen, auch wenn es in der Theorie so einfach klingt.

Umgekehrt funktioniert der Mechanismus aber auch und das mache ich mir schon lange zunutze. Wenn ich aufwache, dann nehme ich keine Rücksicht darauf, welcher Gedanke mir zuerst durch den Kopf schießt. **Stattdessen rufe ich mir gezielt und bewusst das in Erinnerung, was sich am heutigen Tag erreichen möchte. Also meine Tagesziele. Das stimmt mich produktiv und positiv.**

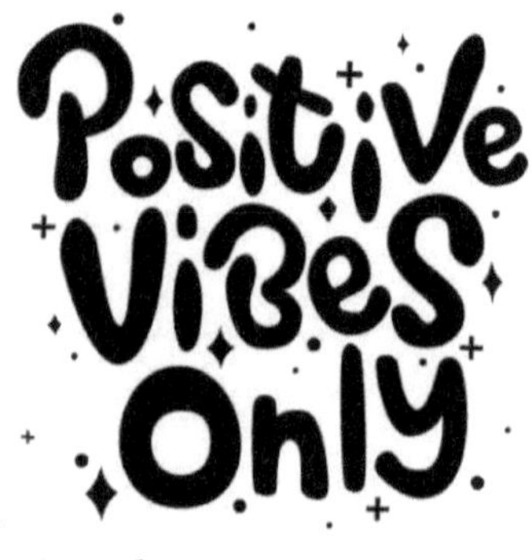

Der Vorteil bei dieser Methode: Wir können immer nur eine Sache denken oder fühlen. Du kannst also nicht genervt und glücklich zugleich sein. Das ist der Trick.

Über die Zeit kannst du dich hierüber regelrecht umprogrammieren. Dein Körper und deine Biochemie gewöhnen sich an den neuen Hormoncocktail und du wirst nach und nach süchtig nach allen großartigen Gedanken, Plänen Absichten, Zielen und Träumen. Positive Gedanken produzieren immer nützliche Hormone und Neurotransmitter.

Zusammenfassung Innere Apotheke

Manche Menschen nutzen in unterschiedlichem Ausmaß und Intensität gewisse äußere Substanzen, um ihre Stimmung zu beeinflussen oder ihre Leistung zu steigern. Sie können sich überhaupt nicht vorstellen, dass sie die erwünschten Effekte selbst, von innen heraus und ohne äußere Hilfsmittel erreichen könnten. Und das völlig kostenlos und ohne Nebeneffekte.

Die innere Apotheke hält alles bereit, was wir benötigen, um uns spontan glücklich zu fühlen, leistungsbereit zu sein, unseren Körper und unseren Geist zum steten Wachstum anzuregen und mit der nötigen Impulsivität und Durchsetzungskraft durchs Leben zu gehen. Es ist tatsächlich bereits alles in uns angelegt. Nur müssen wir dieses Instrumentarium auch nutzen. Mein Anliegen war es, einige bewährte Methoden vorzustellen, die in der Praxis sofort funktionieren und die du eins zu eins übernehmen kannst.

Die Wirkung von Hormonen auf die Gesundheit unseres Körpers, unseres Geistes und unserer Seele ist gewaltig. Natürlich wird ein Mensch vom dauerhaften Einfluss nützlicher Hormone positiv geprägt und entwickelt sich somit ideal. Wir Menschen sind mittels unseres Bewusstseins in außerordentlich hohem Maße dazu fähig, gezielt und bewusst die Zustände herbeizuführen, die wir uns wünschen.

Alle Dinge fangen im Kleinen an. Wer mittels der vorangestellten Hacks, Tipps und Tricks seinen Hormonhaushalt nachhaltig positiv beeinflusst, der wird nicht nur seine Gesundheit im Griff haben, sondern auch sonst viel mehr Spaß im Leben genießen und dabei alle seine Ziele nach und nach erreichen.

13. Kapitel: Der Placebo-Effekt

Vom Placebo-Effekt dürfte fast jeder schon mal etwas gehört haben. Durch wissenschaftliche Studien konnte immer wieder und weltweit nachgewiesen werden, dass erkrankte Menschen mit Heilung reagieren, selbst wenn sie Medikamente bekommen, die überhaupt keine Wirkstoffe enthalten (Salzlösung, Zuckerpille). Sie sehen lediglich so aus wie Medikamente.

Die Mainstream-Medizin hatte hierauf so gut wie keine Antworten. Vielmehr sieht sie das Ganze möglicherweise sogar als Gefahr für die althergebrachte medizinisch technokratische Sichtweise an. Denn was wäre wohl, wenn Menschen sich selber heilen könnten mithilfe ihrer Vorstellungskraft? Dann würde sich das Multi-Milliarden-Dollar-Geschäft der pharmazeutischen Unternehmen in Luft auflösen. Dass das von vielen Seiten nicht gewollt ist, dürfte klar sein. Fakt ist trotzdem, dass niemand auf dieser Welt den Placebo-Effekt wegdiskutieren kann.

Über die unglaublichen und starken Möglichkeiten der Hormone habe ich im vorangegangen Kapitel bereits einiges ausgeführt. Beim Placebo-Effekt geht das Ganze allerdings noch ein Stückchen weiter, weil hierrüber teilweise für unmöglich geglaubte Vorgänge tatsächlich passieren. In der Bibel wurde bereits berichtet, wie Jesus Wunderheilungen durchgeführt hat oder wie andere von Gott gesandte Personen schier Unmögliches bewerkstelligt haben. Aber auch in den Jahrhunderten danach und bis heute hört man immer wieder von Wundern, die mit den althergebrachten wissenschaftlichen Methoden nicht zu erklären sind.

Gibt es also Kräfte, die in uns angelegt sind, also Energien und Mechanismen, die noch weit über das hinausgehen, was wir zu träumen wagen? Ja es gibt sie! Und wir haben das große Glück in einem Zeitalter zu leben, indem immer mehr Menschen diese Kräfte entdecken, darüber berichten und sie nutzbar machen.

Bisher gingen die meisten Menschen nämlich davon aus, dass sie keinen willentlichen Einfluss auf ihre inneren Vorgänge haben. Die Schul-Biologie nimmt bis heute fälschlicherweise an, dass es unwillkürliche Vorgänge im Körper gibt, die wir nicht steuern können. Das ist falsch. Richtig hingegen ist, dass sehr vieles in uns automatisiert abläuft. Das ist ja auch nur gut und richtig, sonst müssten wir ständig über alles Mögliche bewusst nachdenken. Also Verdauung, Herzschlag, Entgiftung und so weiter.

Dass diese Automatismen aber nicht beeinflussbar sind, gehört in den Bereich der Legenden. Tatsächlich ist es so, dass wir sehr wohl bewusst und gezielt steuernd eingreifen können, um diese Programme stetig zu verbessern oder wieder in die richtigen Bahnen zu lenken, wenn sie an der einen oder anderen Stelle mal entgleist sind.

Über den Frontalhirnlappen, der sozusagen das Zentrum unseres bewussten Selbst bildet, können wir durch Konzentration ganz gezielt Heilungsprozesse anstoßen und beschleunigen. Das entspricht ja auch den Erkenntnissen aus der herkömmlichen Placeboforschung, wonach Menschen über bloße Einbildung ihre Krankheiten vollständig abgeschüttelt haben. Es muss also einen inneren Mechanismus geben, der ungefähr so funktioniert:

„Ich stelle mir fest genug vor und bin vollkommen davon überzeugt, dass meine Krankheit verschwindet oder meine Verletzung heilt. Ich habe überhaupt keinen Zweifel daran, dass dies schon sehr bald gelingen wird. Mein Körper ist ein Wunderwerkzeug mit unglaublichen Fähigkeiten. Niemand kann mich so gut heilen wie ich mich selbst. Ich habe absolutes Vertrauen in die göttliche Schöpfungskraft, denn was dieses Leben erschaffen hat, ist auch in der Lage alles wiederherzustellen und zu heilen. Ganz aus sich allein heraus und ohne technische Hilfsmittel."

Jeder Mensch ist unterschiedlich und so bringen Menschen unterschiedliche Fähigkeiten mit in dieses Spiel. Jedoch wird man besser, je öfter man es trainiert. Das ist mitunter nicht ganz leicht, wenn man die ganze Zeit von Menschen umgeben ist, die nicht daran glauben, sondern lieber wegen jedem Zipperlein gleich zu einem Arzt rennen. Wer jedoch schon zur Meisterschaft des Placebo-Effekts gekommen ist, den kann im Grunde genommen nichts mehr umhauen, weil er weiß, dass alles gut werden wird. Angst vor Krankheiten gibt es dann nicht mehr oder etwa Sorge an etwas Unheilbarem leiden zu müssen.

Solche Menschen sind beseelt von der Vorstellung, dass ihre Heilungskräfte immer und in jedem Fall stärker sein werden als alles, was da kommen möge. Auch ich bin beseelt von dieser unumstößlichen Überzeugung. Ich weiß und ich fühle, dass es richtig so ist.

Lesson Learned:

Du kannst alles schaffen, wenn du daran

glaubst und dir das Ziel vorstellst. Gesundheit ist programmierbar.

Dabei ist es nicht vonnöten, dass ich ein Scheinmedikament einnehme, wie eine Zuckerpille oder eine Salzlösung, so wie es in den bereits erwähnten Versuchen stattgefunden hat. Das Heilsame ist bereits fest in mir angelegt und ich brauche es nur abzurufen. Dabei lehne ich nicht etwa andere Heilungsmethoden vollständig ab, sondern akzeptiere ebenfalls ihren Nutzen, sofern dieser für mich sinnvoll erscheint. In einem Notfall werden zum Beispiel die Maßnahmen eines Chirurgen Leben retten und bestimmte Medikamente können manchmal im Bedarfsfall eine große Unterstützung darstellen.

In Wahrheit ist es aber so, dass die meisten Krankheitserscheinungen durch Selbstheilungskräfte vollständig in Ordnung gebracht werden können. Die betroffenen Menschen sind selbstverantwortlich, selbstsicher, selbstbewusst und selbstwirksam. Der Arzt ist bereits in ihnen angelegt.

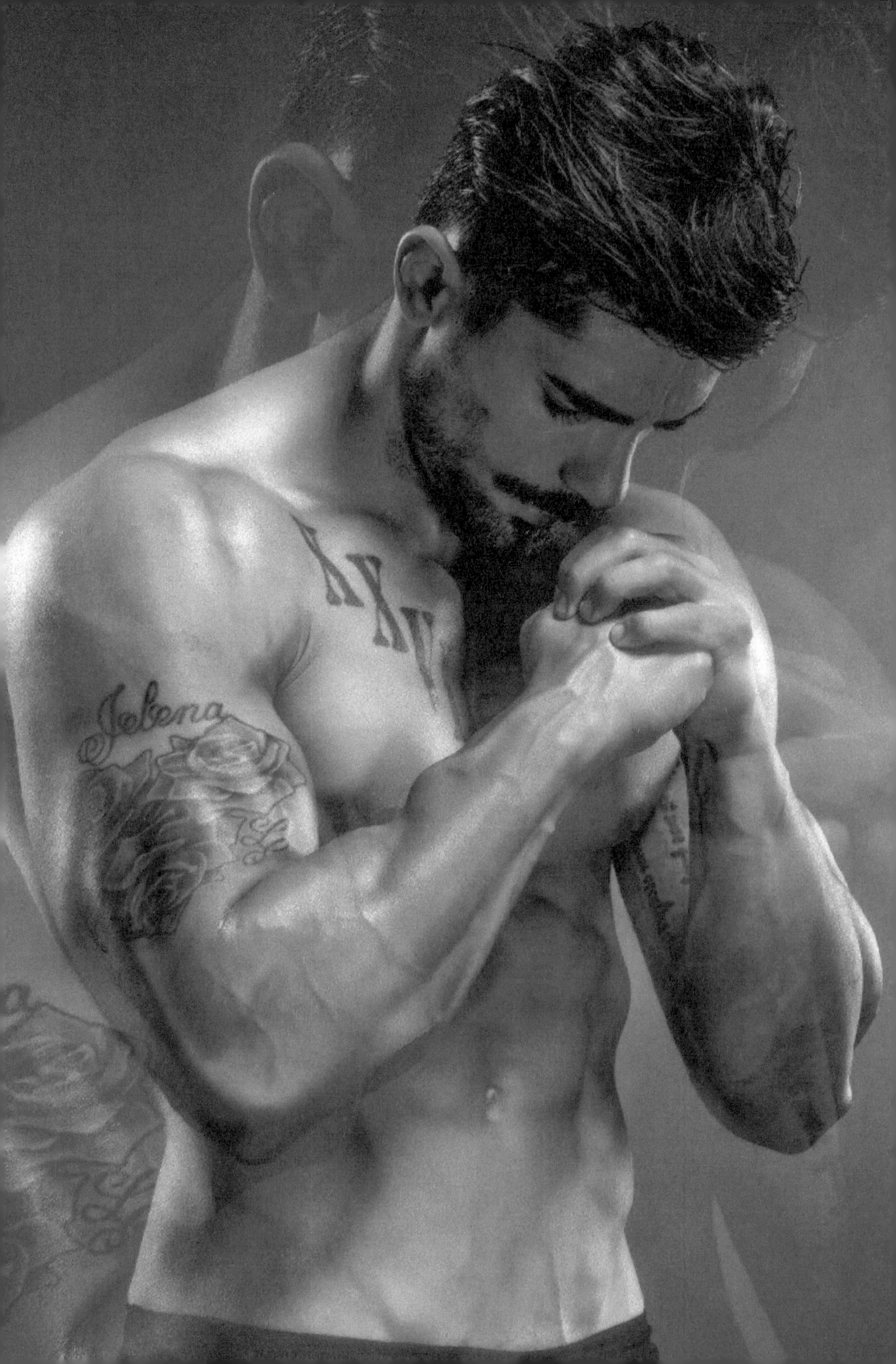
Jelena

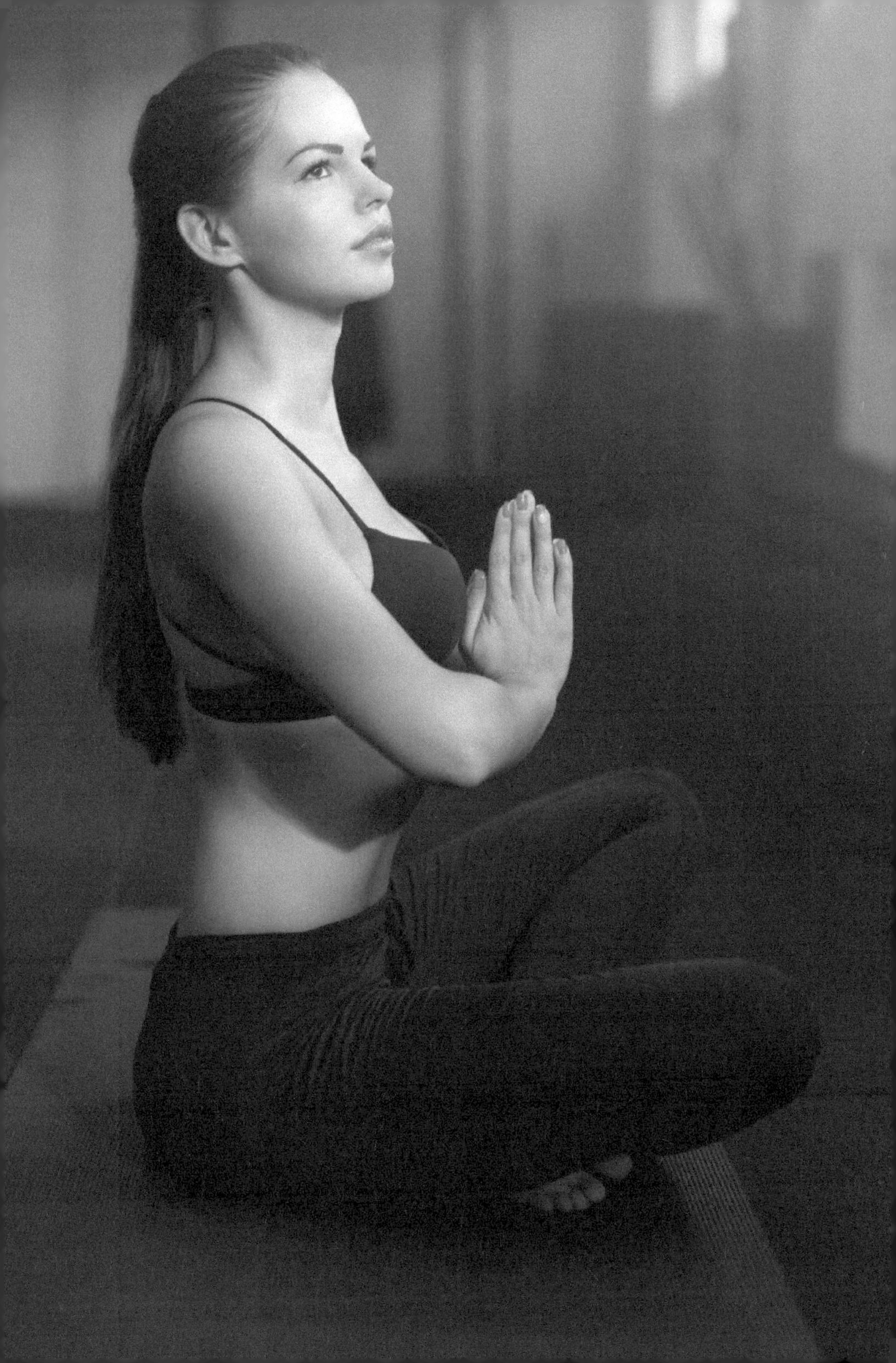

Die Sätze: „Wir sind doch nicht aus Zucker!“ und „ Was uns nicht umbringt macht uns stark!“ fassen diese Vorstellung auch ganz gut zusammen. Es kommt eben in allererster Linie darauf an, wie du die Situation selbst beurteilst und auf was du deinen Geist ausrichtest. Stellst du dir die Heilung vor, dann wird sich diese Vorstellung mit einer viel höheren Wahrscheinlichkeit manifestieren, als wenn du von dem Gegenteil überzeugt bist. Diese Tatsache wird niemand abstreiten können.

Was über die bloße Vorstellungskraft erreicht werden kann, davon zeugen zahlreiche Placebo Berichte: So konnten starke Schmerzmittel durch Zuckerlösungen ersetzt werden, die Wirkung beim Patienten war dieselbe. An Depression leidende Patienten konnten vollständig geheilt werden, obwohl sie ebenfalls nur ein Placebo Medikament erhielten. Auch sind Berichte belegt, in denen Scheinoperationen denselben Erfolg zeitigten wie sie von echten Operationen zu erwarten gewesen wären.

Erstaunlicherweise funktionierten solche Experimente nicht nur bei Unwissenheit der Probanden. Selbst wenn sie wussten, dass es sich nur um eine Placebo Therapie handelte, reagierten sie häufig mit einer Heilung, denn viel entscheidender als das, was ihnen gegeben wurde, **waren die Worte und Erklärungen der verantwortlichen Person**. Scheinbar reichte es aus, wenn eine als kompetent angesehene Person wie ein Arzt erklärte, dass der Patient schon sehr bald wieder gesund werden würde. Die Menschen fingen dann an, dies zu glauben. **Und es war ihr Glaube und ihre tiefe Überzeugung, dass dies nun so passieren würde.** So programmierten die Menschen sich selbst und aus eigener Kraft wieder auf Gesundheit um.

Die Macht der Vorstellung kann aber noch mehr: sie kann zum Beispiel verjüngend wirken. Immer dann, wenn Menschen, die man eigentlich der Kategorie der Senioren zuordnen würde, sich verhalten wie junge Erwachsene, indem sie rumalbern, neue Dinge ausprobieren, sich modisch kleiden, die aktuelle Musik hören und überhaupt den Lifestyle von 20jährigen oder 30jährigen pflegen, dann wirkt dies nachweislich stark verjüngend. Und dieser Verjüngungseffekt wirkt bis auf die Ebene der Gene. Das heißt der Alterungsprozess wird messbar und wissenschaftlich belegbar stark gehemmt oder sogar umgekehrt. Althergebrachte Denkweisen geraten über solche Erkenntnisse ins Wanken.

Wir können also sehr wohl bis ins hohe und höchste Alter hinein jung, vital, stark, gesund, geistig leistungsfähig und innovativ sein. Suchst du beispielsweise auf YouTube Beiträge zu dem Stichwort *„älteste Bodybilder"* so wirst du auf 80jährige und sogar auf über 90jährige stoßen, die einen Körperbau präsentieren, den sich manche 24jährige sehnlichst wünschen, aber nicht erreichen. Sie stemmen Gewichte, dass dir schwindelig wird. Solche Personen fallen vollständig aus dem Rahmen, aber sie sind ein leuchtendes Vorbild für alle anderen.

Grundlegend dafür ist die Tatsache, dass unser Gehirn nicht unterscheiden kann zwischen der aktuellen Realität und einer *vorgestellten* Realität. In beiden Fällen passieren dieselben inneren Vorgänge. Dieselben Hormone werden ausgeschüttet, dieselben Gefühle werden erzeugt und dieselben Ergebnisse werden erzielt. Mithilfe unserer Vorstellungskraft können wir unserem Geist und damit auch unserem Körper sofort, jederzeit und überall eine Vorstellung von unserem gewünschten Zielzustand geben. Durch Vorstellungskraft versetzen wir uns in den zukünftigen Zustand hinein und erleben ihn so, als wenn er schon erreicht wäre. Unser Gehirn und unser Körper nehmen an, dass dieser zukünftige Zustand bereits eingetreten ist. Sie können Vorstellung und Realität nicht voneinander trennen.

Umso konkreter wir uns eine bestimmte Sache vorstellen, die erreicht werden soll, desto mehr fokussieren sich unsere inneren Kräfte auf diese eine Sache. Es hilft also, sich bei einer konkreten Problemstellung in seiner Vorstellung auf diese eine Sache zu konzentrieren und sich immer und immer wieder vorzustellen, wie es ist, wenn der zukünftige Zustand eingetreten ist.

Lesson Learned:

Unser Gehirn und unser Körper kennen nicht den Unterschied zwischen Realität und Fiktion. Über unser Bewusstsein (im Frontalhirnlappen) können wir gezielt den Zielzustand visualisieren, den wir uns wünschen. Gehirn und Körper „denken“ dann, er sei schon eingetreten!

Aus meine persönlichen Erfahrung weiß ich hierzu folgendes Beispiel zu berichten: In einigen späteren Kapiteln werde ich darüber noch ausführlich schreiben. Nur so viel vorweg: Die Funktionsfähigkeit meines rechten Lungenflügels war stark eingeschränkt. Die drei rechten Lungenlappen waren stark beschädigt aufgrund eines Lungeninfarktes und nachträglich von einer Lungenentzündung befallen worden. Für mich als Ausdauersportler war das ein sehr ungewohnter Zustand. Aber ich wusste aufgrund meiner früheren Leistungen, zu was ich in der Lage bin und dass meine Lunge früher immer hervorragend Arbeit geleistet hat.

Für mich war von vornherein klar, dass diese Lunge sich abermals erholen wird, nachher sogar besser arbeiten wird als vorher. Das war meine Ansage an mich selbst. Ich war fest davon überzeugt, dass sich die Lungenbläschen neu bilden werden (auch wenn die wissenschaftliche Expertise durchweg sehr skeptisch ist, was die Erneuerung von Lungenbläschen angeht). Ich jedoch glaubte fest daran. Ich wusste zu jedem Zeitpunkt, dass mein gesamter Körper alles dafür tun wird, damit ich wieder vollständig hergestellt werde.

Ich habe mir in meiner Phantasie die Makrophagen vorgestellt, welche die Eindringlinge, so wie altes Zellmaterial beseitigen. Auch habe ich mir vorgestellt, wie die verbliebenen und funktionsfähigen Lungenbläschen den Verlust der abgestorbenen Bereiche durch eine Leistungssteigerung ausgleichen würden. Ich wusste, dass beim Höhentraining von Ausdauersportlern nichts anderes stattfindet als eben dieser Vorgang. Das also der Körper lernt mit weniger Sauerstoff ebenso gut klarzukommen.

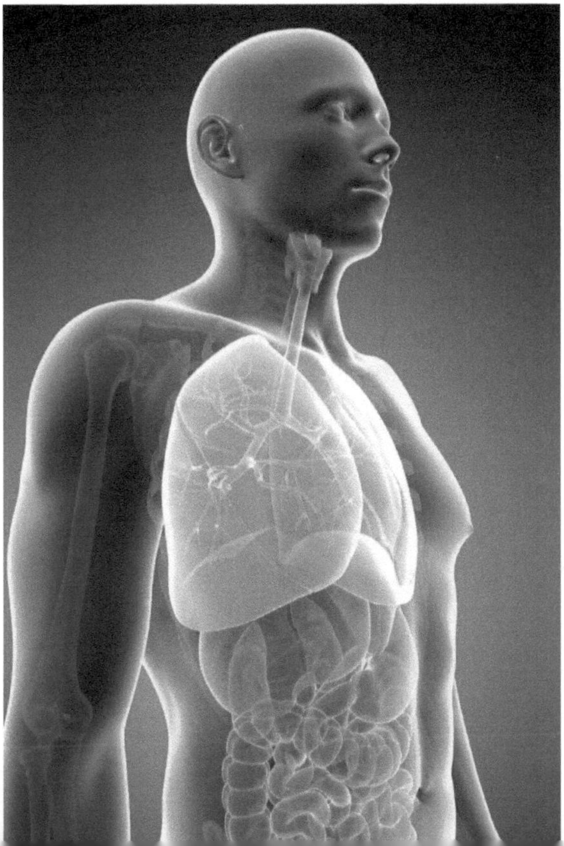

In Form von Meditation oder Traumreisen habe ich mir vor meinem geistigen Auge meine komplett gesunde und wiederhergestellte Lunge vorgestellt und wie es sein wird, wenn ich wieder zehn oder zwanzig Kilometer joggen werde, wie in alten Tagen, und welche Freude ich dabei erleben werde. Es fühlte sich gut an und ich glaubte daran.

Sodann gab es in der Folge entscheidende und spontane Heilungsfortschritte, für die es in der medizinischen Literatur keine Beispiele gibt. **Im Grunde genommen gelten alle Schäden dieser Größenordnung in der modernen Medizin als unheilbar.** Ich tat dies ohne Zuhilfenahme eines Arztes, sondern ganz auf mich allein gestellt. Für mich gab und gibt es keinen Zweifel daran, dass alles möglich ist.

Das! Ist! Placebo!

Diese Erfahrung deckt sich mit der wissenschaftlich belegten Beobachtung, dass Optimisten im Vergleich zu anderen Menschen immer bessere Gesundungs-Chancen haben. Im Gegensatz zu den Pessimisten stellen sie sich regelmäßig in ihrem Kopf bereits bildhaft vor, wie alles gelingen wird und sie ihr zukünftiges Ziel bald schon erreicht haben werden. In ihrem Kopf und in ihrer Vorstellung haben sie es bereits erreicht und stellen damit in Sekundenschnelle die richtigen Weichen im Körper ein, die eben diesen Erfolg dann auch möglich werden lassen. In den Kapiteln über die innere Apotheke wurden ja bereits ganz viele wichtige

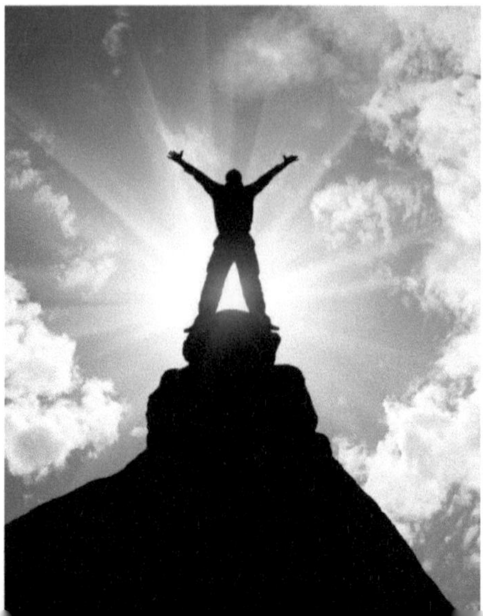

Hinweise gegeben, wie direkt und unmittelbar unser Körper durch die Bereitstellung von hilfreichen Substanzen reagiert, wenn wir ihm die nötigen Anstöße geben. Dies passiert - sofern wir dies wollen - wie auf Knopfdruck.

Ob und wie gut sich jemand heilen kann, hängt auch davon ab, ob derjenige einem bestimmten Krankheitsbild seinen Glauben und seine Aufmerksamkeit schenkt oder nicht. Die Mainstreammedizin beschreibt Krankheitsbilder ja meistens aus einer Opferperspektive heraus: Der Patient ist befallen von etwas, das durch Eingriff von außen beseitigt werden muss, wobei die Heilungschancen über diesen Weg in den meisten Fällen eher vage sind. Patienten, die sich in diesem Szenario in einer Opferrolle befinden, werden nicht selten von Angstgefühlen gequält, welche ihr Leiden aber nur verstärken, auch wenn ihnen das nicht bewusst ist.

Bei den „Selbstheilern" verhält es sich genau umgekehrt: Sie glauben in den meisten Fällen nicht an die Mainstreammedizin, sondern sie schreiben sich selbst heilende Kräfte zu. Sie glauben an die Macht ihrer inneren Kräfte und Angst vor Unheilbarkeit oder gar dem Tod sind ihnen fremd. **Vielmehr sehen sie die Krise als Chance weiter zu wachsen und Neues dazuzulernen.** Die Verneinung der Angst mag für Außenstehende sonderbar wirken, die Selbstheiler jedoch nutzen hierüber intuitiv eine große Kraft.

Es gibt Belege für Krankheitsverläufe, bei denen Menschen ihre Krankheit einfach *weggelacht* haben. Sie haben sich einfach regelmäßig jeden Tag mehrere Stunden lang Comedy- Serien oder -Filme angesehen und dabei herzhaft gelacht. Über die Regelmäßigkeit wurde der Körper ständig mit Glückshormonen versorgt, was sich wiederum auf die Genexpression positiv ausgewirkt hat. Krankheitsfördernde Gene wurden ausgestellt, gesundheitsfördernde Gene wurden angestellt.

Im Grunde genommen liegt es ja auf der Hand, dass es so funktionieren muss. Wenn ich lache, fühle ich mich gut, egal was mich ansonsten belastet oder stört. Wer also lacht, der erlebt Glück. Die Glückshormone gelangen aber über das Blut an jede Stelle des Körpers. Menschen die Lachen leben länger. Wie ich weiter oben beschrieben habe, können wir sogar durch das Hochziehen der Mundwinkel diesen Prozess in Gang bringen.

Mir hilft diese Technik sehr häufig: Seien es Schmerzen aufgrund eines Sturzes mit dem Mountainbike, stressige Lebensabschnitte oder momentane Lustlosigkeit. Ich lege dann einfach mein breitestes Grenzen auf, Scherze lauthals mit mir selbst und lache einfach los. Der Effekt ist immer derselbe: Ich fühle mich schlagartig besser. Wenn ich mich aber besser fühle, komme ich auch besser durch die Gesamtsituation hindurch und habe viel schneller abschließend wirklich Grund zur Freude, weil ich wieder etwas geschafft habe.

Lesson Learned:

Lachen, positives Denken und die Annahme, dass am Ende alles gut werden wird, lassen dich jede noch so schlimme Situation schneller überstehen. Negative Ereignisse haben regelmäßig nur den Wert, den wir ihnen beimessen. Die Meister dieser Technik nehmen insbesondere schwierige Situationen dankend und mit einem lachenden Gesicht an. Denn sie wissen bereits jetzt, dass sie alles schaffen werden.

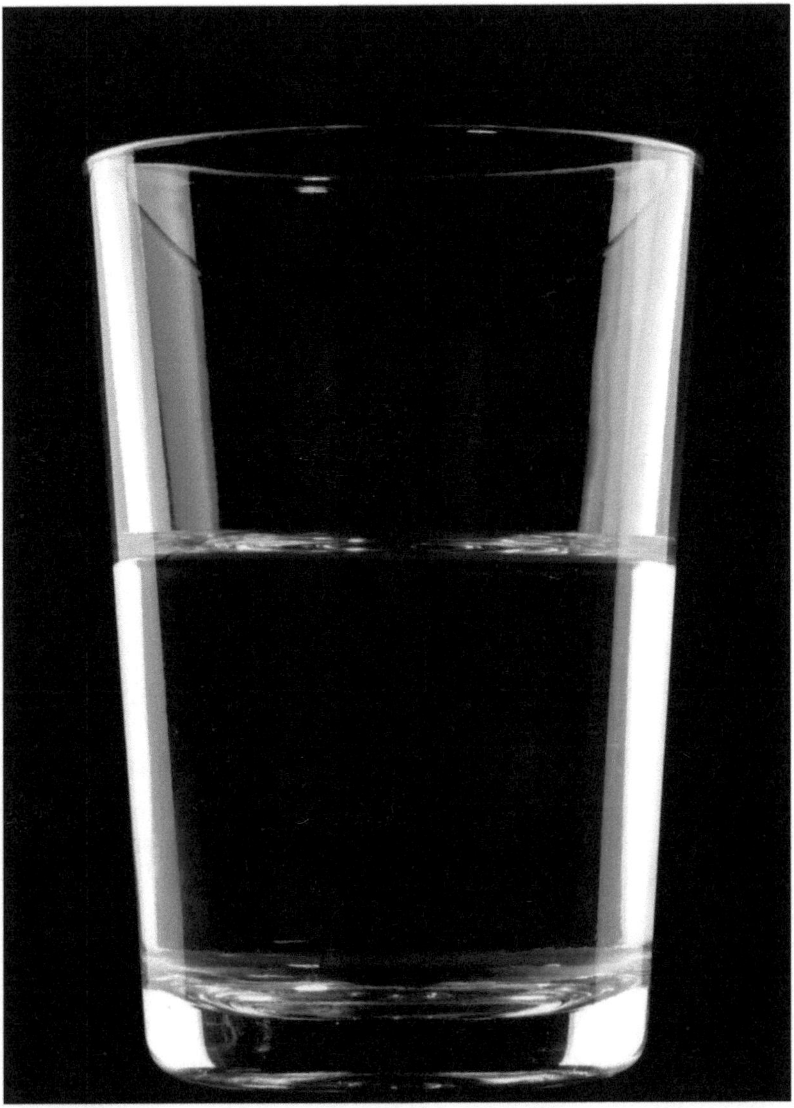

halb voll oder halb leer?

Lachen ist die positive Annahme der gegenwärtigen Situation in dem Bewusstsein, dass nach jedem Regen auch wieder ein Sonnenschein kommen wird. **Für mich ist klar: Es kann für mich gar nicht hart genug kommen, denn ich überstehe einfach alles. Ich bin unzerstörbar und unbesiegbar.**

Hierfür gibt es in der Literatur auch den Begriff des *Mindset*. Wer einen eisernen Willen besitzt und diszipliniert und ausdauernd ans Werk geht, der wird seinen Geist so transformieren, dass er absolut durchhaltefähig wird. Der Körper richtet sich dann automatisch danach. Nur über diesen Weg sind Spitzenleistungen denkbar. Bergsteiger, Marathonläufer, Extremschwimmer, Überlebensspezialisten, erfolgreiche Unternehmer und Visionäre. Alle bringen sie dieses Mindset mit. Aufgeben ist für sie keine Option.

Auch dies ist eine Form von Placebo, denn der Erfolg ist für diese Menschen bereits im hier und jetzt eingetreten. Sie sind in ihrem Kopf bereits das, was sie werden wollen. Über diese Technik sind sie in der Lage, sämtliche Strapazen und Unwägbarkeiten zu meistern. Denn sie rechnen fest damit, dass es zu Tiefpunkten kommen wird, aber sie sind genauso überzeugt davon, dass sie diese überwinden werden, weil sie ihr Ziel zu keinem Zeitpunkt aus dem Auge verlieren.

Wenn du daran glaubst, dass Gott dir helfen wird, so wird dein Glaube Berge versetzen. Denn wenn du betest und um Hilfe und Unterstützung bittest, dann passiert nichts anderes, als dass du jetzt bereits davon überzeugt bist, dass diese Hilfe eintreffen wird. Du stellst dich auf den göttlichen Segen ein und erwartest ihn bereits. Du bist fest davon überzeugt, dass eine höhere Macht existiert, die einfach alles bewirken kann und die über jedes Sandkorn in diesem Universum Bescheid weiß. Rufst du sie an, so erhört sie dich. Gott hört dich, wenn du ihn anrufst. Wenn du hierüber überhaupt keinen Zweifel hast, so kann dein Glaube alle Wunder bewirken. Auch hierüber programmierst du deinen Geist und deinen Körper auf das erwartete Ereignis. Wenn du dich über Gebete bereit machst, dann bist du schon bereit.

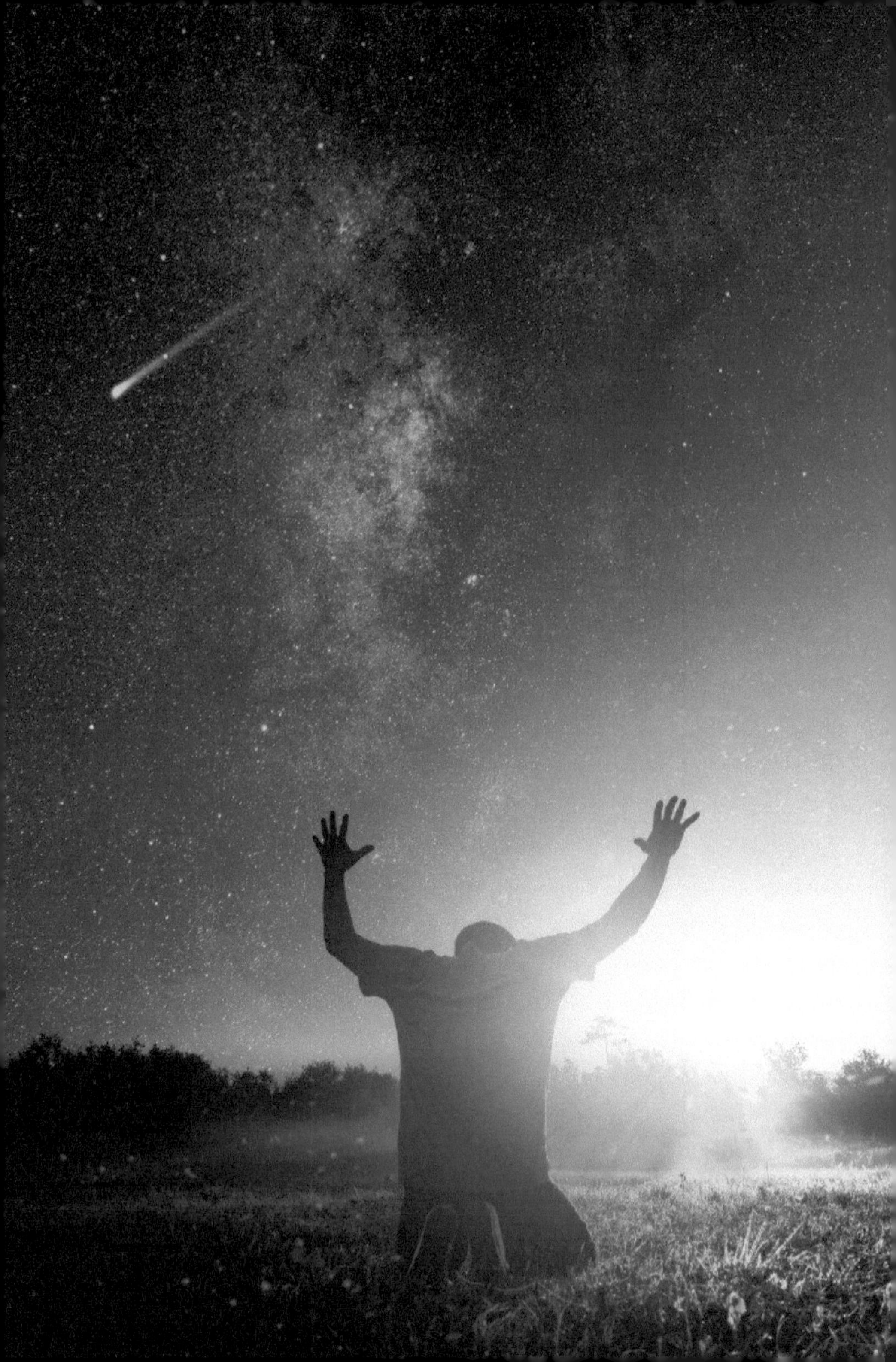

14. Kapitel: Selbstheilung und Spontanremission - die Kraft ist in uns!

Selbstheilung und Spontanremission haben ihre Ursachen in uns selbst. Wer hierüber geheilt wird, der hat sich im Grunde genommen selbst geheilt, und zwar von innen heraus. Äußere Einflüsse bis hin zu diesem Buch geben lediglich Hinweise und Anregungen, nennen Beispiele, die sich bewährt haben und weisen auf natürliche Zusammenhänge hin, die schon immer Bestand hatten. Wer diese Tipps, Tricks und Hacks versteht, der findet auch ganz schnell den Schlüssel zu seiner inneren Heilung. Denn im Grunde genommen ist alles bereits in uns angelegt. Das nötige Wissen um diese Tatsachen hilft uns, die von Gott gegebenen Fähigkeiten auch tatsächlich anzuwenden. Sobald wir einmal erlebt haben, dass es funktioniert, bildet sich ein unumstößlicher Glaube in uns, dass es immer wieder funktionieren wird, komme was da wolle.

Es gibt eine Menge Ratgeber zum Thema Selbstheilung von Experten unterschiedlicher Couleur und unterschiedlicher fachlicher Herkunft, die sich inhaltlich mit teils verschiedenen Schwerpunktsetzungen beschäftigen. Als Motor zur Selbstheilung werden hierbei unter anderem vorgeschlagen: Hypnose, Meditation, Stimulation des Vagus Nervs, Heilfasten, Quantenheilung, Shakra Lehre, Karma Lehre. Und so weiter. Weil ich für die Recherche zu diesem Buch verstehen wollte, wie andere Menschen an diese Thematik herangegangen sind und was sie für Empfehlungen aussprechen, habe ich einige dieser Werke näher betrachtet und ausgewertet.

Ich kam jedoch sehr schnell zu dem Schluss, dass es zum Thema Selbstheilung keine einheitlichen Expertisen oder Empfehlungen gibt. Es gibt jedoch zahlreiche unterschiedliche Ansätze, die aus unterschiedlichen Denk- und Verhaltens schulen stammen und die sicherlich alle ihre Berechtigung haben. Was sie alle verbindet, ist die Idee, dass Selbstheilung fern des Medizin-Mainstreams möglich ist.

Jedoch erkannte ich auch sehr schnell einen entscheidenden Unterschied *zu meinem Ansatz*. Denn in vielen der überwiegend auf theoretischer Ebene ablaufenden Methoden fehlt mir der generalistische Zusammenhang. **Ich bin der festen Überzeugung, dass nur ein ganzheitlicher, generalistischer Ansatz zum Erfolg führt.** Diesen Ansatz möchte ich bieten. Aufgrund meiner am eigenen Leib gemachten Erfahrungen bin ich der festen Überzeugung, dass es sich hierbei um den erfolgversprechendsten Ansatz überhaupt handelt.

Kurzum: Heilung erfolgt nach meiner Auffassung und nach meiner Erfahrung nicht etwa dadurch, dass ich mich urplötzlich entschließe, störende Krankheitssymptome wegzumeditieren und danach mache ich so weiter wie vorher. Heilung bedeutet vielmehr, das eigene Leben ganzheitlich heilsam zu gestalten, und zwar von jetzt an und für immer. Du kannst dich nur für einen Weg entscheiden. Und wenn du das getan hast, dann gehst du ihn mit vollem Einsatz. **„All in“** sozusagen.

Das generalistische und umfassende an meiner Idee ist, dass es wesentliche Faktoren gibt, die in erheblichen Umfang auf unsere Gesundheitskonto einzahlen und dass es kleinere Faktoren gibt, deren Betrachtung meist nicht relevant ist. Vollwertige, vielseitige und abwechslungsreiche Ernährung die Spaß macht, tägliche mehrfache und intensive Bewegung und Sport, ausreichender tiefer und erholsamer Schlaf, der Verzicht auf künstliche chemische Substanzen, der gesunde Umgang mit den eigenen Gedanken, die Stimulierung des Hormonhaushalts und das Gleichgewicht zwischen Geist, Körper und Seele sowie ein gesundheitsförderliches soziales Umfeld gehen hierbei Hand in Hand. Sobald du eine dieser tragenden Säulen weglässt oder sie vernachlässigst, wird das Gesamtgebäude (deine Gesundheit) nicht tragfähig sein.

So wird die reine Meditation ohne sportliche Betätigung ebenso wenig bringen wie umgekehrt eine intensive sportliche Betätigung ohne Zeiten der Ruhe und geistigen Einkehr, welche der Selbstreflexion dienen.

Lesson Learned:

Die Transformation deiner Gesundheit ist ein permanenter Vorgang, der nie endet. Alles ist im Fluss. Gesundheit basiert immer auf verschiedenen Säulen, die allesamt beachtet und gepflegt werden wollen. Etabliere also einen **ganzheitlichen Ansatz**, der alle diese Bereiche umfasst. Diese Bereiche verbinden sich dann automatisch zu einem sinnvollen Ganzen.

Ernährung ist deine Medizin

Es war ein zentraler Satz in einer Teleshopping-Verkaufsshow für Eiweißprodukte, der mir mit einem Mal die

Augen geöffnet hatte. Der zentrale Satz war: „Wenn sie ständig Hunger haben, dann ist ihr Körper auf der Suche nach etwas.“ Das war es. Mit meinem Körper war also alles in Ordnung, denn durch das Hungergefühl zeigte er lediglich richtigerweise auf, dass er nicht alles das bekommt, was er benötigt für sein weiteres Wachstum. Ich hatte meinem Körper also durch Training und Leistungsbereitschaft ein Ziel gesetzt, das er aber nicht voll erreichen konnte, weil er nicht die nötigen Baustoffe bekam. Lange Zeit hatte ich die Bedeutung von Eiweiß nicht erkannt.

Jedenfalls erreichte mich noch rechtzeitig dieser Weckruf und ich probierte Nahrungsergänzungsmittel mit hochdosiertem Eiweiß und konzentrierte mich beim Einkauf im Supermarkt ebenfalls auf eiweißhaltige Lebensmittel aller Couleur.

Oftmals hört man die Leute sagen, in der Nahrung aus dem Supermarkt sei schon alles drin, da brauche man keine Nahrungsergänzungsmittel zu nehmen. Sie vergessen dabei aber, dass die Böden heutzutage nicht mehr die Nährstoffdichte haben, wie dies früher der Fall war. Die Pflanzen kommen oft aus dem Gewächshaus und haben bei Weitem nicht mehr die Quantität und die Qualität an Nährstoffen aufzuweisen.

Die äußere Form unserer Lebensmittel ist zwar perfekt, aber am Inhalt mangelt es oft. Außerdem gibt es mit der Mischung der Zutaten oft Probleme. Billigeres Mehl und Zucker werden häufiger beigemischt und das teurere Eiweiß, Mineralien und Vitamine sowie hochwertige Fette werden seltener verwendet. Der Kunde merkt dies nicht *direkt* (Farbe, Form, Geruch) und so kann der Hersteller seine Kosten minimieren und somit den Gewinn steigern. Glücklicherweise findet man jetzt aber immer öfter Produkte mit dem Hinweis auf „Extra Eiweiß“. Es ist eben doch von Bedeutung, was im Lebensmittel drinsteckt und nicht nur ob es satt macht oder gut aussieht.

Vegetarier, Veganer oder Mischköstler?

Meine Nahrung ist immer vielseitig, ausgewogen und schmackhaft. Sie ist dabei so unkompliziert und unbehandelt wie möglich. Auf lange Kochprozeduren mit etlichen Zutaten verzichte ich schon seit langem. Ich esse das, worauf ich gerade Lust habe. Und ich tue das, wann immer ich Lust habe.

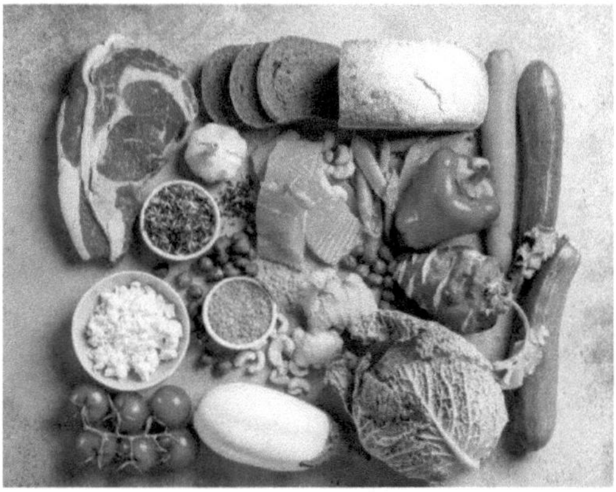

Feste Essenszeiten gibt es für mich nicht. Wenn sich mein Hungergefühl meldet, dann höre ich darauf. Wenn es kein Hungergefühl gibt, dann höre ich ebenfalls darauf. Was bringt es zum Beispiel, wenn ich mittags gar keinen Hunger hätte, und würde mich trotzdem vollstopfen? Was brächte es mir umgekehrt, wenn mein Körper um 10:00 Uhr bereits Heißhunger anmeldet und ich diesem Gefühl nicht nachgebe, obwohl es doch eine Berechtigung hat?

Ich habe über die Jahre gelernt, **den Signalen meines Körpers zu vertrauen**. So gibt es Abschnitte, da habe ich einen regelrechten Heißhunger auf Fleisch in Form von Steaks, Bratwürstchen, gebratenen Hühnchen, gebratener Ente und so weiter. Es gibt aber auch Zeiten da trifft dies überhaupt nicht zu und mir gelüstet nach frisch gedünstetem

Gemüse, Gemüsesuppe, Spargel, Blumenkohl, Brokkoli und Spinat. Wieder an anderen Tagen passiert mir dies mit kohlenhydrathaltigen Lebensmitteln wie Nudeln, Haferflocken oder Mehlspeisen.

So gesehen gibt es kaum gute oder schlechte Nahrung. Es ist vielmehr die Frage, was dein Körper jetzt gerade benötigt, um voll funktionsfähig und leistungsfähig sein zu können. Das sagt er dir sehr genau. Du musst ihm einfach zuhören. ☺

Ich war in meiner Jugend acht Jahre lang Vegetarier, und davon sechs Jahre sogar reiner Veganer. Ich kann es mir also durchaus herausnehmen für mich in Anspruch zu nehmen, hier einen breiten Erfahrungshorizont zu haben. Jetzt mal Klartext dazu: **Die Veganer-Zeit war geprägt von einem ständigen und nagenden Hungergefühl, einer latenten Unzufriedenheit und fehlender Abwechslung in der Ernährung.** Ich lebte das Leben eines Mönchs-Novizen, der durch selbstauferlegten Verzicht einen Leidensweg gewählt hatte. Ich hatte es mir damals in den Kopf gesetzt, diese Gefühle auszuhalten und trotz meiner Neigungen auf Fleisch, Fisch, Eier und Milch zu verzichten. Ich wollte mir selbst beweisen, dass ich das kann. Ich habe in dieser Zeit ganz sicher unter Beweis gestellt, dass ich einen brutal harten Willen habe. Wenn man so will, habe ich damals zwar meinem Körper keinen Gefallen getan, aber ich habe meine Willenskraft enorm trainiert. Das war sozusagen der gute Effekt an diesem Vorhaben.

Unser Körper benötigt eine Vielzahl von Nährstoffen, Mineralstoffen, Vitaminen, sekundären Pflanzenstoffen und Ballaststoffen, und zwar in einem ausgewogenen, vielfältigen, vielseitigen und abwechslungsreichen Verhältnis. Viel Frisches sollte dabei sein, also möglichst unbehandelte und wenig verarbeitete Lebensmittel. Nur dann hat unser Körper die Möglichkeit alle seine genialen Mechanismen am Laufen zu halten. Alle Körperfunktionen laufen auf Autopilot und erhalten damit unsere Gesundheit. Das ist überhaupt nicht selbstverständlich.

In Wirklichkeit läuft eine komplizierte Prozedur von Verfahren, bei der es darum geht, Nährstoffe an den richtigen Platz zu befördern, alte Zellen abzutransportieren und dafür neue zu bilden, Muskeln zu bilden, die Knochen und Gelenke zu stärken, die Funktionsweise des Gehirns aufrechtzuerhalten, das Immunsystem stark zu machen und so weiter. Für uns ist es einfach nur *Essen und Trinken*. Doch ob unser Körper alle an ihn gestellten Aufgaben gut erfüllen kann, hängt eben ganz entscheidend davon ab, ob wir ihn umfangreich versorgen.

Diäten und Mangelernährung sind hierfür nicht gut geeignet, auch wenn wir uns das gerne einreden wollen. Mit einer vielseitigen Mischkost fühle ich mich entschieden besser, bin körperlich sehr stabil geworden und im Training habe ich wesentlich bessere Erfolge erzielt. Insbesondere wenn es um Heilungs- und Gesundungsprozesse geht, müssen wir gut versorgt sein. Wie schon Hippokrates vor 2500 Jahren sagte, sollte Essen unsere Medizin sein. Schon er hatte es also

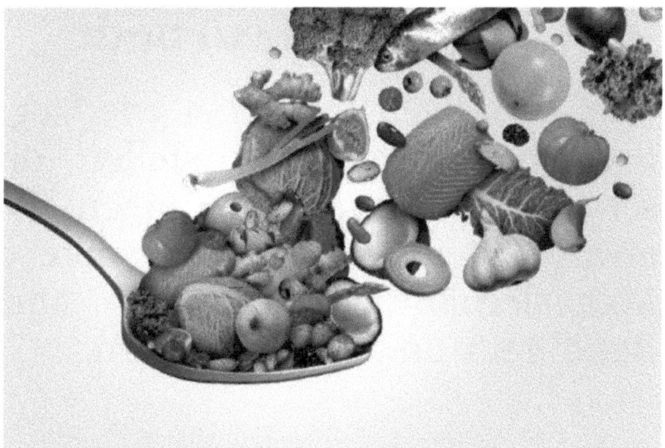

erkannt, dass wir hierrüber alles Heilsame in unseren Körper aufnehmen können, wobei unser Körper selber weiß, was er mit den einzelnen Nährstoffen anfangen kann und wo sie hingehören. Er macht das schon für uns.

Unsere Aufgabe ist es jedoch, die richtige Nahrung zuzuführen. Kommt es nämlich zu einer Mangelernährung aufgrund einer speziellen Diät, so hat es der Körper automatisch schwerer gesund, stark und vital zu bleiben. Wir merken das nicht sofort nach einer Woche oder nach einem Monat. Auch nicht unbedingt nach ein oder zwei Jahren. In dieser Zeit baut der Körper noch eigene Reserven ab, die er vormals gespeichert hatte. Er zehrt sich sozusagen selbst auf.

Somit leben viele Menschen heutzutage außerdem in dem Irrglauben, sie würden als Veganer unglaublich viel für ihre Gesundheit tun. Ich sehe das nicht so. Aufgrund meines eigenen Experimentes (acht Jahre Vegetarier, sechse Jahre Veganer) weiß ich, dass man die Folgen einer solchen Mangelernährung erst nach fünf oder sechs Jahren zu spüren bekommt, man sich dann aber schwer tut, sich den vermeintlichen Fehler einzugestehen und eine Kehrtwende zu machen.

Lesson Learned:

Spezielle Diäten wie Veganertum sind Modeerscheinungen und stellen deinen Körper vor schwierige Herausforderungen. Wer seinem Körper etwas Gutes tun will, der sollte deshalb auf solche Mangelernährung verzichten und ihm eine große Bandbreite an Nahrung liefern.

Selbstheilung: Was im Kleinen geht, geht auch im Großen

Was macht unser Körper, wenn wir uns zum Beispiel in den Finger geschnitten haben? Ganz genau: Er repariert den Schaden von allein. Dies ist Selbstheilung in ihrer reinsten Form. Das ist der klare Beweis. Was nun auf der Ebene des Fingers stattfindet, findet aber tagtäglich auf der gesamten Körperebene statt. Für unsere Augen unsichtbar repariert der Körper sich auch innen, also die Blutbahnen, die inneren Organe, die Knorpel, die Knochen, das Gehirn und so weiter. Nur weil wir es nicht sehen, heißt das nicht, dass es nicht stattfindet.

Der generalistische Ansatz in der Selbstheilung liegt dann vor,

- ✓ wenn du also täglich auf deine Ernährung achtest,
- ✓ wenn du täglich Sport treibst,
- ✓ wenn du auch die sitzenden Tätigkeiten regelmäßig durch Bewegungspausen auflockerst (60/10-Methode),
- ✓ wenn du genügend schläfst,
- ✓ wenn du keine „Substanzen“ zu dir nimmst,
- ✓ wenn du darüber hinaus deine Hormonproduktion auf natürliche Weise positiv beeinflusst,

- ✓ wenn du seelisch ausgeglichen bist und von einem positiven sozialen Umfeld profitierst,

- ✓ wenn du eine Tätigkeit ausübst, die dir Freude bereitet und durch die du in einen Flowzustand gerätst.

- ✓ In der Folge wirst du gesund, glücklich, zufrieden und stark sein. Man wird dir deinen Energielevel ansehen und du wirst auch auf andere inspirierend wirken. Die meiste Zeit über wird der Begriff Krankheit für dich **ein Fremdwort** sein.

Nach aktuellen statistischen Erhebungen sitzt jeder Deutsche im Durchschnitt pro Jahr zehnmal in einer Arztpraxis. In zehn Jahren wären das einhundert Arztbesuche. Zum Vergleich: Ich habe in den letzten zehn Jahren nur zwei Mal einen Arzt aufgesucht. Kleine Wehwehchen gehen bei mir von allein weg, und zwar schon nach sehr kurzer Zeit. Dies ist das Resultat meines generalistischen Gesundheitsansatzes. Mein pragmatisches Prinzip lautet deshalb auch: Was sich bewährt hat, behalte ich bei, was nichts taugt, werfe ich über Bord.

Lesson Learned:

Ein generalistischer Ansatz ist die beste und solideste Basis für ein gesundes, glückliches und vitales Leben. Krankheiten wird es dann so gut wie nicht geben. Schlägt trotzdem mal eine akute Erkrankung oder ein Unfall zu und kommt es hierbei zu Problemen, so wirst du als Generalist deutlich signifikant gesteigerte Chancen haben, das Ganze wohlbehalten und aus eigener Kraft heraus zu überstehen.

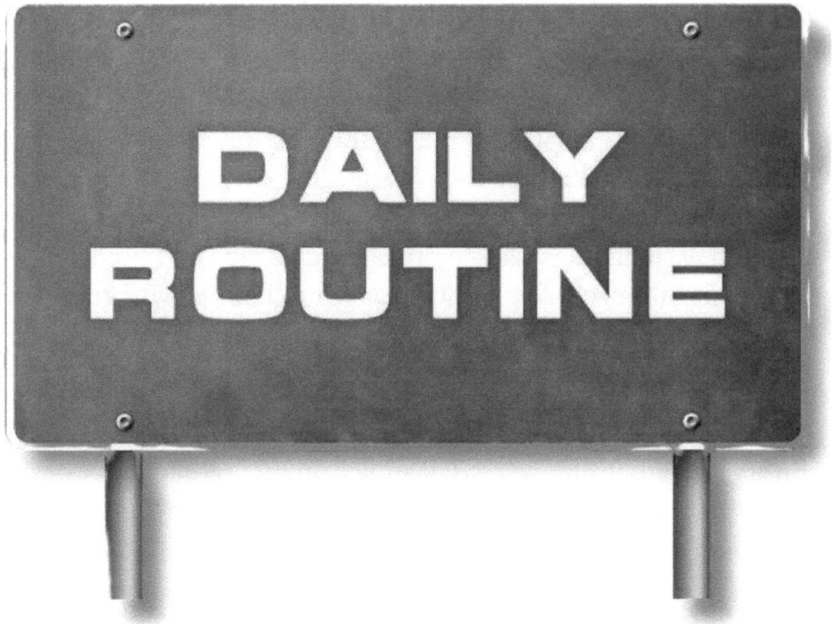
DAILY
ROUTINE

15. Kapitel: Wecke die Kämpfernatur in dir!

Der **MMA Kämpfer Conor McGregor** ist dir sicherlich ein Begriff. Er wird ja in den Medien meist als Rüpel dargestellt, in Wirklichkeit ist er aber ein Familienmensch und privat eher ruhiger Natur. Er ist physisch topfit und er ist geistig topfit. E trainiert unentwegt: Laufen, Seilspringen, Fahrradfahren, Rudern, Gewichte heben, Boxen, Treten und Bodenkampf. Er verfolgt einen genau ausgetüftelten Ernährungsplan, er hat feste Trainingszeiten, er reduziert negativen Stress so weit wie möglich, er verbringt viel Zeit mit seiner Familie und mit seinen Freunden und er hat jederzeit eine klare Vision und klare Ziele.

Von diesem eisernen Plan gibt es für ihn kaum Abweichungen. So berichtete er davon schon ein schlechtes Gewissen zu bekommen, wenn er mal nicht pünktlich früh morgens aufstehen würde. Kurzum: Er ist wahrscheinlich ein Paradebeispiel für einen physisch und psychisch kerngesunden Menschen, und zwar aufgrund seiner persönlichen Routinen.

Aber auch er ist nicht vor Verletzungen und Unfällen gefeit. Und so wird in einer TV-Dokumentation (Netflix) über mehrere seiner teils schweren Verletzungen berichtet. Bei einem Kampf im Jahre 2021 zog er sich einen multiplen Bruch am linken Bein zu. Fuß und Bein waren nahezu zertrümmert. Wie geht dieser Bär von einem Mann nun mit der Sache um? Nun er wurde direkt operiert, man hat also im OP-Saal alle seine Knochen wieder gerichtet und stabilisiert, das Bein in einen dicken Gips gepackt und so lag er zwei Tage nach dem Kampf im Krankenzimmer und **fragte seinen**

Arzt, wann er denn wieder mit dem Training beginnen könne. Auf solch einen Gedankengang muss man erst mal kommen.

Hier zeigt sich eine entscheidende mentale Komponente:

- Bist du Opfer oder bist du Sieger?
- Bist du jemand der aufgibt oder bist du jemand den nichts umhauen kann?
- Bist du eine Feder im Wind oder bist du ein Fels in der Brandung?

McGregor jedenfalls ist ein solcher Fels, denn er kann selbst nach seinem schweren Unfall sofort mental umschalten und hat schon wieder Training, Ziele und Wettkampf vor seinem geistigen Auge. Die Heilungschancen steigen durch diesen ***Kämpfer-Spirit*** enorm. Die meisten anderen würden nun noch wochenlang in der Klinik abwarten, um danach monatelang zuhause rumzuliegen. In dieser Zeit des Abwartens würde der Körper aber keinesfalls gut heilen. Er würde vielmehr Degenerieren und auch Durchblutungsstörungen könnten die Folge sein. Auch mental sind solche Phasen des Nichtstuns insbesondere für sehr aktive Typen sehr belastend.

Wer vor seinem geistigen Auge aber bereits wieder den Trainingsraum vor sich sieht und nach Alternativen sucht, wie dennoch ohne den Einsatz des verletzten Beins trainiert werden kann, der hat eine klare Vision. Absichtlich werden dadurch die Gene bereits auf Heilung programmiert, und das körpereigene Immun- und Reparaturprogramm auf Höchstleistung gebracht. Die über die Vorstellung erzeugten Hormoncocktails wirken ebenfalls heilsam und unterstützen. Natürlich wird der Mann alle Tricks und Hacks anwenden, die ihn auf dem Weg der Gesundung massiv unterstützen werden: Er wird unnötigem Stress aus dem Weg gehen, er wird sich mental voll auf das Gesundwerden konzentrieren, er wird die Trainingseinheiten durchführen, zu denen er in der Lage ist, er wird noch besser auf seine Ernährung und seinen Schlaf achten und er wird die Tage runterzählen, wann die ganze Sache überstanden sein wird. Wenn andere ans Aufgeben denken, dann denken solche Menschen nur an das Weitermachen. **Aufgeben ist für sie keine Option.**

Aus meiner eigenen Überzeugung heraus ergibt sich solch eine mentale Einstellung nicht lediglich aus Meditation oder Visualisierung heraus. Sie ist vielmehr ein Wechselspiel zwischen der harten Außenwelt, also der physischen Welt und der Innenwelt. Anders ausgedrückt: Nur durch Widerstände wächst der Mensch. **Diese Widerstände musst du spüren. Und das tut manchmal weh.**

So wird McGregor das Training unter den Bedingungen seiner Verletzungen wehtun. Aber er ist bereit und in der Lage diesen Schmerz auszuhalten, weil er ein Ziel erreichen will. Und dieses Ziel ist nicht ohne Preis zu haben.

Ich selbst bin auch so ein Sturkopf. Einen meiner ersten dreißig Kilometer Gepäck-Märsche bin ich als junger Mensch mit Blut in den Schuhen gelaufen, wobei sich die Fersenhaut großflächig abgelöst hatte. Ich ging einfach weiter und ignorierte den Schmerz, bis er von allein aufhörte. Sportverletzungen zum Beispiel durch Stürze vom Mountainbike habe ich durchweg ignoriert. Ich wusste es handelt sich im Grunde genommen nur um kleinere Wehwehchen, die von allein wieder weggehen würden. Ich bin dabei auf Arme, Po, Rücken und Hände gekracht, hatte Schürfwunden, Prellungen und einmal auch eine kleine Knochenabsplitterung. Beim Arzt war ich deshalb nie. Ich bin immer gleich wieder aufs Rad und weitergefahren. Beim Klettern ohne Schuhe und ohne Handschuhe rutschte ich ab, wobei ich mir Wunden an den Händen zufügte und sich ein ganzer Hautlappen des rechten Fußes ablöste. Jeder andere wäre mit sowas zum Arzt gegangen zum Desinfizieren und Verbinden. Ich bin nur einige Stunden später 15 Kilometer joggen gewesen. Was soll ich sagen, es ist einfach eine Einstellungssache. Entweder du bist so drauf oder eben nicht.

Lesson Learned:

Härte gegen sich selbst zeigen, durchhalten statt aufgeben, Schmerzen und Tiefpunkte ertragen, mutig weitermachen, keine Angst haben und täglich hart physisch und mental trainieren und an sich arbeiten, zahlen sich über kurz oder lang aus. Wer so tickt, der ist schon bald „bulletproof".

„Das ist unvernünftig" würden nun manche Menschen sagen! „Das interessiert mich nicht" sage ich. Und hier steckt auch der Kern meiner Philosophie zur Selbstheilung, zur Spontanheilung und zur Gesundheit überhaupt: Ich bin stur, ich bin ignorant und ich habe überhaupt keine Angst vor Konsequenzen. Schmerzen kann ich aushalten, denn ich bin beseelt von der Vorstellung, dass alles gut werden wird. Ich bin so krass überzeugt davon, dass mein Körper sich immer wieder erholen wird, dass ich keine Notwendigkeit darin sehe, ihn über die Gebühr zu schonen. Härte gegen mich selbst, Willensstärke und Disziplin so wie die Fähigkeit zu leiden sind die Komponenten, die mich immer weiter machen lassen, egal was passiert. Ehrlich gesagt, ich finde es *geil* so zu leben. **Das ist der Superheldenmodus**.

Wo ein Wille ist, ist ein Weg

Das ist Placebo in seiner Reinform! Wenn du überhaupt keinen Platz mehr für Zweifel lässt und nichts und niemand dich von deiner Meinung abhalten kann. Härte gegen sich selbst zeigen, täglich hart trainieren (physisch und mental), sich von Rückschlägen nicht aus dem Konzept bringen lassen und nicht aufgeben, das macht den wahren Kämpfer in dir aus.

Menschen, die so ticken, werden automatisch besser durchs Leben kommen, denn Leben bedeutet natürlicherweise auch ganz oft Kampf, Schmerz und Durchhalten. **Wer Krisen als Chancen dankbar annimmt, der gibt der Sache von vornherein eine ganz andere Bedeutung.**

Man muss sich nur mal sämtliche Sportler der Paralympics anschauen. Auch in dieser Gruppe ist ganz klar das Sieger-Gen zu finden, von dem ich spreche. Alle Athleten haben diverse Beeinträchtigungen und Handicaps. Ob sie nun blind sind, ob ihnen Arne oder Beine fehlen oder sie Lähmungen haben, sie sind alle in körperlicher Topform, weil sie in der auch von mir beschriebenen Art und Weise durchs Leben gehen. Sie sind allesamt Überlebensprofis, denn trotz diverser teils schwerwiegender Einschränkungen sind sie nicht nur lebensfähig, sie sind sogar viel mehr zu Höchstleistungen imstande, die scheinbar Gesunde ihrer Altersklasse zu großen Teilen nicht hinbekommen würden. Das muss uns zu denken geben, denn es zeigt uns glasklar, zu was wir Menschen in der Lage sind, **wenn wir nur wollen.**

So kenne ich selbst Menschen, die schon wegen Wehwehchen die freie Bewegung gegen den Rollstuhl tauschen, obwohl dieser überhaupt nicht notwendig wäre. Sie ziehen es vor, sich ihrem Schicksal zu ergeben und versinken in Selbstmitleid. Dabei hätten sie es selbst in der Hand, sich an den oben beschriebenen Vorbildern zu orientieren und einfach loszulegen. Doch dann hätten sie einen Widerstand zu überwinden, wozu sie anscheinend mental nicht bereit sind.

Wir leben nun mal als physische Wesen in einer physischen Realität und die gilt es anzunehmen. Auch am Beispiel der Paralympics-Sportler kann jeder Mensch deutlich erkennen, dass Krankheiten und Einschränkungen jedweder Art allein durch Willenskraft, durch Ausdauer und Einsatz in den Griff zu bekommen sind. Du musst deinem Körper einfach nur zeigen, was seine jetzige und zukünftige Aufgabe sein soll, und er wird sich deinem Willen fügen. Der Geist bestimmt hierbei die Materie und so liegt es immer an dir, wofür du dich entscheidest. Zugegeben: Dieser Weg ist nichts für Weicheier, sondern für Macher, Gestalter, Kämpfer und Optimisten.

Lesson Learned:

„Strebe nach dem Besonderen! Ein Champion steht wieder auf und kommt zurück. Er hat vor nichts Angst, denn Krisen stärken den Charakter. Alles, was du durchstehen musst, macht dich nur noch widerstandsfähiger.“ (Conor McGregor)

Du kannst diese Lebensweise und Einstellung schon jetzt etablieren, um für Krisenzeiten besser gewappnet zu sein. Indem du Härten und Strapazen nicht aus dem Weg gehst, sondern dich ihnen mutig stellst, trainierst du bereits im Alltag dein Mindset, was wiederum die Programme in deinem Körper nach und nach umbauen wird. Wer beispielsweise den schweren Wocheneinkauf nicht mit dem Auto nach Hause fährt, sondern mit dem Handwagen zieht und das bei Wind und Wetter, wer knifflige handwerkliche Reparaturen zu Hause selber durchführt, und nicht aufgibt auch wenn es nicht gleich beim ersten Mal klappt, wer sich ständig neues Wissen aneignet, anstatt sich nur über Social Media berieseln zu lassen, der härtet sich mental und körperlich nach und nach ab.

Menschen, die sich auf diese oder ähnliche Weise ständig neuen Herausforderungen stellen, werden auch die Neuroplastizität ihres Gehirns permanent anregen. Neuroplastizität bedeutet, dass sich das Gehirn ständig neu vernetzt und neu formt. Selbiges trifft auf den Körper zu, denn auch er wird durch überwundene Widerstände stets wachsen und sich gezielt anpassen. Krankheitserreger jeder Art prallen an solch einem Typus Mensch einfach ab.

Neuroplastizität - unser Gehirn kennt keinen Stillstand

Die meisten Menschen laufen gewissermaßen auf Autopilot. Man könnte sie deshalb scherzhaft auch als NPCs bezeichnen. In der Gamer-Sprache bedeutet NPC Non Player Charakter, das sind Computerspielcharaktere, die automatisierte Verhaltensweisen immer und immer wieder ausführen.

In der Realität erzeugt diese Regelhaftigkeit für die angesprochenen Menschen so etwas wie Verlässlichkeit und damit ein gutes Gefühl. Wenn sie immer und immer wieder dasselbe tun, belohnt sie ihr Hormonsystem mit bestätigenden Zufriedenheits- und Glückshormonen. Veränderung findet so aber nicht statt.

Über Denkprozesse werden die Verhaltensweisen des Körpers gesteuert und um das Gehirn zu entlasten, gehen alle bereits erlernten Verhaltensweisen als automatisierte Programme ins Unterbewusstsein und damit in den Körper über. Nur wenn wir Abweichungen von diesem automatischen System wünschen, müssen wir unser Oberstübchen wieder aktivieren und über den Frontalhirnlappen neue Denkprozesse anstoßen. Wir Menschen sind dazu in der Lage, dies jeweils ganz individuell und zielgerichtet auf eigenen Wunsch hin zu tun oder zu lassen. Die meisten Menschen - du wirst es schon ahnen - entscheiden sich dafür alles so zu lassen, wie es ist. Veränderung und Entwicklung kann somit nicht mehr stattfinden.

Wenn du aber *out-of-the-box* denkst und handelst, dann unterwirfst du absichtsvoll dein Gehirn sinnvollen Veränderungen und stellst es vor neue Herausforderungen. Klar, dass dein Körper zunächst erstmal mit Unbehagen reagiert und das Ganze ablehnen möchte. Der Körper ist nun mal bequem. Aber der Geist steuert den Körper. So liegt es nur an dir, ob du es willst oder nicht.

Jedenfalls ist unser Gehirn in der Lage, sich unabhängig vom Lebensalter immer weiterzuentwickeln. Das nennt man in der Fachsprache Neuroplastizität. Die Gehirnsynapsen gehen neue Verbindungen ein und setzen neue Potentiale frei. Das Gehirn entwickelt sich weiter und wächst. Das musst du aktiv wollen, indem du deinem Gehirn neue Aufgaben gibst. Über diese neu gedachten Gedanken und die neu ausgerichteten Gehirnsynapsen wird auch das Unterbewusstsein und damit die Körperlichkeit neu programmiert. Hierüber sind langfristige Veränderungen in deinem Lebens- und Verhaltensstil möglich.

Etablierst du einmal diesen Lebensstil, dann wirst du merken, wie gut das funktioniert. Nach und nach wirst du in der Lage sein, dir selbst neue Verhaltensregeln anzutrainieren und deinen Körper nach und nach daran zu gewöhnen. Das Ziel ist im Großen und Ganzen, die beste Version deiner selbst zu werden. Das schaffen wir nicht von heute auf morgen, sondern nur durch fortwährende Entwicklung. Der Weg ist hierbei das Ziel. Begibst du dich auf diesen Weg, so wird er ein großes Abenteuer darstellen, bei dem es niemals langweilig werden wird.

Lesson Learned:

Du hast es jeden Tag selbst in der Hand, ob du so bleibst wie du bist oder ob du einen neuen Weg einschlägst. Über dein Bewusstsein (Frontalhirnlappen) kannst du dich gezielt und bewusst für oder gegen etwas entscheiden. Mit der Zeit werden auch dein Unterbewusstsein und dein Körper folgen. Das benötigt Entschlossenheit, Geduld, Durchhaltewillen und Härte gegen sich selbst.

Kämpfernaturen leben länger!

Gemeinhin wird in der Gesellschaft vermutet, das passive und risikoscheue Menschen länger leben. Aus meiner Erfahrung führt dieser Weg in die Irre. Er ist ein Irrweg, aus dem es ab einem bestimmten Zeitpunkt kein Entkommen mehr gibt.

Vielmehr sollten wir in der Lage sein, für wesentliche Dinge in unserem Leben selbst die volle Verantwortung zu übernehmen und das geht nur, wenn wir uns bestens darauf vorbereiten. Kämpfernaturen sind immer aktive Menschen. Sie geben nie auf und sie finden für alles eine Lösung. Instinktiv und aus Erfahrung wissen sie, dass es im Leben nie ausweglose Situationen gibt, sondern dass es immer eine Möglichkeit gibt, die sie zum gewünschten Ziel führt. Sie sind sozusagen das Paradebeispiel eines waschechten Optimisten. Der Optimismus zeigt sich bei ihnen nicht nur in der Denkweise, sondern auch durch ihre Taten.

Täglich kommt es irgendwo vor, dass Menschen durch Ärzte Diagnosen gestellt werden, die dramatisch sind. Das passiert zum Beispiel bei der Diagnose Krebs. Das kann auch ein schwerer Verkehrsunfall sein. Kämpfernaturen sind hierbei im deutlichen Vorteil: Anstatt zu verzweifeln, den Kopf in den Sand zu stecken und Ängste zu pflegen gehen sie sofort zur Gegenoffensive über. Sie fangen sofort an Informationen zu sammeln und nach Auswegen und Lösungen zu suchen. Sie lassen sich nicht verunsichern von ihrem Umfeld, welches dafür kein Verständnis hat. Sie würden niemals aufgeben, egal wie lange es dauert und was sie dafür tun müssen. Ihr Ziel ist klar definiert und sie sind bereit, das entsprechende zu leisten. Das kann bedeuten, dass sie ihr Leben umkrempeln müssen, dass sie völlig neue Wege gehen müssen und dass sie eine

Durststrecke des Leidens ertragen müssen, bis sie ihr Ziel erreicht haben. All das nehmen sie in Kauf. Was sie jedoch niemals machen würden, wäre aufzugeben. Aufgeben ist für sie wahrlich keine Option.

Dieser Typus Mensch wird - und dafür lege ich meine Hand ins Feuer - in jeder kritischen Lebenssituation den anderen Menschen überlegen sein. Die Überlebenswahrscheinlichkeit der Kämpfernatur ist immer übersignifikant höher. Egal was kommt. Das können letztendlich auch Kriege oder Naturkatastrophen sein, Blackouts oder Unruhen. Denn die meiste Zeit über in der Genese des Menschen waren nämlich eben gerade diese Eigenschaften des Kämpfens und Überlebens von existentieller Bedeutung.

Wer zart und zerbrechlich ist, der wird von einer Krise viel härter getroffen werden, als jemand der körperlich und mental stark und unzerstörbar ist. Für einen gelungenen **Perspektivenwechsel** und als weitergehende Anregung empfehle ich deshalb folgendes Werk. Es handelt sich dabei um die perfekte Vorbereitung **für jede Krise** und als Grundlage für eine gelungene Transformation des eigenen Lifestyles hin zu Abwechslung, Herausforderungen, Abenteuer, Zielerreichung, mentale und körperliche Stärke, Naturerfahrung, kämpfen können und überleben können. In jeder Situation.

Der Titel lautet:

Überleben! In Zeiten von Krisen, Katastrophen und Chaos - Bist Du bereit?

Das ultimative Handbuch für Prepping, Survival, Bushcraft und Outdoor

Autor: Mads Krüger

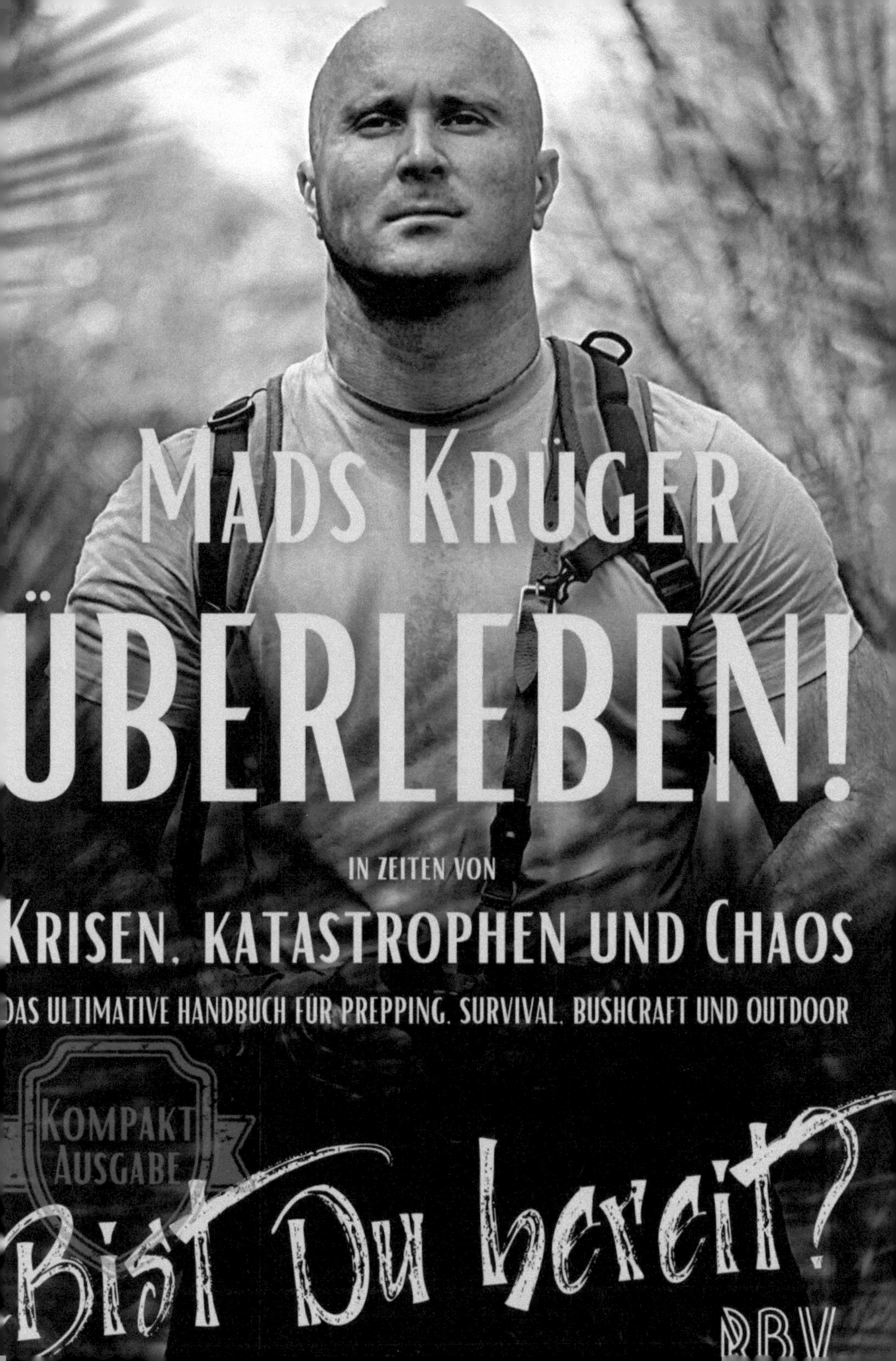
Mads Krüger
ÜBERLEBEN!
IN ZEITEN VON
KRISEN, KATASTROPHEN UND CHAOS
DAS ULTIMATIVE HANDBUCH FÜR PREPPING, SURVIVAL, BUSHCRAFT UND OUTDOOR
KOMPAKT AUSGABE
Bist Du bereit?
RBV

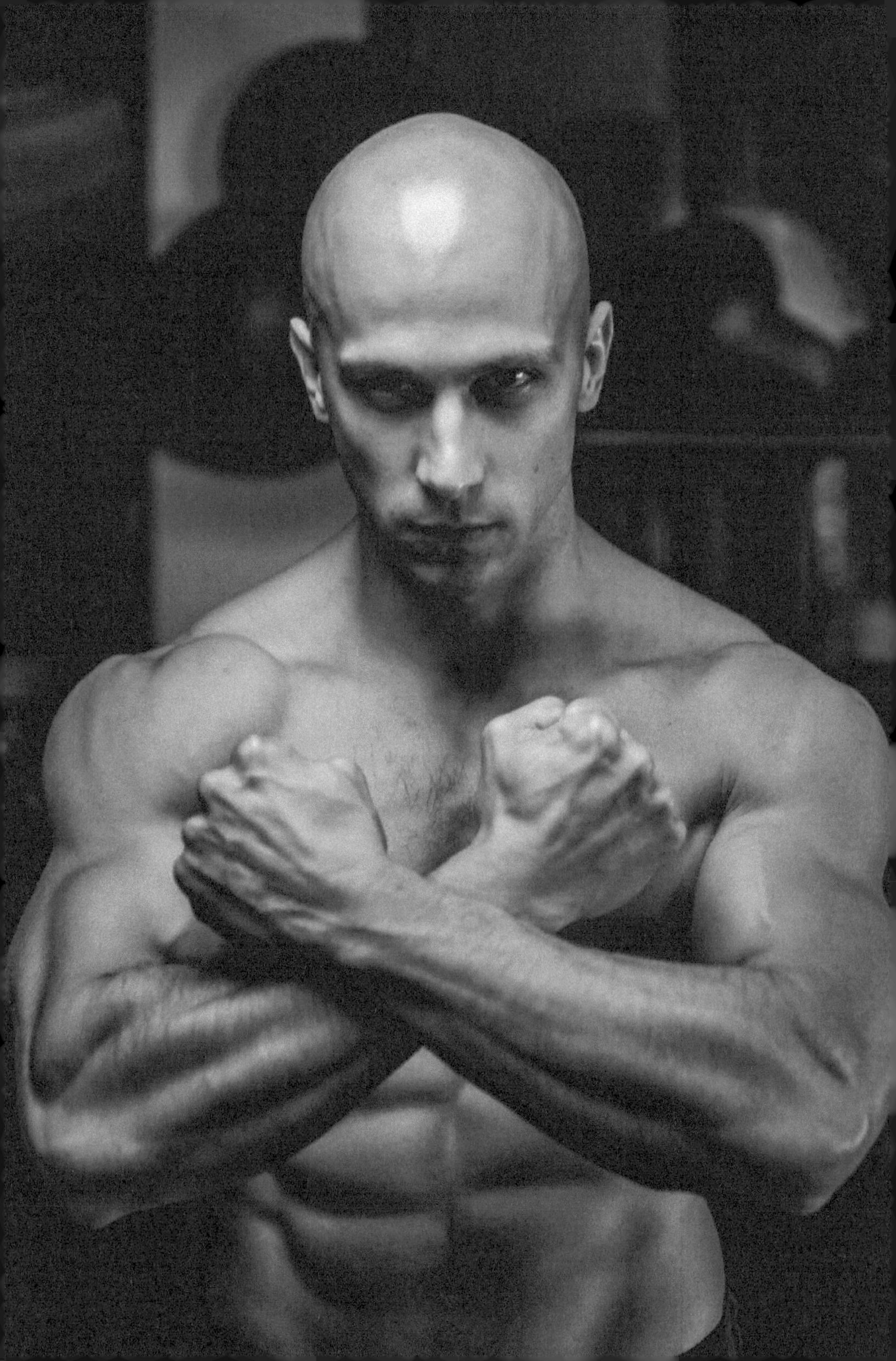

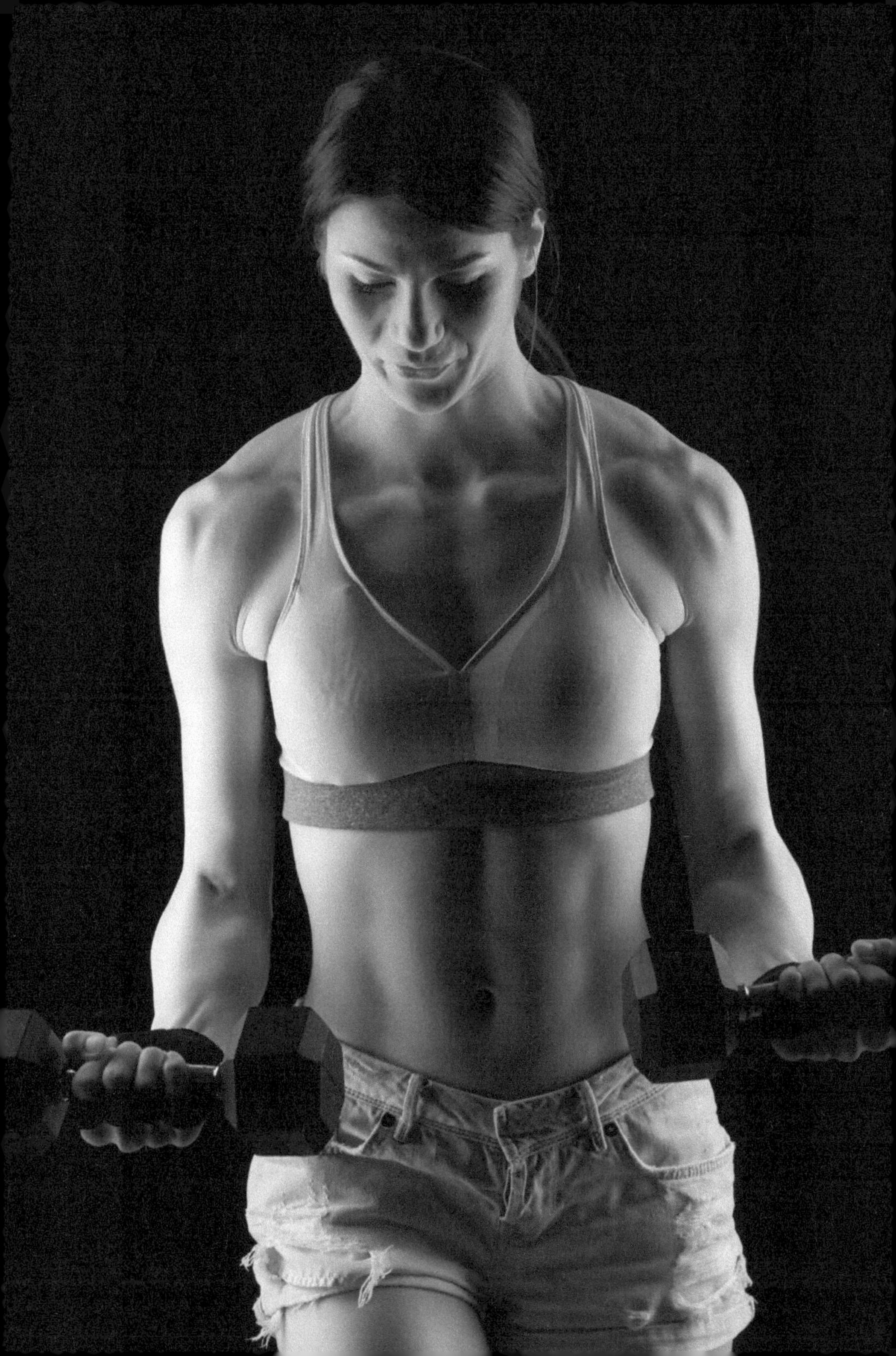

16. Kapitel: Keine Angst, sonst weckst du das Nocebo!

Der Gegensatz zum Placebo ist das Nocebo. Beide Begriffe kommen übrigens aus dem Lateinischen wobei Placebo bedeutet *ich werde gefallen* und Nocebo bedeutet *ich werde schaden*. Sehr oft schreiben Menschen Dingen, Ereignissen oder Umständen nämlich vorschnell negative Eigenschaften zu, die sie im Grunde genommen gar nicht besitzen. Ängstliche und vorsichtige Menschen bringen sich damit selbst in eine gefährliche Situation, denn die in ihrem Körper ausgelösten Ängste vor dem Eintritt einer bestimmten Folge können in der Tat diese bestimmte Folge auslösen. Kurzum: Es sind die negativen Vorstellungen und die Ängste die tatsächlich das bewirken können, was eigentlich gar nicht eintreten soll. Extreme Beispiele hierfür sind Voodoo-Flüche, die im scheinbar Verfluchten so viel Angst und Panik auslösen, dass er tatsächlich daran sterben kann.

Umgekehrt: Hätte der Verfluchte keine Angst, sondern wäre zuversichtlich und mutig, dann würde auch der Fluch an ihm abprallen.

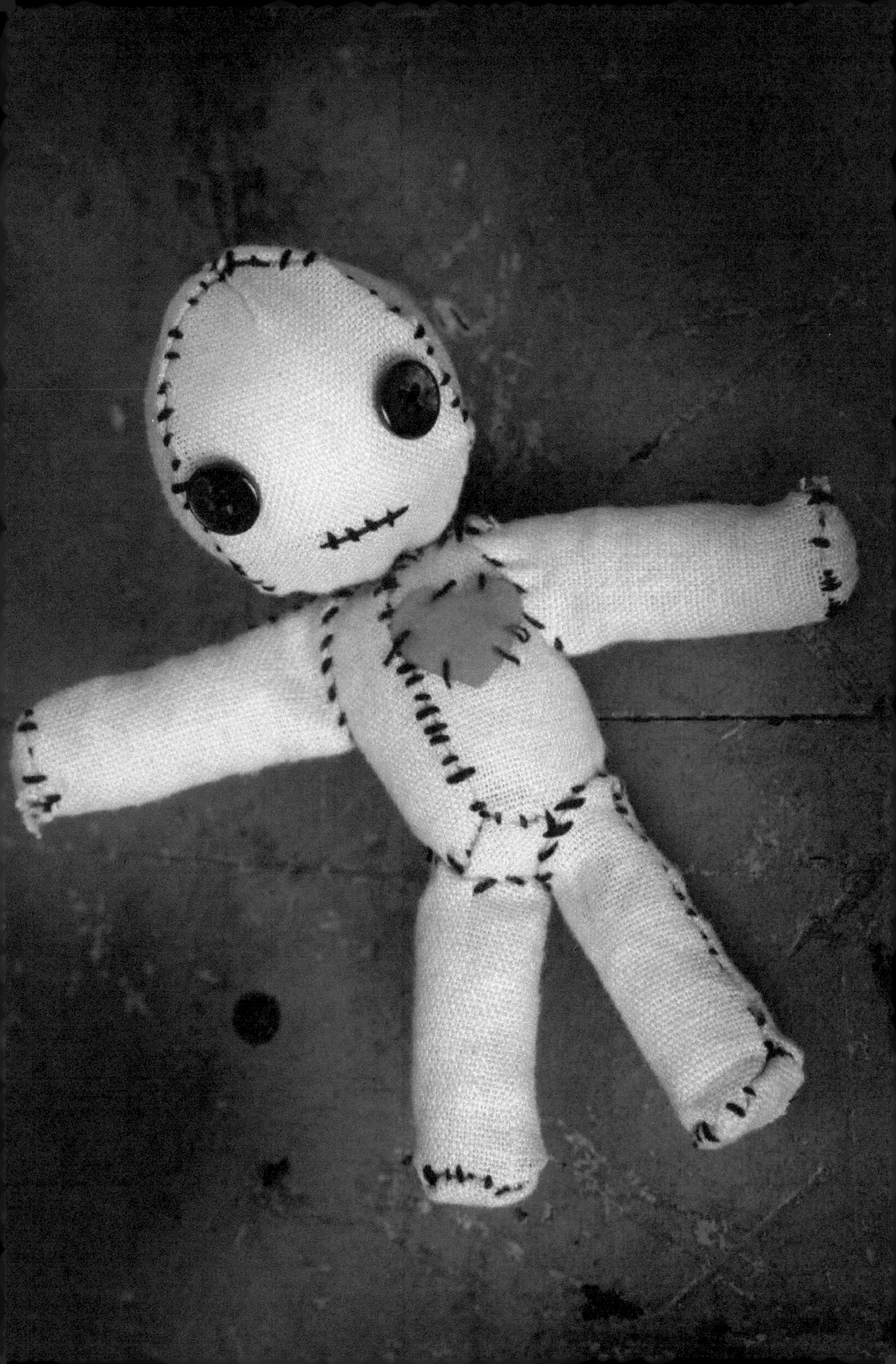

Genauso wie beim Placebo-Effekt wirken bei dem Nocebo-Effekt innere Kräfte auf uns ein. Nur dieses Mal eben im negativen Sinne. Das ist der Grund, warum wir uns davor hüten sollten, allzu viel Angst, Furcht und Panik in unserem Leben zuzulassen. Am besten, wir reduzieren diese Parameter auf das kleinstmögliche Maß. Dann können uns nämlich scheinbar furchterregende Ereignisse und Umstände viel weniger anhaben. Es ist tatsächlich so: Es kommt nur darauf an, welche Zuschreibung du einer Sache gibst. Ob etwas eine positive oder eine negative Bedeutung in deinem Leben erhält, entscheidest du selbst.

Lesson Learned:

Nocebo bedeutet: Allein die Angst oder die Vorstellung von dem negativen Ereignis bewirken dessen Eintreten.

Für viele Menschen ist das eine große Überraschung, denn sie sind sich der Wirkweise solcher Effekte auf ihr Leben nicht bewusst. Vor was man Angst haben muss, das sagen uns ja alltäglich die Medien, die Politik, die Gesellschaft, die Schulen, die Ärzte, die Behörden, unsere Nachbarn oder im schlimmsten Fall sogar Personen aus unserem familiären Umfeld. Viele Menschen fallen auf fremde Panikmache herein und erkennen nicht, dass es sich hierbei ganz oft um Maßnahmen der Manipulation handelt. Sobald Menschen nämlich Ängste verbreiten, verfolgen sie in aller Regel eigene Ziele damit. Hier einige Beispiele:

- Wenn vor einer bestimmten Krankheit eindringlich gewarnt wird, das angeblich schützende Medikament aber bereits auf dem Markt ist und gleichzeitig angepriesen wird, so könnte es sich hierbei lediglich um eine gerissene Verkaufsstrategie handeln. Dabei wird der Kunde zuerst verunsichert und ihm gleichzeitig die rettende Lösung angeboten.

- Wenn in den Medien davor gewarnt wird, sich im Sommer dem prallen Sonnenlicht auszusetzen, weil dies angeblich krebserregend sei, so könnte dahinter die teuflische Absicht liegen, dass Menschen nicht allzu gesund werden sollten, weil sie dann seltener dem Arzt einen Besuch abstatten würden. Sie werden also vor einer kostenlosen Lichttherapie, die eigentlich gut für sie wäre, fälschlicherweise gewarnt.

- Wenn uns derzeit überall erklärt wird, welche Verhaltensweisen klimaschädlich sind, dann könnte es auch sein, das gewisse Drahtzieher im Hintergrund gar nicht das Klima schützen wollen, sondern in Wirklichkeit unser Verhalten manipulieren möchten (Kontrolle der Massen). Dafür verbreiten sie Angst und Panik.

Angst ist der größte Manipulationsfaktor überhaupt. Hierüber lassen sich Menschen fremdsteuern - bis heute. Nur kurze Zeit nach der offiziellen Beendigung der Corona-*Plandemie* wird nun immer klarer, dass es sich um eine orchestrierte Fake-Veranstaltung handelte:

1. Das weltweite Maskentragen? Sinnlos und sogar schädlich für die eigene Gesundheit.

2. Die Impfungen? Wirkten nicht. Nutzloser Sondermüll.

3. Behördliche Maßnahmen (Abstand halten, Quarantäne, und so weiter)? Gefährliche Eingriffe in die menschlichen Grundrechte. Im Nachhinein völlig überzogen.

Einige wenige Warner hatten rechtzeitig darüber aufgeklärt, dass man diesem ganzen Unsinn am besten überhaupt keine Beachtung schenken sollte. Und tatsächlich haben sich etwa 20% der deutschen Bevölkerung tatsächlich anders verhalten als der Mainstream, welcher der Angst-Agenda blind gefolgt ist. Im Nachhinein kann sich diese Personengruppe fleißig auf die eigene Schulter klopfen und stolz darauf sein, die richtigen Entscheidungen getroffen zu haben.

Lesson Learned:

In unsicheren Zeiten lohnt es sich besonders, dem eigenen Verstand und dem eigenen Bauchgefühl zu folgen, anstatt sich blind auf andere zu verlassen. Nicht selten wird mit der Bevölkerung zum Nutzen anderer ein böses Spiel gespielt. Auch und gerade in Gesundheitsfragen.

Wegweisende Bücher, die noch rechtzeitig die Leserinnen und Leser erreichten, möchte ich hier kurz erwähnen. Das Besondere daran ist, das die Autorinnen und Autoren die tatsächlichen Gefahren zu einer Zeit beschrieben haben, als sich der Großteil der Weltbevölkerung in einer Art Schockstarre befunden hat. Glücklicherweise konnten mit solchen und ähnlichen Werken noch viele zehntausend Menschen rechtzeitig aufgeweckt werden.

Die Autoren haben klar, deutlich und rechtzeitig beschrieben was passieren wird und sie haben Recht behalten. Der Autor Karl Müller-Rex beispielsweise meinte Ende 2021, dass das Kartenhaus der Impfstrategen schon bald in sich zusammenfallen wird und dass dann die Welt vor dem größten Medizinversagen aller Zeiten stehen wird. Genau dieser Fall ist nun eingetreten. Ich empfehle deshalb uneingeschränkt die folgenden Bücher:

1. **Impfschaden durch Corona Impfung 2022: Neuste Daten, Zahlen, Fakten und Beweise (Autor: Karl Müller-Rex)**

2. **So wahr uns BILL GATES helfe! Verheimlicht und vertuscht: Der Schwab Great Reset Kult und das Narrativ von einer Impfung ohne Nebenwirkungen: Wie wir die Planung der nächsten Pandemie stoppen (Autorin: Tanja Schürmann)**

3. **Corona Impfung - Wir impfen uns nicht! …und wir sagen Dir warum (Autoren: Maximilian v. Ungersleben et al)**

Was unter dem Einfluss von Angst und Panik möglich werden konnte, mussten wir insbesondere in den Jahren von 2020 bis 2022 in unserer Gesellschaft deutlich miterleben.

Panische Menschen desinfizierten sich pausenlos, ebenso desinfizierten sie ihre Lebensmittel, ihr zuhause, ihre Kinder und ihre Haustiere. Alle trugen Maske, besonders Verrückte trugen noch spezielle Schutzanzüge oder Schutzvisiere. Es waren Menschen auf den Straßen unterwegs mit selbstgebastelten Abstandshaltern. Man hätte sie kurze Zeit vorher für so etwas noch in die *Klapsmühle* gesteckt. Jetzt war es das *neue Normal.* Körperliche Kontakte wurden verbannt, getilgt und waren verboten. Aber sogar der eigene Körper wurde von den meisten als Gefahrenquelle angesehen. So gab es offizielle Empfehlungen, man solle sich selbst nicht mehr ins Gesicht fassen, nicht mehr die eigene Nase berühren, nicht mehr in den Augen reiben.

Menschen wurden isoliert, Senioren starben einsam in ihren Zimmern, sogenannte Intensivpatienten starben angeschlossen an Kabel und Geräte, wobei es ihnen unmöglich gemacht wurde, diese Zwangslage aus eigenen Kräften noch zu verlassen. Menschen wurden eingesperrt und streng vom sogenannten Gesundheitsamt überwacht. Obdachlose wurden mit Zwang von der Straße geholt und in abgesperrte Bereiche gebracht, die sie nicht verlassen durften.

Die Liste dieses Wahnsinns ließe sich noch lange ergänzen. Wir dürfen nie vergessen, was hier passiert ist, denn dies war ein Paradebeispiel dafür, wie in kurzer Zeit fast die gesamte Bevölkerung den Verstand verlieren kann obwohl überhaupt nichts passiert ist. Corona war und ist - hierüber gibt es nicht den kleinsten wissenschaftlichen Zweifel - niemals mehr als eine gewöhnliche Grippe, so wie jedes Jahr.

Der einzige Faktor, der die Menschen in diesen Wahnsinn trieb, war ihre eigene Angst. Mehr nicht. Und da sie dieser Angst gefolgt sind, haben sie letzten Endes genau das bewirkt, was sie verhindern wollten. Wären sie von Anfang an ruhig und gelassen geblieben, hätten sie ihren Verstand und ihr Bauchgefühl rechtzeitig eingeschaltet und ihre Handlungen danach ausgerichtet, dann hätte es niemals so weit kommen können.

Wer also weniger Angst hat, lebt auch gesünder.

Im Folgenden nun ein paar weitere Beispiele, welche mir besonders am Herzen liegen.

17. Kapitel: Keine Furcht vor Bakterien, Viren, Insekten oder Tieren

Im Grunde genommen sind wir alle groß geworden mit der Angst vor Bakterien und Viren. Seit Kindesbeinen an wurde uns erklärt, dass diese Formen des Lebens schädlich für uns sind. So müssten wir uns schützen durch Impfungen und durch bestimmte Verhaltensregeln. Fällt beispielsweise Obst auf den Boden, dann müssten wir es erst abwaschen oder dürfen es auch gar nicht mehr essen, weil es ja mit Bakterien verunreinigt sei.

Mangelnde Hygiene würde Krankheiten fördern, weil Bakterien und Viren sich dann schneller verbreiten könnten. Also wird seit jeher geputzt und desinfiziert, was das Zeug hält. Tieren dürfte man nicht zu nahekommen, denn sie könnten schlimme Parasiten in Form von Würmern, Flöhen oder Milben übertragen. Kinder sollten deshalb keinen zu engen Körperkontakt zu ihnen haben. Auch in der Natur sollte man sich vorsichtig verhalten. Hier würde der Fuchsbandwurm an jedem Grashalm lauern. Der würde sich dann im Gehirn einnisten und einen langsam von innen auffressen. Bei Zeckenbissen gelte Alarmstufe rot. Ein Zeckenbiss könne nämlich die gefährliche Hirnhautentzündung auslösen und deshalb muss man mit einem Zeckenbiss sofort zum Arzt gehen und sich untersuchen lassen.

Diese Reihe der Panikregeln ließe sich noch lange weiter fortsetzen. Im Grunde genommen kennen wir sie alle und wir wissen, was sie in uns auslösen: Auch ich habe mich früher hier und da dabei erwischt, wie ich immer wieder sorgenvoll auf die Einstichstelle nach einem Zeckenbiss schaute. Ob die Rötung sich nicht weiter ausbreitete, ob ich vielleicht schon Symptome merkte. Und als Kind war ich sogar panisch beim Anblick dieser kleinen Tierchen, ebenso bei Spinnen, Käfern, Wespen und sogar bei den friedliebenden Libellen. Weil sie damals so unheimlich auf mich wirkten.

Dies alles waren aber nicht *meine* Ängste, sondern es waren Ängste, die damals von Erwachsenen in mir geschürt wurden und die ich deshalb projizierte. Es waren erlernte Ängste.

Erst später in meiner Outdoor- und Survival-Zeit merkte ich nach und nach, das von der Natur so gut wie gar keine Gefahr ausgeht. Da ich damals sehr oft in der freien Wildnis unterwegs war und hunderte Male draußen übernachtet hatte, kam ich natürlich haufenweise mit den eben zitierten kleinen Tierchen in Kontakt. **Und siehe da: Sie haben mir bis heute kein Haar gekrümmt.**

Lesson Learned:

Die Natur und ihre Bewohner sind nicht schädlich. Ganz im Gegenteil: Sie sind nützlich. Angst vor Bakterien, Viren, kleinen wie großen Tieren und wilden Pflanzen ist irrational und von Teilen der Gesellschaft künstlich kreiert.

Mittlerweile bin ich zum Outdoorspezialisten gereift und kenne mich sehr gut in der Natur aus. So hatte ich bei unzähligen Übernachtungen im Wald viele Kontakte mit den verschiedensten Tieren und Insekten gehabt und ich kann von keinem einzigen Fall berichten, bei dem ich bedroht, belästigt oder geschädigt worden wäre.

Ich wurde einige Male von Zecken gebissen und habe mir überhaupt keine Sorgen gemacht, dass dies Folgen haben könnte. Und siehe da: Es gab auch keine Folgen. Was für einen Zirkus machen manche Eltern mit ihren Kindern, wenn so ein Zeckenbiss auftritt. Da rennen sie sofort zum Arzt, haben selbst eine Riesenpanik und jagen den Kids damit erst die Angst ein.

Neuerdings grassiert die Angst vor Wölfen und Bären. Hier wird ebenso eine Panik geschürt, so dass Menschen ernsthaft davon abgehalten werden, noch Spaziergänge in der freien Natur zu machen. Sie könnten ja vom Wolf oder Bären angegriffen werden. Für sowas gibt es im Übrigen ein Bärenabwehrspray (starkes Pfefferspray) das in Deutschland frei verfügbar ist und das jedermann legal mit sich führen darf. Im Zweifel packe ich dann sowas mit ein und habe es griffbereit, wenn mir beim Übernachten im Wald ein Rudel Wölfe begegnen sollten. Stoppen lasse ich mich von solchen Ängsten jedenfalls nicht. Und deshalb werde ich auch niemals ein Opfer äußere Umstände sein. Nocebo hat bei mir keine Chance! Da können sich die Panikmacher noch so viel Mühe geben.

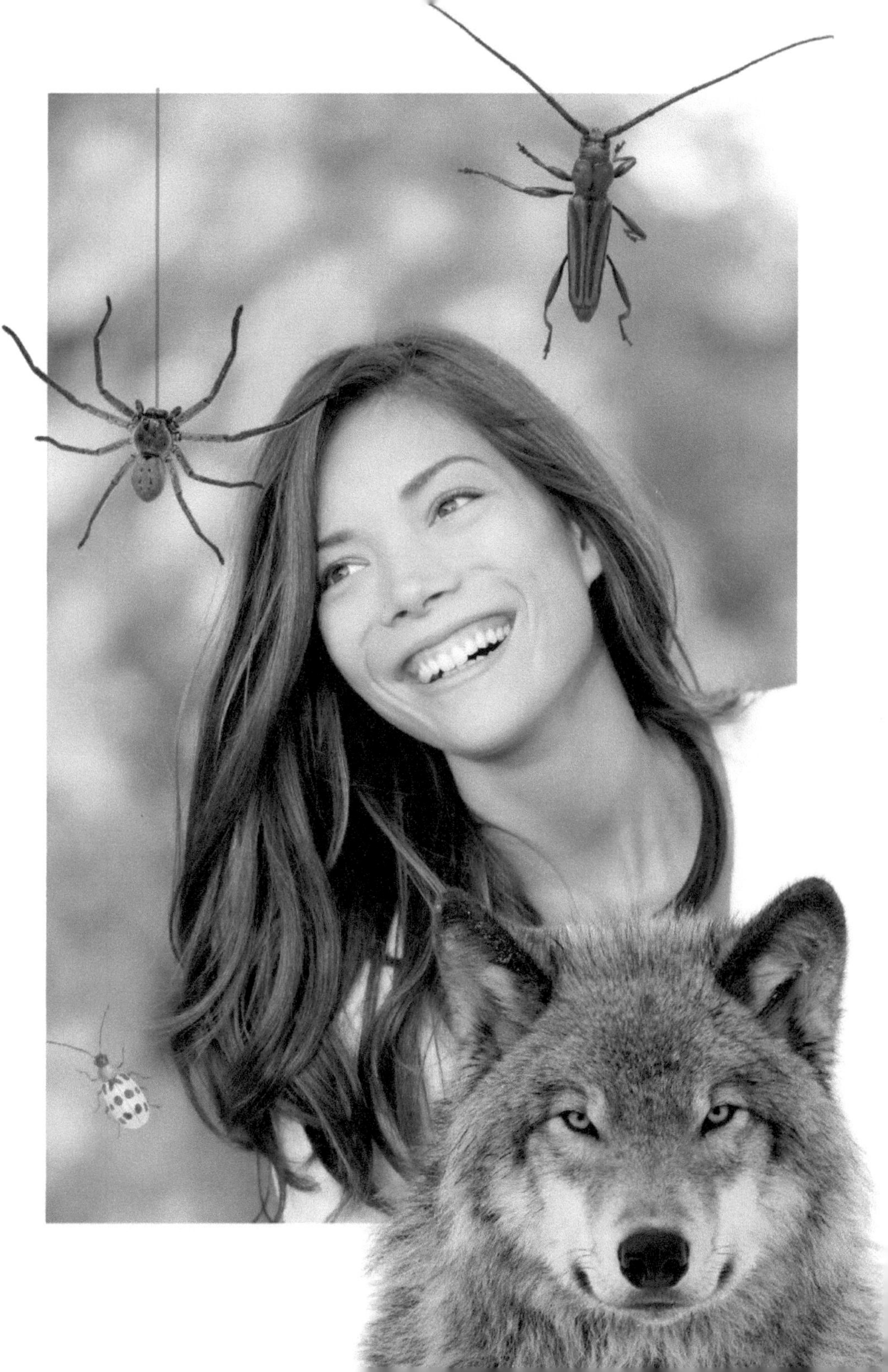

Bakterien, Viren und Menschen - eine Symbiose

Besonders ängstlich sind die Menschen der Gegenfahrt gegenüber allen unsichtbaren Mitbewohnern dieser Erde. Bakterien und Viren stehen auf der Liste der Angstmacher deshalb ganz oben. Dabei ist auch das gequirlter Unsinn. Die Wahrheit sieht nämlich ganz anders aus.

Seit Beginn der Menschheit leben wir mit Bakterien und Viren nämlich in einer Symbiose. Dazu muss man kurz ausführen, dass Bakterien und Viren viel älter sind als die Menschheit. Bakterien waren überhaupt die ersten Lebensformen auf der Erde. Viren sind sogar noch älter. Sie werden nicht als Lebewesen klassifiziert, sondern sie bilden eine dritte Säule der Schöpfung neben der belebten und der unbelebten Natur.

Forscher nehmen an, dass es auf der Erde etwa 100.000.000 verschiedene Virustypen gibt. Viren gibt es demzufolge überall. Also wirklich überall. Auch in und auf unserem Körper tummeln sie sich.

Ebenso verhält es sich mit den Bakterien. Jeder Mensch hat in etwa so viele Kleinstlebewesen in sich, wie er Körperzellen hat. Also etwa 30 Billionen Bakterien. Das könnten genaugenommen sogar etwas mehr Bakterien als eigene Körperzellen sein.

Da jedes Bakterium ein Kleinstlebewesen darstellt, sind wir also alle besiedelt von diesen kleinen niedlichen Biestern. Sollten wir also Angst vor ihnen haben? Gelächter! Natürlich nicht. Die Bakterien erfüllen in unserem Körper nämlich wichtige Funktionen. Der Darm ist beispielsweise mit der sogenannten Darmflora besiedelt. Das ist ein schöneres Wort für „Bakterienstämme". Wenn wir diese im Darm lebenden Bakterien beispielsweise regelmäßig mit Ballaststoffen füttern, dann bedanken sie sich uns gegenüber mit einer Stärkung des Immunsystems.

Unser Körper interagiert mit diesen Bakterien auf magische und vielfältige Weise. Dafür können wir dankbar sein. Neueste Erkenntnisse belegen sogar, dass es ein Lungenbiom gibt. Das war bis vor kurzem noch völlig undenkbar.

Lesson Learned:

Jeder Mensch trägt Billionen von Bakterien und Viren in sich und das aus gutem Grund. Wir leben in einer gewachsenen Symbiose mit diesen Formen der Schöpfung.

Manchmal wird in diesem Zusammenhang von guten und schlechten Bakterien gesprochen. Auch diese abermals verkürzte Darstellung ist so nicht richtig. Vielmehr ist es wohl so, dass unsere menschliche Biologie einen *Deal* eingegangen ist mit den Kleinstlebewesen. Demzufolge bieten wir ihnen einen angenehmen Lebensraum, wohin gehen sie uns nach besten Kräften unterstützen. Wir sind also gegenseitige Nutznießer. Erst wenn dieses homöostatische, also im Gleichgewicht befindliche System aus den Fugen gerät, dann können Bakterien auch ihre Chance darin erkennen, sich nun ungezügelt zu vermehren und damit ihren größten Nutzen zu ziehen.

Das liegt dann aber strenggenommen nicht an den Bakterien, sondern sehr oft an Umständen, die wir selbst herbeigeführt haben. Das können sein: ungesunde Lebensweise, vorsätzliche Schwächung des Immunsystems, permanente Vergiftung durch Alkohol, Schädigung des Körpers durch Nebenwirkungen von Medikamenten, übertriebene Hygiene. Und eben auch irrationale Ängste vor Bakterien (Stichwort Nocebo).

Von Natur aus haben wir in der Regel jedoch nichts von Bakterien und Viren zu befürchten. Alle die uns das permanent einreden wollen, sind Lügner. Entweder wissen sie es nicht besser, oder sie haben andere Interessen, die sie verfolgen. Da wir die Symbiose mit Bakterien und Viren schon seit Millionen von Jahren pflegen und uns in dieser Zeit prächtig entwickelt haben (alles ohne Medikamente, übertriebene Hygiene oder Krankenhäuser), können wir mit an Sicherheit grenzender Wahrscheinlichkeit davon ausgehen, dass diese Formen des Lebens uns nichts Böses wollen. Gefährlich werden sie erst dann, wenn wir beginnen Angst vor ihnen zu haben und sie bekämpfen.

Ich jedenfalls respektiere sie und ich weiß, was ich an ihnen habe. Ich habe keine Angst. Und so lebt es sich am besten.

18. Kapitel: Keine übertriebenen Hygienemaßnahmen

Um gesund zu bleiben kommt es auch darauf an, keine übertriebenen hygienischen Maßnahmen anzuwenden. Das klingt paradox ist aber Fakt. Wenn die eben beschriebenen Bakterien und Viren zu stark abgewehrt werden, dann kommen sie zu einem späteren Zeitpunkt nur verstärkt wieder.

Menschen, die sich ständig schrubben, ihren Haushalt mit aggressiven Reinigern permanent steril halten wollen, Insekten mittels Chemie abwehren und auch im Garten sogenanntes Unkraut ausmerzen bis nur noch Monokulturen vorhanden sind, machen sich anfällig. Warum ist das so? Ganz einfach: Weil sie durch ihre falsche Hygiene die Homöostase, also das natürliche Gleichgewicht, umwerfen. Ihre eigene Immunabwehr bekommt keine Trainingsaufgaben geliefert, und so wird sie nach und nach abgebaut.

Der Körper *denkt* dann, Immunabwehr sei nicht mehr so wichtig. Er passt sich an und fährt sie nach und nach zurück. Kommt dann wirklich mal eine Grippewelle angeflogen, dann stehen diese Menschen meist schutzlos da. Und sie ziehen eine fatale Schlussfolgerung: Alle ihre Hygienemaßnahmen waren anscheinend noch nicht ausreichend, sie müssen in Zukunft also noch mehr putzen, schrubben, chemisch behandeln.

Lesson Learned:

Übertriebene Hygiene nutzt nicht der Gesundheit, sondern sie schadet ihr. Prominente Beispiele während der Plandemie: Ständiges und minutenlanges Händewaschen, Desinfizieren von Gegenständen und Lebensmitteln, Maskentragen.

Wer sich beispielsweise jeden Tag duscht und dabei tonnenweise Seife oder Gel verwendet, der zerstört nach und nach die natürliche Schutzschicht der Haut. Wer etliche chemische Reinigungssubstanzen zuhause zum Einsatz kommen lässt, der vergeudet zum einen seine Zeit und zum anderen verteilt er diese Chemikalien in den Räumen, in denen er wohnt. Sie werden also nach und nach auch vom Körper aufgenommen und führen dort zu Schäden. Weiterhin wird das Immunsystem nicht mehr genügend trainiert.

Das Immunsystem benötigt den ständigen Austausch mit der Umwelt und demzufolge auch die ein oder andere Mini-Infektion, um größere Infektionen frühzeitig abwehren zu können. So funktioniert das System. Und so ist es gut.

Ich verrate mal, welche Reinigungsmittel wir zuhause benutzen:

1. Ein Spülmittel. Dieses verwenden wir zum Aufwaschen des Geschirrs. Es wird aber auch verwendet, um die Bodenflächen ab und zu nass durchzuwischen. Hierzu reichen bereits ein paar Tropfen in Wasser aufgelöst.

2. Einen Fensterreiniger. Wird verwendet, um die Fenster zu reinigen, so wie effektiv Schmierer an Türen oder Küchenflächen zu beseitigen. Der Einsatz ist eher selten.
3. Schmutzradierer. Diese Dinger sind Gold wert. Damit spart man etliche andere Reinigungsmittel und man spart das Wertvollste, das man hat: seine Zeit. Unmöglich geglaubte Reinigungserfolge sind bereits in kürzester Zeit manchmal mit nur einem einzigen Wisch erzielt.
4. Waschmittel für die Wäsche.

Lesson Learned:

Haushaltsreinigungsmittel auf ein absolutes Mindestmaß reduzieren. Der Haushalt wird trotzdem sauber bleiben, aber die eigene Gesundheit wird geschont.

Obwohl wir Haustiere haben und obwohl wir eine große Familie sind, reichen diese Mittel vollständig aus, um alles frisch zu halten.

Noch eine weitere Beobachtung, die ich gerne mit meinen Leserinnen und Lesern teilen möchte:

Wir haben einen wunderschönen Garten, den wir in einigen Teilen auch wild wachsen lassen und der ein Paradies für brütende Vögel, für fleißige Bienen und eine Menge weiterer Insekten ist. Unter dem Totholz sammeln sich etliche Asseln, wenn man gräbt, stößt man schnell auf eine Menge Regenwürmer und nachts spaziert der Igel über das Gelände. Jetzt im Frühling, wo ich dieses Buch schreibe, blüht und grünt es und das Leben pulsiert in unserem Garten. In der Abendsonne schwirrt jedes Jahr an derselben Stelle ein kleiner Schwarm Mücken. Auch sie haben ihr Zuhause hier bei uns.

Nun sollte man doch annehmen, dass die Insekten scharenweise zu uns ins Haus marschieren. Aber dies ist nicht der Fall. Wir haben zu Hause so gut wie gar keine Insekten. Es ist schon sehr selten, wenn sich mal ein kleiner Käfer hinein verirrt oder eine Spinne ihr Quartier errichten möchte. Die meisten der kleinen Tierchen sind schlau und wissen sehr genau, dass unser Haus nicht der geeignete Platz für sie ist. Es sind deshalb logischerweise auch keinerlei Abwehrmaßnahmen notwendig.

Lesson Learned:

Es gibt kein Ungeziefer und kein Unkraut. Auch das sind nur Angstnarrative, die von anderen erfunden wurden. Jedes Kraut in der Natur hat seine Bedeutung und seine Aufgabe und ebenso verhält es sich mit den Insekten. Gefahren für unsere Gesundheit lauern hier in aller Regel nicht.

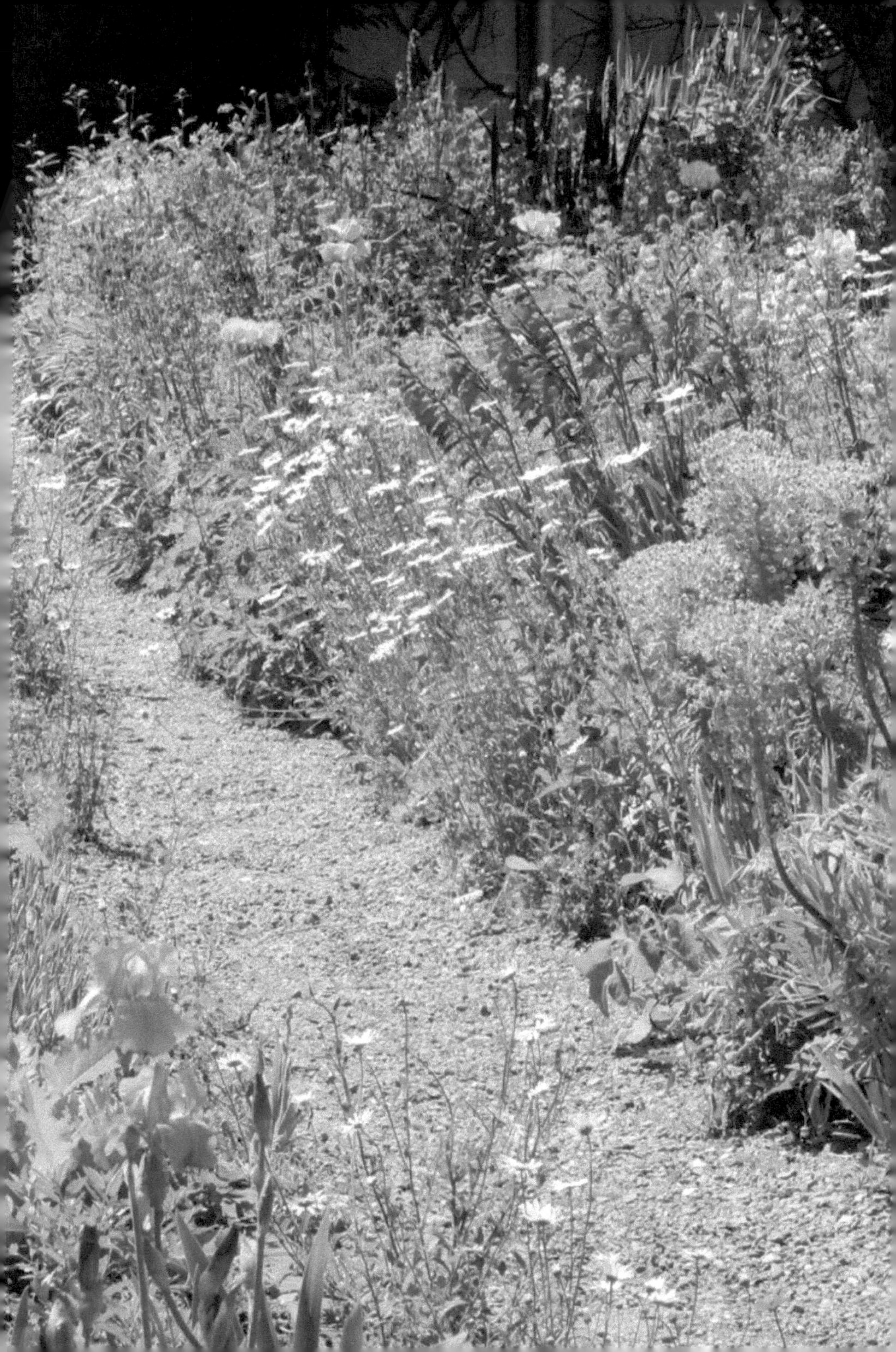

19. Kapitel: Draußen sein macht gesund

Seit vielen Jahren bin ich nun ein Freund von Outdoor- und Survivalaufenthalten in der freien Natur. Das heißt: Mit Rucksack und Wanderstiefeln durch die wilde Natur spazieren und dort auch übernachten. Das Ganze zu jeder Jahreszeit, also auch im Winter. Diese Unternehmungen bring so viel an neuen Eindrücken, dass du nachher monate- oder sogar jahrelang von deinen Erlebnissen profitieren kannst. Es ist ein effektives Fitnesstraining und ein Booster für die persönliche Gesundheit.

Menschen, die viel draußen sind, leben in der Tat gesünder und sind besser abgehärtet. Wind, Sonne, Wasser und Erde wirken permanent auf dich ein. Flora und Fauna pulsieren um dich herum und du wirst ein Teil vom Ganzen. Jedes Mal, wenn ich in der freien Natur unterwegs bin, blühe ich sofort auf. Auch Wanderungen bei leichtem Regen oder im Schnee können so erfrischend sein. Besonders reizvoll ist auch das Nacktbaden in wilden Gewässern. Da das Wasser hier meistens kalt ist, wird die Durchblutung so richtig gut in Schwung gebracht.

Nach getaner Arbeit abends am Feuer zu sitzen ist eine Wohltat für Körper und Seele. Insbesondere bei einem Winter-Survival spürst du, welche besondere Bedeutung das Feuer schon immer für den Menschen hatte. Die trockene Wärme dringt durch die Kleidung und lässt den Körper überall angenehm warm werden. Das Knistern der Glut beruhigt die

Sinne und erzeugt eine meditative Stimmung. Die Profis bereiten nun ihr Stockbrot zu oder legen die ein oder andere Kartoffel in die Glut. Nirgends schmeckt es so gut wie hier.

Danach geht es gut versorgt in den molligen Schlafsack. Der Schlaf ist wunderbar tief und entspannend. Die Nächte hier draußen sind immer ein besonderes Erlebnis – und auch das Aufstehen! Das Wecken geschieht durch den Gesang der Vögel. Dann ein wenig Frühsport, Morgenhygiene und danach schon wieder ab ans Feuer: Frühstückszeit!

Deine Habe trägts du auf deinem Rücken: Zelt, Kochgeschirr, Nässeschutz, Schlafsack, Angelsachen und so weiter. Das reicht, um sogar längere Touren problemlos zu absolvieren. Dieses Hobby macht enorm viel Spaß. Auch und vor allem mit der eigenen Familie. Teamwork und gegenseitige Motivation sind hierbei besonderes angesagt.

Lesson Learned:

Aufenthalte in der Natur sind ein Abenteuer für die ganze Familie. Es bieten sich neue Eindrücke für alle Sinne und der Wert für die Gesundheit ist mit Gold nicht aufzuwiegen. Auf diese Weise gestärkt lässt es sich auch in der Zivilisation wieder viel besser zurechtkommen.

Ich könnte noch lange weiterschwärmen, aber vielleicht hast du ja schon ähnliche Erfahrungen gemacht oder machst sie schon ganz bald. Egal ob es nun ein Spaziergang, ein

Wanderausflug oder eine mehrtägige Outdoortour ist, egal ob du mit dem Fahrrad oder zu Fuß unterwegs bist oder ob du sogar mit einem Boot einen Fluss bereist, es gibt so viele Möglichkeiten die Natur zu erleben und sie zu genießen. In dieser Zeit kannst du Kräfte tanken wie sonst nie. Draußen sein macht gesund und hält fit. Ich empfehle deshalb aus meiner eigenen Erfahrung heraus, so viel wie möglich draußen zu machen. Egal wie das Wetter ist und egal welche Jahreszeit gerade ist. Insbesondere für Kinder ist dies unglaublich spannend, inspirativ und förderlich für ihre Entwicklung.

Wer sich den in der freien Natur herrschenden Bedingungen regelmäßig aussetzt, der kommt gestärkt wieder zurück in die Zivilisation. Unser Kopf, unsere Seele und unser Körper benötigen diese ursprünglichen Eindrücke. Unser Immunsystem profitiert in erheblichem Maße von den Kräften, die hier draußen wirken.

Wer jetzt auf den Geschmack gekommen ist, dem lege ich nochmal das großartige und umfangreiche Buch von Mads Krüger wärmstens ans Herz. Hierin wird auch klipp und klar empfohlen, welche Ausrüstungsgegenstände im Einzelnen benötigt werden und welche nicht. Damit wird der richtige Start in das Natur-Abenteuer garantiert funktionieren!

Überleben! In Zeiten von Krisen, Katastrophen und Chaos - Bist Du bereit? - Das ultimative Handbuch für Prepping, Survival, Bushcraft und Outdoor

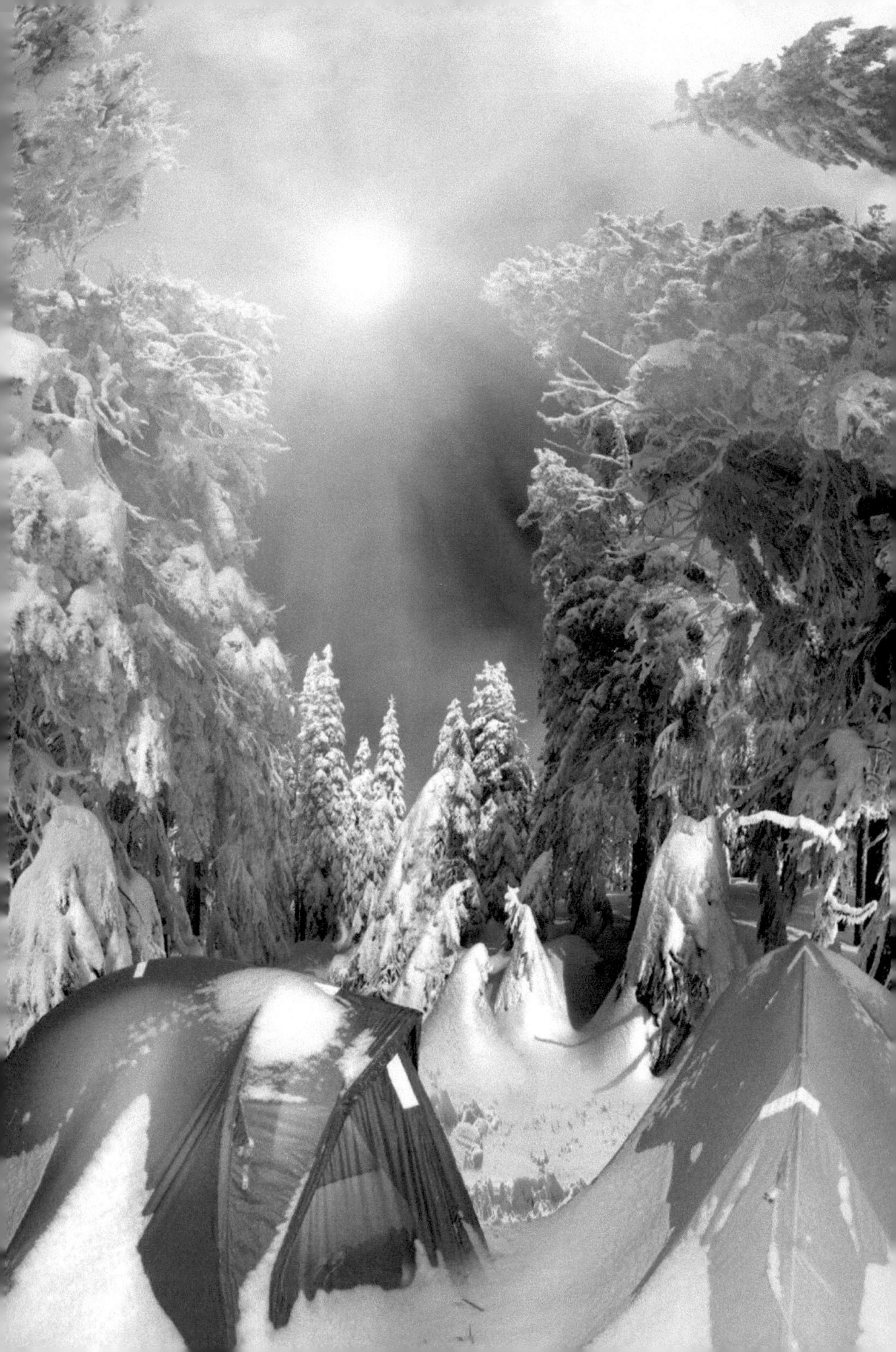

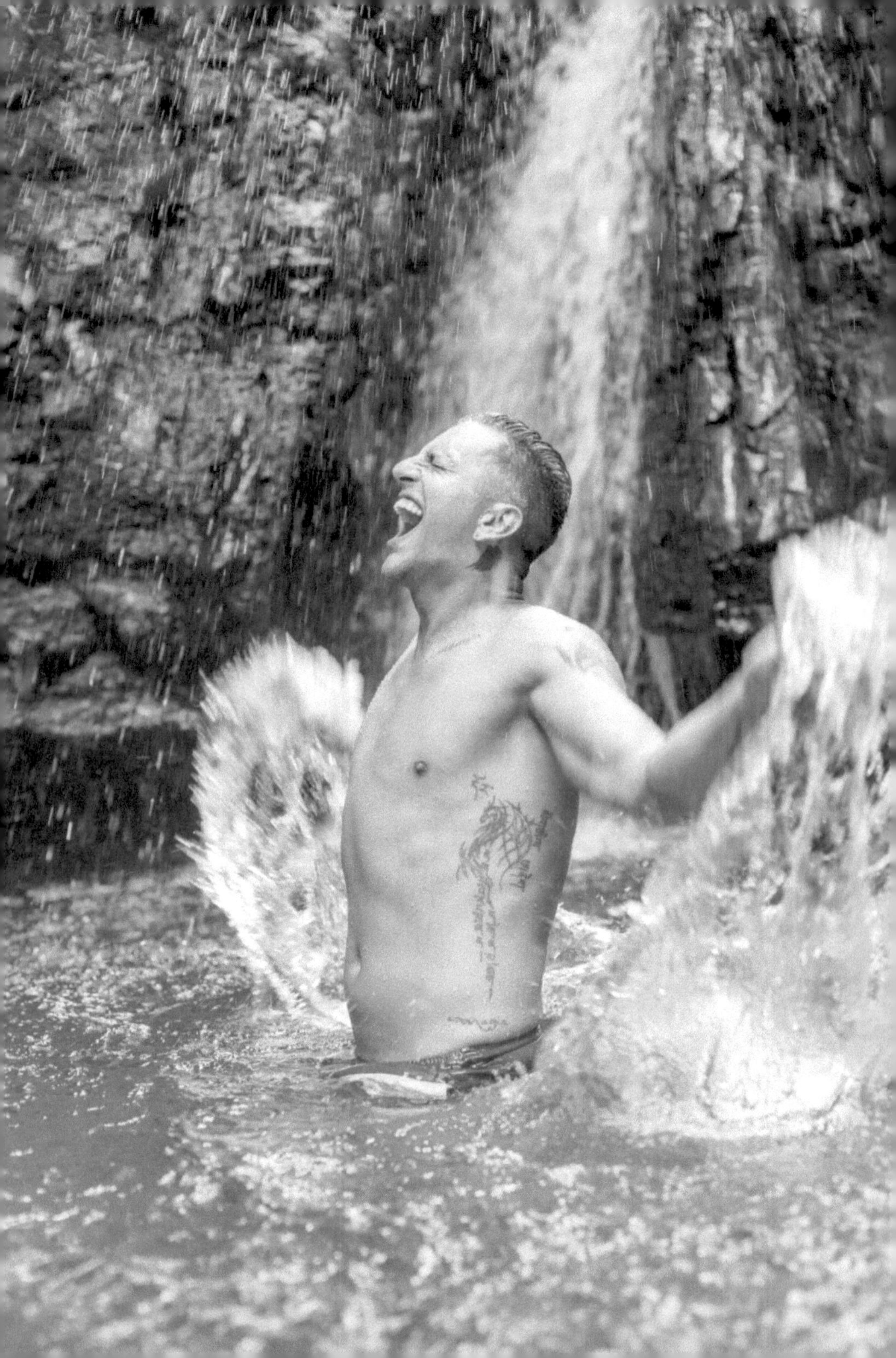

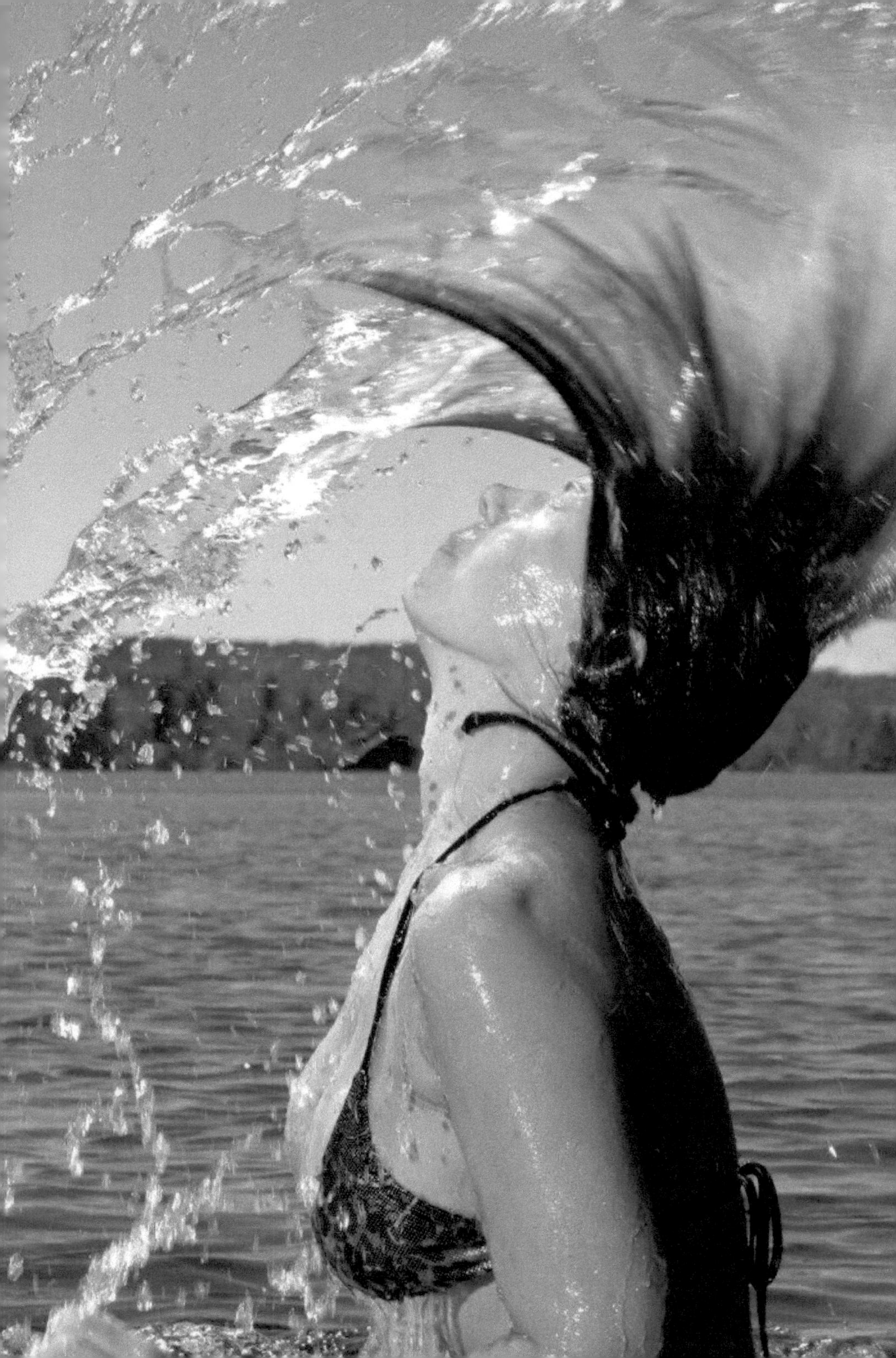

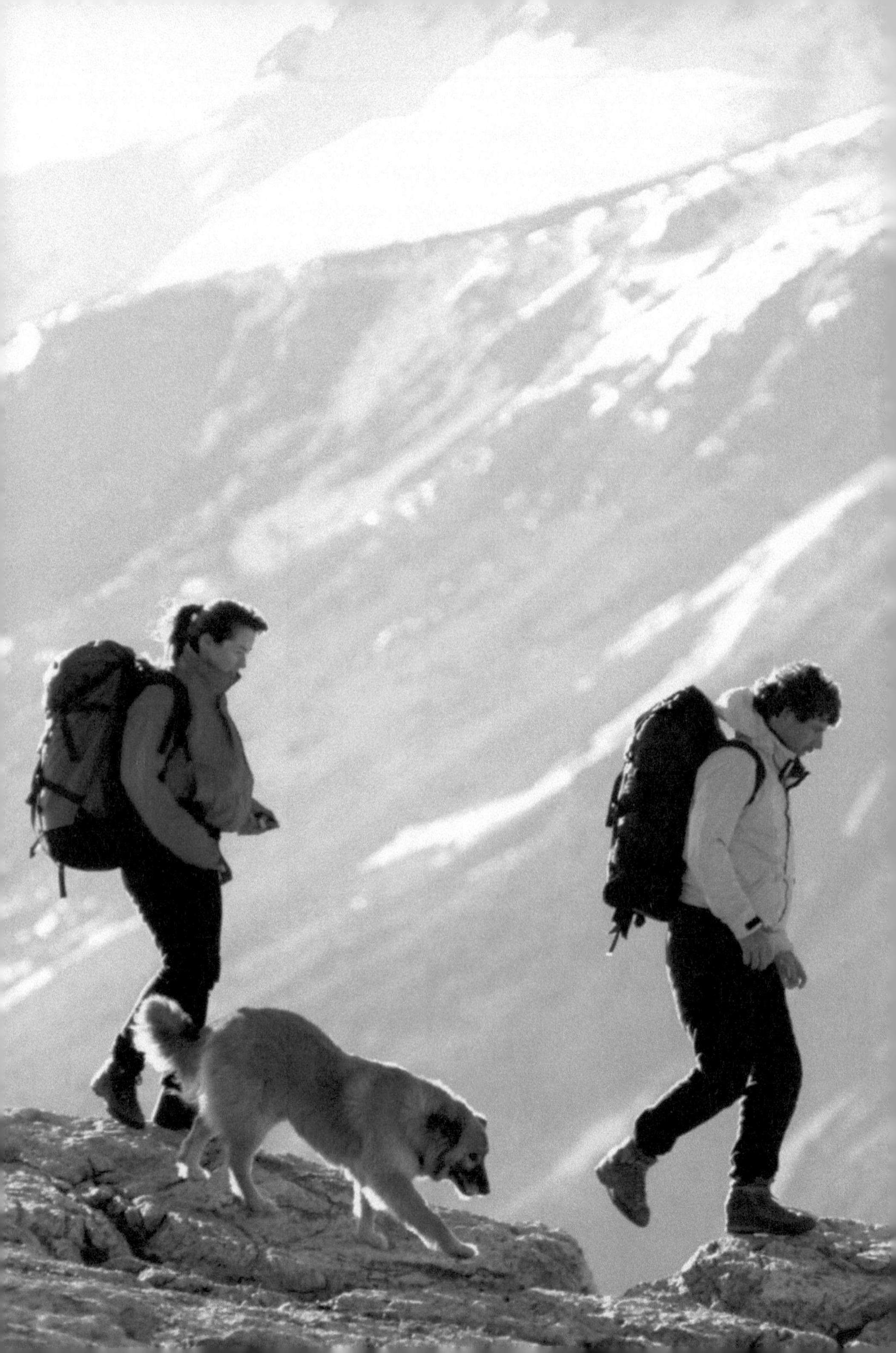

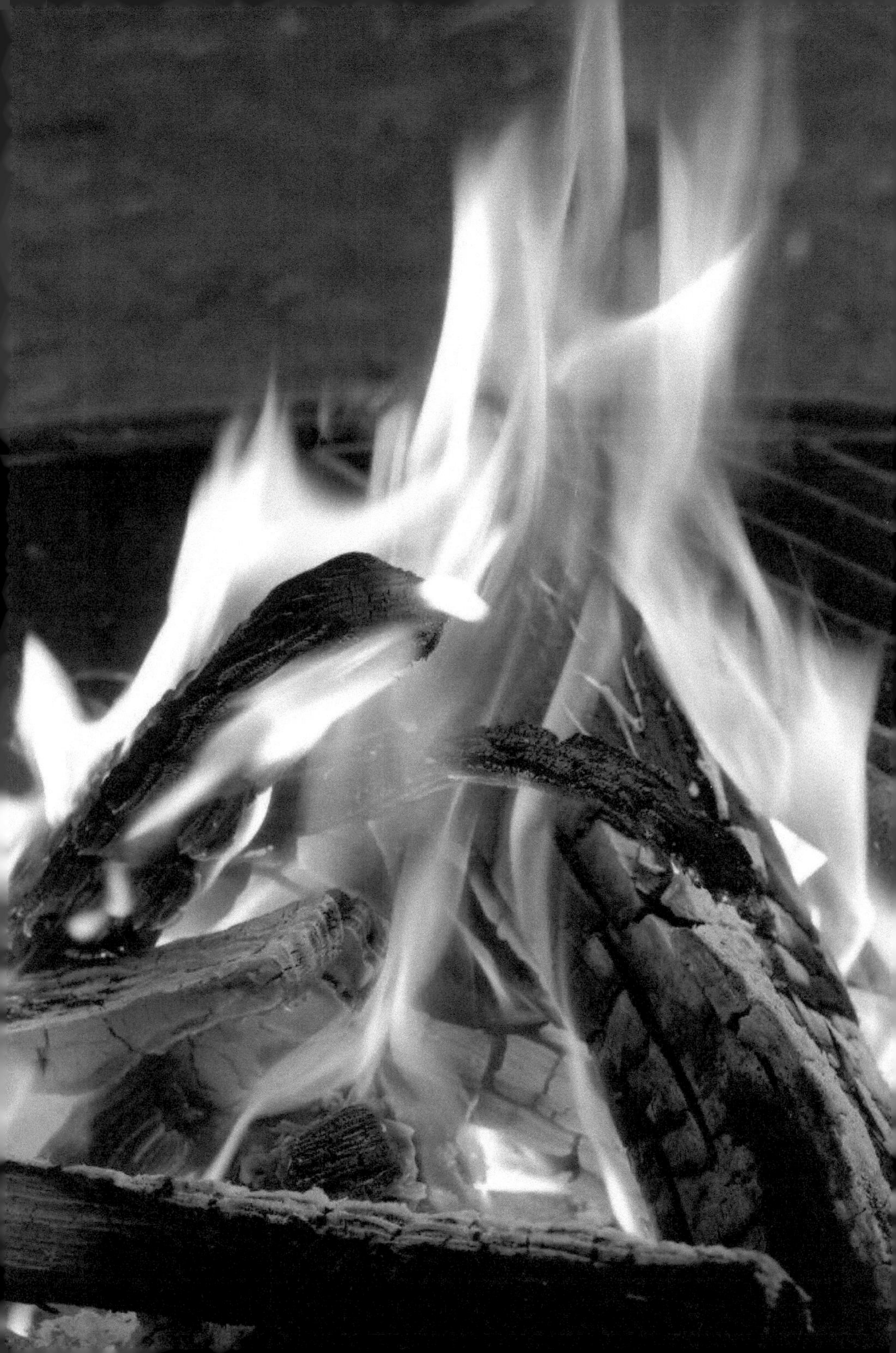

DIE FEUERPROBE

Feuerprobe

„1. Prüfung[ssituation], in der der Beweis höchster Belastbarkeit und bester Qualität erbracht werden soll.

2. Mittelalterliches Gottesurteil, bei dem die Schuld oder Unschuld des Angeklagten aus der Art hervorging, wie die durch die Berührung mit glühendem Eisen entstandenen Wunden abheilten."

(aus Oxford Languages Wörterbuch)

20. Kapitel: Die Ausgangssituation

Alle meine Tipps, Tricks und Hacks aus diesem Buch habe ich im Laufe meines Lebens über alle meine Stationen hinweg entwickelt. Ich habe dabei nur das beibehalten, was sich bewährt hat. Auch, um es stetig weiterzuentwickeln. Alles ist im Fluss, so auch mein Werdegang. Und so konnte ich es schaffen, diese wertvollen *Goldnuggets* in puncto gesundes Leben, Gesundheitsfürsorge und Selbstheilung für mich und für andere zu sichern.

In meinem familiären Umfeld und in meinem Freundeskreis gebe ich diese Ratschläge gerne weiter. Ohne Frage können sie Menschenleben retten. Zumindest können sie Menschen aber zu einem glücklichen Leben aufgrund eines gesunden und vitalen Körpers und eines aktiven und wachen Geistes verhelfen. Innerhalb unserer Familie lege ich größten Wert darauf, dass wir diesen Lifestyle gemeinsam pflegen. Tag für Tag. Woche für Woche. Monat für Monat. Und Jahr für Jahr.

Dass die hier vermittelten Ratschläge garantiert in der Realität Früchte tragen, dafür bin ich der lebende Beweis. Wenn wir nämlich davon ausgehen, dass jeder Deutsche im Durchschnitt zehnmal im Jahr in einer Arztpraxis sitzt, dann haben wir den direkten Vergleich. Bis zu meinem 45. Lebensjahr war ich nämlich so gut wie nie beim Arzt oder im Krankenhaus. Ich habe eben noch mal genau nachgerechnet: Von meinem 20. bis zu meinem 45. Lebensjahr war ich nur circa fünf Mal beim Arzt gewesen. Mehr nicht. Ich habe in dieser Zeit keine Medikamente genommen. Mit Ausnahme von einigen wenigen Aspirintabletten gegen Kopfschmerzen. Im Durchschnitt etwa zwei oder drei im Jahr. Ärztliche Vorsorgeuntersuchungen? Bei mir Fehlanzeige. Habe ich nicht gemacht und mache ich nicht. Auffrischungsimpfungen? Ebenfalls Fehlanzeige.

In diesem Zeitraum war ich **nicht ein einziges Mal** ernsthaft krank gewesen. Von der einen oder anderen Sportverletzung oder Viruserkrankung (Erkältungen, Grippe) einmal abgesehen. Aber selbst das hielt sich wirklich in überschaubaren Grenzen.

Hier nochmal der direkte Vergleich:

1. **Durchschnittsbürger:**
   250 Arztbehandlungen in 25 Jahren.

2. **Ich:**
   5 Arztbehandlungen in 25 Jahren und dabei kerngesund.

Ich denke mal mit dieser Statistik kann ich mich sehen lassen.

Ja und noch was: Da wären noch der Sport und Fitnessvergleich. Meine Fitness hat sich im Laufe der letzten Jahrzehnte immer weiter gesteigert. Interessanterweise verhält es sich auch hier genau umgekehrt zu den Empfehlungen und Erkenntnissen der medizinischen Literatur. Darin ist ja ganz oft die Rede davon, dass man etwa zwischen zwanzig und dreißig Jahren seine Höchstform hat und danach abbauen würde. Witzigerweise war es bei mir genau umgekehrt und sowohl meine Kraft als auch meine Ausdauer, sowie meine geistigen Fähigkeiten scheinen Jahr für Jahr zuzunehmen.

Rucksackläufe mit zehn oder fünfzehn Kilogramm Zuladung über eine Distanz von zehn bis zwanzig Kilometern waren und sind für mich kein Problem. Von 2018 bis 2020 bin ich über 20.000 Kilometer mit dem Fahrrad gefahren. Außerdem betreibe ich ergänzend Kraftsport. Wir gönnen uns regelmäßig schon seit vielen Jahren ausgiebige Outdooraufenthalte. Wir sind also mit Zelt und Rucksack in der freien Natur unterwegs. Auch dabei legen wir zu Fuß ordentlich Kilometer zurück und auch die eine oder andere Klettertour ist dabei. Außerdem: Rudern, Bogenschießen, mit großen Hunden große Gassi-Runden drehen und dergleichen mehr. Dazu kommt ein männliches Arbeitspensum, das mein ganzes Leben bisher geprägt hat. Kurzum: Auch mit meiner Fitness kann ich im direkten Vergleich zu meiner Altersgruppe mehr als zufrieden sein.

Von jetzt auf gleich

Dass ich überhaupt mal ernsthaft krank werden würde, damit habe ich nicht gerechnet und noch nie darüber nachgedacht. Doch genauso wie jeder Mensch aus heiterem Himmel vom Blitz oder von einem herunterfallenden Dachziegel getroffen werden kann, bin auch ich nicht zu 100% vor allem gefeit. Und so erhielt ich vor etwas mehr als zwei Jahren meine Feuerprobe und den ultimativen Test meiner körperlichen und geistigen Stabilität.

Ein paar Monate vor diesem Ereignis stellte ich mein Erwerbsleben komplett um. Vorher war ich selbstständig und körperlich aktiv im direkten Kundenkontakt. Jedoch reizten mich schon lange die Möglichkeiten der Digitalisierung und die damit verbundene Chance vom Homeoffice aus ein Business zu betreiben. Ich hatte die Möglichkeiten dazu bereits schon etwas länger ausgelotet und entschied mich jetzt komplett umzusteigen auf Onlinebusiness. Demzufolge fielen die aktiven und an Bewegung geknüpften Vorgänge mit einem Mal weg, denn das Business fand sitzend vor dem PC und einer Menge Monitoren statt. *So weit so gut* dachte ich. Das Geschäft lief gut an, es machte Spaß und irgendwie genoss ich es auch einfach mal alle viere gerade sein zu lassen und nicht ständig hin und her hetzen zu müssen.

Was ich zu diesem Zeitpunkt aber nicht wusste: Zu viel sitzen kann krank machen. Und zwar sehr schnell sehr krank. Dieses Wissen besaß ich damals nicht. Und so erwarb ich völlig unnötigerweise trotz hervorragender Fitnesswerte innerhalb weniger Monate eine selbst zugefügte tiefe Beinvenenthrombose, deren Entstehen ich nicht bemerkte. Die daraus gelösten Blutverklumpungen wiederum führten am Kulminationspunkt schlagartig zu einer Lungenembolie und sogar zu einem Lungeninfarkt des rechten Lungenflügels. Das heißt, lebenswichtiges Lungengewebe wurde zerstört. Mir blieb förmlich die Luft weg. Und das innerhalb von Stunden.

Ich kann vorwegnehmen: Heute bin ich bereits wieder kerngesund und habe alles überwunden. Und das ganz ohne Arzt und ohne Krankenhaus. Eine kleine Statistik unterstreicht die Situation:

- **Die Überlebenswahrscheinlichkeit bei einem solchen Vorfall beträgt etwa 50%.**
- Die Wahrscheinlichkeit jemals wieder komplett geheilt zu werden beträgt etwa 0%. Die medizinische Literatur geht in der Tat davon aus, dass zerstörte

Lungenareale nicht mehr ihren ursprünglichen Zustand wiederherstellen können.

- Die Wahrscheinlichkeit, dass eine komplett Heilung dennoch stattfindet und das noch in Rekordgeschwindigkeit gilt nach den weltweit gültigen Standards der modernen Medizin als völlig ausgeschlossen.

Wahrscheinlich bin ich einer von ganz wenigen, die es jemals gewagt haben, auch in so einer extremen und absolut lebensgefährlichen Situationen weiterhin konsequent an die persönlichen Fähigkeiten der Selbstheilung zu glauben und keine Angst zu haben.

Aus diesem Grund hatte ich mich schon kurz nach meiner kompletten Genesung dazu entschieden, dieses Buch zu verfassen und alle meine gemachten Erfahrungen mit meinen Leserinnen und Lesern zu teilen. Schließlich handelt es sich um sehr seltene und unter außergewöhnlichen Umständen gesammelte Erkenntnisse, welche im Nachhinein deutlichen Beweis darüber ablegen, dass es möglich ist, aus eigener Kraft selbst akut lebensbedrohliche Zustände wieder in den Griff zu bekommen und medizinisch nicht dokumentierte Heilungserfolge schon in kürzester Zeit zu erzielen. Und das, ohne in dieser Zeit einen Arzt oder ein Krankenhaus gesehen zu haben.

21. Kapitel: Thrombose durch langes Sitzen, die stille Gefahr

Ich habe es Jahrzehntelang genossen an frischer Luft aktiv zu arbeiten und hierbei ständig in Bewegung zu sein. Parallel dazu hatte ich aber die Zeichen der Zeit erkannt und ein großes Interesse daran entwickelt, die modernen Techniken (Digitalisierung) auch für mich und meine Familie zu nutzen. Schließlich benötigen wir im Zeitalter des Internet nur noch einen Computer und einen Internetanschluss, um von jedem Punkt dieser Welt aus und zu jederzeit Geschäfte zu tätigen. Das Ganze kann also auch bequem vom Homeoffice aus geschehen. Die Vorteile liegen auf der Hand: kein Weg mehr zur Arbeit, Schonung von Ressourcen, angenehme Arbeitsbedingungen, bei erfolgreicher Umsetzung außerdem satte Umsätze. So entdeckte ich für mich das Onlinebusiness.

Im September 2020 war es dann endlich so weit. Ich zog eine klare Trennlinie und begann ausschließlich vom Homeoffice aus zu arbeiten. Wie ein Homeoffice-Arbeitsplatz im Allgemeinen aussieht, weiß ja heutzutage im Grunde genommen jeder: Es gibt einen Schreibtisch, darauf steht ein Computer oder ein Notebook, so wie ein oder mehrere Monitore, weiterhin Tastatur und Maus. Es gibt einen Stuhl, auf dem man sitzt.

Und hier habe ich auch schon den ersten wichtigen Hinweis gegeben: Die Tätigkeit findet im Sitzen statt. Sitzen ist ja grundsätzlich verlockend. Wer lümmelt sich nicht gerne auf seinen Bürostuhl, macht es sich an seinem Heimarbeitsplatz mit einer Tasse Kaffee gemütlich und beginnt nicht gerne auf diese Weise immer und immer wieder den Arbeitstag? Selbst für mich als Sportfreak war dies verlockend.

Doch ehrgeizig, wie ich nun mal bin, legte ich immer mehr den Schwerpunkt auf die Tätigkeit in meinem Homeoffice. Den ganzen Tag über saß ich also von früh bis spät am Schreibtisch, tippte fleißig auf meiner Tastatur herum, erstellte neue Angebote und Produkte, erledigte den Bürokram und hatte dabei ausschließlich das Ziel, so schnell wie möglich die Umsatzzahlen in meinem Business zu steigern.

Wenn ich eine Sache mache, dann mache ich sie immer zu 100%. Halbe Sachen gibt es bei mir nicht. Und so wählte ich für mich den Schwerpunkt, zuerst das Business voranzutreiben und wenn sich die Erfolge weiter stabilisiert hätten, wollte ich auch den Sport wieder mit einfließen lassen. Ich wollte unbedingt schnellere und bessere Erfolge mit meiner neuen Tätigkeit erzielen und beschloss deshalb, den Sport eben mal für eine Weile ruhen zu lassen.

Was sollte schon dabei sein, wenn ich mal ein paar Monate das Training ruhen lasse, um danach wieder einzusteigen. Für mich als alten Hasen würde es kein Problem darstellen, ganz schnell wieder in die Gänge zu kommen.

Was ich dabei jedoch nicht beachtet hatte, war die Tatsache, dass meine Bewegung insgesamt nun auf ein absolutes Minimum reduziert wurde. Denn auch sonst war ich ja nun zu Fuß kaum noch unterwegs. So gab es keinen Weg mehr zur Arbeit oder zurück. Und in meinen selbst festgelegten Arbeitspausen im Homeoffice hatte ich diese lediglich genutzt, um mir eine neue Tasse Kaffee zu holen oder mich zur Entspannung in den Garten zu setzen. Also wieder Sitzen.

Kurzum: **Für meinen Körper bedeutete die neue Tätigkeit eine dramatische Umstellung**. Rückblickend betrachtet habe ich mich in der Zeit von Oktober bis Dezember 2020 täglich wahrscheinlich nur 200 Meter bewegt. Also im Grunde genommen lag mein Bewegungspensum in dieser Zeit fast bei null. Stattdessen saß ich entweder die meiste Zeit im Homeoffice bei der Arbeit, oder ich saß beim Essen oder ich saß im Garten.

Anstatt also täglich meine dreißig Kilometer mit dem Rad zu fahren oder zwölf Kilometer zu joggen, genoss ich es in vollen Zügen, einfach mal zu Hause sitzen zu dürfen und dabei sogar noch Geld zu verdienen. Sport und Bewegung und sogar die Bewegung zwischendurch kamen hierbei völlig zu kurz.

Das langes, dauerhaftes Sitzen äußerst ungesund ist, davon hatte ich zu diesem Zeitpunkt wirkliche keine Kenntnis. Zum Beispiel, dass dadurch schwerwiegende Thrombosen entstehen können. Mir war dieser Fakt einfach nicht bewusst. Im Grunde genommen ist das ja auch klar, denn wo (außer vielleicht bei Flugreisen) wird man auf die Thrombosegefahr durch zu langes Sitzen hingewiesen oder wo lernt man solches Wissen? In der Schule jedenfalls nicht. Denn auch da sitzen die Kinder ja bis zu dreizehn Jahre lang jeden Tag unentwegt im Unterricht auf harten Stühlen. Es gab für mich demzufolge nicht den leisesten Anhaltspunkt dafür, dass ich mit voller Geschwindigkeit in eine Katastrophe hinein rauschte.

Das Fatale, ja geradezu Heimtückische an dieser Erkrankung ist, dass sie völlig ohne Vorankündigung und völlig lautlos entsteht und die Folgen plötzlich und wie ein Blitz eintreten. Ist es erstmal so weit gekommen, ist das Ganze kaum noch umkehrbar, sondern muss im Grunde genommen durchgestanden und überstanden werden und vor allen Dingen *überlebt* werden.

Die Thrombosegefahr aus dem Bereich der tiefen Beinvenen ist im Grunde genommen einfach erklärt: Sitzen ist ein weitgehend unnatürlicher Vorgang. Dabei werden die Blutgefäße an verschiedenen Stellen abgedrückt oder abgewinkelt. Demzufolge ist der Blutfluss in den betreffenden Arealen gehemmt oder gestört. Kurzes Sitzen macht nichts. Sitzt man jedoch mehrere Stunden am Stück, dann steigt die Gefahr schnell um das zwanzigfache, eine Thrombose zu bekommen.

Je länger das Sitz-Intervall, umso höher die Gefahr. Sitzt man aber nicht nur einen Tag, sondern regelmäßig jeden Tag ohne nennenswerte Pausen, dann steigt die Gefahr sogar exponentiell. Grundsätzlich gilt: Beim Sitzen besteht eine zwanzigfach erhöhte Thrombosegefahr.

Thrombose bedeutet: Da das Blut zu lange unbewegt in den tiefen Beinvenen verharrt, fängt es an hier und dort zu verklumpen. Kleine Ablagerungen (Blutgerinnsel) entstehen. Der Körper reagiert gegebenenfalls mit entzündlichen Reaktion. Die Gerinnsel bleiben aber nicht ewig an Ort und Stelle, sondern können sich entweder nach und nach oder auch abrupt lösen.

Und jetzt beginnt „der Spaß“: Denn auf dem Weg zu Herz, Lunge oder Gehirn verengen sich selbstverständlich die Blutgefäße, bis sie nur noch ganz schmal sind. Hierdurch passen die Gerinnsel aber nicht und verstopfen sodann die Blutgefäße der lebenswichtigen Organe. Passiert dies, so besteht in aller Regel **absolute Lebensgefahr**, denn die lebenswichtigen Organe werden zerstört, wenn sie nicht permanent mit frischem Blut versorgt werden. Stirbt eines dieser lebenswichtigen Organe, stirbt aber auch der Mensch im Ganzen.

Zusammengefasst: Diese kleinen Biester (Blutgerinnsel) können einem ganz schön den Tag versauen! :)

22. Kapitel: Schmerzen wie Stiche mit scharfen Messerklingen

Von Oktober bis Dezember saß ich also mehr oder weniger ununterbrochen in meinem Homeoffice. Mein Business nahm rasant Gestalt an und ich war sehr zufrieden mit dem Erfolg, den ich bereits in kurzer Zeit geschafft hatte. An Pause dachte ich kaum, denn jetzt war ich erst richtig heiß gelaufen und wollte mehr. Noch schneller und noch effektiver wollte ich das Business weiter ausbauen. Die Arbeit machte mir viel Spaß.

Natürlich merkte ich hin und wieder ein leichtes Kribbeln in den Füßen oder in den Beinen. Und wenn die Beine schwer wurden, dann veränderte ich eben kurz die Sitzposition. Was indessen in meinem Beinvenen vor sich ging, davon wusste ich nichts.

Es ergaben sich Arbeitszeiten von dreizehn oder vierzehn Stunden täglich (auch am Wochenende). Immer sitzend.

Das macht addiert: über 1.000 Stunden Sitzen innerhalb von drei aufeinanderfolgenden Monaten von Oktober bis Dezember 2020. Eine ganze Menge. Flugpassagieren teilt man mit, dass es ab einer Flugdauer von vier Stunden sinnvoll sei, dass sie ein Bewegungstraining auch im Sitzen durchführen sollten, um die Thrombosegefahr abzuwenden. Oder sie sollten von vornherein Thrombosestrümpfe tragen, bevor sie in den Flieger einsteigen. Ich kam also auf über 1.000 Stunden. Respekt.

Anfang Januar 2021 war es dann so weit. Meine Unwissenheit musste bestraft werden. Von der einen auf die andere Minute merkte ich ein Stechen auf der rechten Seite, etwa am unteren Ende des rechten Lungenflügels. Das Stechen fühlte sich am Anfang so an, wie ein Seitenstechen nach dem Laufen. Da man solche oder ähnliche Beschwerden hin und wieder mal hat und weiß, dass sie nach kurzer Zeit von allein wieder verschwinden, dachte ich mir nichts weiter dabei.

Doch bereits wenige Stunden später verschlimmerte sich das Ganze dramatisch. Die Schmerzen nahmen immer weiter zu und die schmerzende Fläche des Brustkorbs wurde grösser. Zunehmend merkte ich, wie das Ein- und Ausatmen schwerer fielen und auch gewisse Bewegungen nur noch eingeschränkt möglich wurden.

Das Ende der Fahnenstange war aber noch lange nicht erreicht. Der Spaß fing jetzt erst richtig an. Die Schmerzen wurden immer schlimmer. Es fühlte sich förmlich so an, als wenn an vier Stellen gleichzeitig auf der rechten Seite meines Brustkorbs lange Messerspitzen in mich eindringen würden und in mir herumstochern würden. Ohne zu übertreiben waren die Schmerzen höllisch, denn sie hörten nicht mehr auf.

Bereits am nächsten Tag nach Beginn, waren sie so stark geworden, dass ich mich weder nach links noch nach rechts drehen konnte und auch in die Hocke gehen oder bücken waren unmöglich geworden. Die einzig adäquate Haltung, die mir noch blieb, war kerzengerade zu stehen und mich dabei an der Tischkante festzuhalten.

In dieser Haltung atmete ich so gut es ging kleine Luftschübe ein und wieder aus. Auch tiefes Luftholen war unmöglich geworden. Bei jedem Versuch dies zu tun, hatte ich Schmerzen, die mich ein paar Mal nahe an die Ohnmacht gebracht hatten. Wenn ich also nicht ohnmächtig werden wollte, dann musste ich jetzt sehr vorsichtig sein.

Glücklicherweise hatten wir im Schrank noch Schmerztabletten für den Notfall gelagert. Ich habe in meinem ganzen Leben nur wenige Schmerztabletten genommen. Aber in diesen Tagen und Wochen verschlang ich zwei ganze Packungen davon (Ibuprofen). Der enthaltene Wirkstoff hilft nur gegen leichte bis mittlere Schmerzen. Aber es war schon eine Wohltat, wenn der Schmerz wenigstens etwas betäubt wurde.

Das alles geschah innerhalb von nicht einmal vierundzwanzig Stunden. *Otto Normalbürger* würde in einem solchen Fall selbstverständlich die 112 rufen. Aber nicht ich.

Zunächst einmal war ich zu diesem Zeitpunkt der felsenfesten Überzeugung, dass die Sache schon bald erledigt sein würde. Und außerdem habe ich ohnehin eine gefestigte Haltung. Wie ich weiter oben schon ausführlich berichtet habe, kann man die Anzahl meiner Arztbesuche an einer Hand abzählen. Und bisher ist ja auch alles gut gegangen, warum sollte es nun also anders sein?

Meine Entscheidung war gefallen: Ich stehe das durch! Ich schaffe das!

23. Kapitel: Blut kommt aus der Lunge

Die krassen Schmerzen führten dazu, dass ich wie gesagt in kürzester Zeit so gut wie bewegungsunfähig wurde. Stehend und an die Tischkante gelehnt war es auszuhalten. In dieser Position begann ich sofort, mich im Internet zu informieren und suchte mir in Windeseile alles zusammen, was zu meinen Symptomen passte. Mir war dabei selbst voll bewusst, dass ich nicht sofort auf eine Lösung stoßen werde, sondern dass ich hierfür Zeit und Geduld benötigen würde.

Gleichzeitig wusste ich aber aufgrund meiner Erfahrung, dass die Ärzte noch weniger Ahnung haben würden als ich. So heißt es ja nicht umsonst: Zehn Ärzte, zehn Diagnosen. Und wir wissen ja alle von den endlosen Beispielen von ratsuchenden Patienten, die von Arzt zu Arzt geschickt werden, weil keiner die Ursache richtig bestimmen kann.

Da ich auch darauf keine Lust hatte, machte ich mich lieber selbstständig auf die Suche. Zum Glück gibt es mit dem Internet die Möglichkeit auf eine schier unendliche Zahl von Dokumenten in aller Welt zurückgreifen zu können. Somit war die Chance gut, dass ich hierüber zumindest Anstöße oder erste Erkenntnisse erzielen würde, die mir dann Stück für Stück weiterhelfen würden.

Ich las also unentwegt und zog mir alles Mögliche an medizinischen Hintergrundinformationen rein, was ich in die Finger kriegen konnte. Wirklich lösen konnte es die Sache in dem Moment nicht, trotzdem gab es mir ein gutes Gefühl, dass ich nach wie vor am Ruder war und Informationen sammelte, die letztendlich zu meiner Heilung beitragen konnten.

Das *Messer-in-der-Brust-Gefühl*, kam mit voller Wucht zurück, sobald die Wirkung der Schmerztabletten nachließ. Das war regelmäßig nach ein paar Stunden der Fall.

Nun fing ich aber auch an, Blut zu husten. Holla, die Waldfee! Erst war es nur ein bisschen und dann wurde es immer regelmäßiger und mehr. Es war noch nicht so weit, dass ich daran verbluten würde. Jedoch spuckte ich alle zwanzig oder dreißig Minuten einen ordentlichen Batzen Blut aus meiner Lunge. Mir war klar, dass meine Lunge einen großen Schaden erlitten hatte. Lungengewebe schien deformiert oder zerstört worden zu sein, vermutlich sind Lungenbläschen und Gefäße gerissen und Blut strömte aus.

In diesem Zustand steigerten sich dann auch die Schmerzen zu einem neuen Höhepunkt, bei dem nicht mal die Schmerztabletten noch für ausreichend Betäubung sorgten. An dieser Stelle hätten Opiate sicherlich Wunder gewirkt. Beides hatte ich nicht zur Verfügung. Also musste es so gehen.

Unter den starken Schmerzen verkrampfte sich mein Körper zunehmend, wobei die Verkrampfung den Schmerz nur noch steigerte. Eine willentliche Lösung oder Entspannung dieser Verkrampfungen war nicht mehr möglich.

Zu diesem Zeitpunkt hätte ich schreien können vor Schmerzen und musste mir deshalb ganz schön auf die Zähne beißen, um nicht ohnmächtig zu werden.

Da ich mich aber nach wie vor meines guten Verstandes bedienen konnte und auch unter Belastung ein recht kreativer

Ideenfinder bin, kam ich spontan auf folgende Lösung: Ich wusste, dass heiße Duschen immer beruhigend und entspannend auf den gesamten Körper wirken. Da es mir unmöglich war, aufgrund meiner eingeschränkten Bewegungsfähigkeit meine Kleidung abzulegen, stellte ich mich kurzentschlossen in voller Montur unter die heiße Dusche.

Sofort merkte ich, wie wohltuend, entspannend und entkrampfend das heiße Wasser auf mich wirkte. Die Schmerzen waren keineswegs weg, aber sie waren besser auszuhalten als vorher. Da nun der gesamte Körper von Kopf bis Fuß äußerlich mit warmem Wasser versorgt wurde, wurde auch die Durchblutung in allen Arealen angeregt. Ich profitierte auch von einem Schub Glückshormone. Die Schmerzen waren jetzt wieder auszuhalten, wobei ich mich mit beiden Händen und einem Handtuch an der Duschstange fixierte, um Kräfte zu sparen.

Währenddessen ich also mit Klamotten klitschnass so unter der Dusche stand, spuckte ich auch hier weiterhin Blut und das Wasser am Boden färbte sich rot. Alles in allem war dies ein ziemlich martialischer Moment. „Stirb langsam"-der Film. Nur in Echt! Und da ich solche Momente des Außergewöhnlichen liebe, fing ich plötzlich an zu grinsen und die ganze Situation sogar zu genießen. Wie ich so dastand, fixiert an einer Duschstange, blutspukend, nach Luft ringend und hoffend, dass die Atmung durchhält. Ein Kämpfer wie er im Buche steht.

Ich war schon immer dieser Typ Mensch, der sich in Extremsituationen irgendwie heimisch fühlt. Wahrscheinlich deshalb, weil es nun besonders darauf ankommt, die richtigen Entscheidungen zu treffen, um bestehen zu können. Vielleicht ist dieses Gefühl vergleichbar mit dem, was Extremsportler empfinden, wenn sie von einer hohen Klippe kopfüber ins Wasser springen oder wenn sie im Wingsuit mit über 200 km/h durch eine Felsspalte rauschen.

Mit dieser todesverachtenden Einstellung schafft man entweder alles oder man stirbt mutig. Eines von beiden wird auf jeden Fall eintreten. Gleichzeitig war mir durchaus die Tragweite der gesamten Situation bewusst und ich merkte, dass es eng werden könnte. Schließlich war ich kaum noch in der Lage Luft zu holen und sollte ich ohnmächtig werden, so würde sich die Situation noch weiter zuspitzen.

Doch mein Plan funktionierte.

Ich war heilfroh, dass mein großer Sohn die Szene überwachte und die ganze Zeit anwesend war. Die Energie, die er ausstrahlte, war ebenfalls eine mächtige Unterstützung für mich. Er half mir sodann beim Ablegen der nassen Klamotten und beim Anziehen von etwas Trockenem. Nun mittlerweile deutlich beruhigt begab ich mich wieder in die alte Position, nämlich stehend und mit Schmerzmitteln versorgt und angelehnt an den Tisch. Ich machte umgehend weiter mit meiner Internetrecherche und war gespannt, was ich Neues herausfinden würde.

24. Kapitel: Vier Wochen ohne Nahrung

Ich fühlte mich ein bisschen wie in ALIEN, dem Science-Fiction-Horrorfilm. Kennst du die Szene, als eines der Besatzungsmitglieder des Raumschiffs Nostromo beim Essen eine Hustenattacke bekommt und danach das kleine niedliche Wesen mit den messerscharfen Zähnen blutspritzend aus seinem Brustkorb herausschlüpft? Ich fühlte mich nach wie vor so, als wenn dies bei mir auch bald anstehen würde. Ich musste schon wieder lachen bei diesem Gedanken. Trotz der fatalen Lage schien ich überhaupt keine Angst zu haben vor dem was passiert war und in meiner Phantasie machte ich mich bereits lustig über etwas, dessen Ursprung ich zu diesem Zeitpunkt noch gar nicht kannte.

Reichlich Blut spucken gehörte die nächsten zwei Wochen zum Alltag und ich hatte mich schon dran gewöhnt. Der Husten selber jedoch war die größere Belastung. Mein Körper schien über diesen Reflex alles loswerden zu wollen. Ich hustete und hustete. Tag und Nacht. Die Pausen nutzte ich, um Luft zu schnappen. Das Hustengeräusch hörte sich gruselig an. Ich konnte zweifelsfrei wahrnehmen, dass meine Lunge auf der rechten Seite geschrottet war.

Die Atmung war so sensibel geworden, dass ich nichts mehr essen konnte, ohne dass der Hustenreflex sofort ansprang. Aber ohnehin war das natürliche Hungergefühl vollkommen verschwunden. Es war mir lediglich möglich, mit viel Vorsicht immer wieder kleine Mengen Wasser zu trinken. Trinken ist absolut lebensnotwendig. Außerdem war mir klar, dass mein Körper nun insbesondere H2O benötigen würde, um das geschädigte Zellmaterial nach und nach abtransportieren zu können.

Insgesamt vier Wochen lang konnte ich absolut nichts essen. Ich hatte überhaupt kein Hungergefühl in dieser Zeit. Ich dachte mir: Gut, wenn mein Körper kein Hungergefühl sendet, dann ist es wohl richtig so, dass ich auch nichts zu mir nehme. Mein Körper benötigt jetzt Entlastung und eine maximale Konzentration auf den Schwerpunkt, also auf den beschädigten Bereich. Alle verfügbaren Kräfte müssen hierauf konzentriert werden.

Diesbezüglich machte ich mir keine Sorgen, denn ich wog zu Beginn der Aktion sportliche 100 Kilogramm mit hohem Muskelanteil. Mit dem Schritt auf die Waage konnte ich jeden Tag beobachten, wie die Kilos weniger wurden. Insgesamt reduzierte sich mein Körpergewicht innerhalb der Krankheitsphase auf 80 Kilogramm. Ich konnte mich glücklich schätzen, dass ich vormals so viele Reserven in meinem Körper angesammelt hatte. Man stelle sich vor, jemand startet mit 80 Kg in so eine Challenge und endet dann mit 60 Kg. Ich jedenfalls hatte nach sechs Wochen zwar kräftig an Gewicht verloren, war aber immer noch gut bei Kräften.

Meine Duschgänge wurden zur Routine und da es funktioniert hatte, wusste ich, was zu tun war, wenn die Schmerzen einmal spontan zunehmen würden. Ich fühlte mich nach und nach sicherer in meiner misslichen Lage, weil ich merkte, dass ich es kontrollieren konnte. Ich wusste, dass ich nur durchhalten musste und dass ich es schaffen würde. Dieses Bewusstsein war klar und deutlich vor meinen Augen.

Ein Hoch auf das Internet und auf Netflix. Normalerweise verbringe ich nur wenig Zeit damit, mich hierüber unterhalten zu lassen. Jetzt war es die perfekte Ablenkung und ich zog mir einen Film nach dem anderen rein. Und ich kannte auch bald jeden wichtigen YouTube Kanal. Das half mir auf andere Gedanken zu kommen und die Zeit rumzukriegen.

25. Kapitel: Wie ein doppelter Lungendurchschuss

Unentwegt war ich auf der Suche nach Informationen und nach Antworten. Ich durchforstete immer wieder das Internet und bemühte pausenlos meinen Verstand, mir bei der Lösung des Problems zu helfen. Schließlich wusste ich die ersten Wochen über nicht genau, um was es sich hierbei handelte. Was ich verstanden hatte: Mein rechter Lungenflügel war betroffen. Er war stark in Mitleidenschaft gezogen worden. Durch was auch immer. In meinen Gedanken zog ich systematisch alles in Erwägung, was theoretisch möglich war: Viren, Bakterien, Stress, allergische Reaktionen, Krebs, HIV, Vergiftung, Parasiten, Autoimmunerkrankungen und noch vieles mehr.

Es ist wirklich erstaunlich, wie sehr sich Krankheitsbilder in ihrer Symptomatik ähneln können, auch wenn ihre Ursachen vollkommen verschieden sind. Ich dachte mir: So muss es wohl auch den Ärzten gehen, wenn sie Diagnose nach Diagnose treffen, und im Nachhinein war alles unzutreffend. Auch im ärztlichen medizinischen Alltag ist es nämlich überhaupt nicht die Regel, dass ein Arzt oder eine Ärztin sofort die Lösung das Rätsels kennen.

Auch die Ärzte tappen die meiste Zeit im Dunkeln und sind darüber hinaus noch von Zeitnot getrieben. Sie haben schlichtweg nicht unendliche zeitliche Kapazitäten, einem einzigen Patienten zu seiner Heilung zu verhelfen. Oftmals haben sie nur wenige Minuten, um einen Lösungsansatz zu identifizieren.

Hierin lag mein entscheidender Vorteil. Denn ich hatte genügend Zeit zur Verfügung und außerdem war ich reichlich intrinsisch motiviert, denn es ging ja schließlich um mich und um meine Zukunft. Ich war also in besten Händen. ☺

Außerdem bin ich akademisch geschult (Universität, cum laude) und sah mich deshalb ohne weiteres in der Lage, mir schwieriges Fachwissen anzueignen oder es zumindest überflugartig zu studieren. Mein Augenmerk war darauf gerichtet, den Hauptfaktor, beziehungsweise die hauptsächliche Systematik der Erkrankungen herauszufinden. Theoretisch hätte es ja wie gesagt alles sein können. Und so studierte ich medizinische Artikel im Internet, sah mir etliche medizinische Schaubilder an und machte mir reichlich Notizen.

Ab der fünften Woche kam glücklicherweise langsam der Hunger wieder zurück. Ich aß täglich kleinste Mahlzeiten zum Beispiel in Form eines halben Käsebrotes oder eines kleinen Joghurts. Immerhin. Ein Anfang. Ich wusste nämlich, wenn der Körper Appetit signalisiert, dann beginnt er sich zu stabilisieren und zu reparieren. Appetit ist immer ein gutes Zeichen. Ab dieser Zeit hatten die Schmerzen auch deutlich nachgelassen, so dass ich nach und nach wieder die liegende Position ausprobieren konnte. Ich begann mehr Schlaf zu schöpfen und war in der Folge auch geistig wieder zu mehr imstande.

Scherzhaft dachte ich dabei immer wieder: So muss es sich wohl anfühlen, wenn man einen doppelten Lungendurchschuss im Krieg erlitten hat. Und auch solch eine Verletzung würde nicht innerhalb von wenigen Wochen ausheilen. Hierzu braucht es mehr Geduld. Und darauf stellte ich mich ein.

Meine Recherche nahm Fahrt auf.

Ich erinnerte mich, dass ich während der ersten Wochen sehr stark geschwollene Füße und Beine hatte. Sowas hatte ich vorher noch nie erlebt. Diese Schwellungen traten etwa ab Woche zwei auf und gingen in den Folgewochen nach und nach wieder zurück. Füße und Beine waren regelrecht aufgeblasen. Jedenfalls fiel mir dieser Fakt wieder ein und ich überlegte, welcher Zusammenhang hier in Frage kommen könnte. Welche Rolle spielten meine Beine in Bezug auf den Lungenschaden?

Und so kam ich drauf: Da ich noch bis Dezember 2020 vollkommen symptomfrei war, konnte ich chronische oder schwelende Erkrankungen von vornherein ausschließen. Alle vermuteten Krankheitsbilder vielen automatisch durch dieses Raster. Was ich hatte, war mit hundertprozentiger Sicherheit eine Lungenembolie, beziehungsweise sogar ein Lungeninfarkt, bei dem Lungengewebe bereits untergegangen war. Die plötzlich eintretenden und starken Schmerzen, das Blut spucken, der Husten. Alles sprach dafür.

Durch die Recherche konnte ich herausfinden, dass ein sehr hoher Prozentsatz dieser Lungenembolien durch zu langes Sitzen hervorgerufen wird. Beim Sitzen steigt die Thrombosegefahr um mindestens das Zwanzigfache. Die Wahrscheinlichkeit für eine Thrombose wird umso höher, je länger man ununterbrochen sitzt und je öfter man das Ganze täglich wiederholt. Thrombosen sind kleine Blutklümpchen, die sich meist in den Venen der tiefen Beinregionen bilden und sich dann abrupt ablösen können und sodann in den Blutkreislauf geraten. Mit fatalen Folgen. Es drohen Herzinfarkt, Lungeninfarkt und Gehirnschlag. Von allen drei Varianten wurde mir wohl glücklicherweise noch die mildeste zuteil. Schließlich hat der Mensch fünf Lungenlappen und in meinem Fall waren nur maximal die rechten drei beschädigt. Ich verfügte also noch über eine genügende Reserve. Man muss es schließlich positiv sehen.

Nun rechnete ich auf einem Blatt Papier schnell die Stunden zusammen, die ich wohl sitzenderweise in den vorangegangenen Monaten verbracht hatte. Es waren deutlich über 1.000 Stunden, wobei ich täglich viel zu lange ununterbrochen gesessen hatte. Ich stand damals jeweils nur kurz auf, um mir eine neue Tasse Kaffee zu holen oder im Garten ein bisschen Luft zu schnappen. Ich war so vom Arbeitseifer erfasst und von denen ersten Erfolgen meines Business motiviert, dass ich überhaupt nicht erkannte, dass das ständige Dauersitzen nicht gut enden würde.

Ab diesem Zeitpunkt war ich mir sicher, die richtige Diagnose gefunden zu haben. Demzufolge haben sich im Laufe der Monate von Oktober bis Dezember Gerinnsel in den tiefen Beinvenen gebildet, die dann Anfang Januar aus heiterem Himmel und völlig unangekündigt den Lungeninfarkt mit all seinen dramatischen Folgen für Leib und Leben auslösten. Infolgedessen wurde Lungengewebe großflächig zerstört.

Zerstörtes Lungengewebe regeneriert sich nicht mehr, so die überwiegende Annahme der Mediziner. Ich stieß jedoch auch auf allerneueste Erkenntnisse, die den Verdacht äußerten, das Lungengewebe sich sehr langsam erneuern *könnte*, wenn verschiedene günstige Faktoren mitspielen. Wirklich sicher ist man sich da allerdings noch nicht. Jedenfalls sieht die Medizin im Großen und Ganzen nicht vor, dass eine auf diese Weise beschädigte Lunge jemals wieder ihr ursprüngliches Potential erreichen könnte.

Mein Ehrgeiz war geweckt, denn ich wollte beweisen, dass dies eben doch geht. Mein Körper hat sich ja auch im Laufe meines Lebens schon etliche Male regeneriert und einiges überstanden und durchgestanden. Ich sah keinen Grund, warum dies in meiner jetzigen Situation nicht abermals gelingen sollte. Der kompletten wissenschaftlichen Erkenntnis zum Trotz.

26. Kapitel: Werde ich jemals wieder Sport machen können?

Wie wichtig die Atmung ist und wieviel Kraft von der Lunge herkommt merkst du erst in dem Moment, wenn dieses wichtige Organ nicht mehr so funktioniert wie es soll. Ich begriff, dass ein Großteil meiner vormaligen Kraft, Energie und Ausdauer von der enormen Kapazität meiner Lunge herrührte. Früher war mir dies niemals bewusst gewesen und ich ging immer davon aus, dass es vor allen Dingen die Muskeln waren, welche Stärke produzierten.

Hier wurde ich nun also eines Besseren belehrt und lernte, das körperliche Stärke mindestens zu einem ebenso großen Anteil, wenn nicht sogar noch zu einem größeren von der Leistungsfähigkeit der Lunge kommt. Wenn du gut atmen kannst, bekommst du genügend Sauerstoff und Sauerstoff wird benötigt, um über unseren Stoffwechsel Energie zu gewinnen. Ohne Sauerstoff also keine Energie und keine Kraft. Viel Sauerstoff bedeutet viel Energie und viel Kraft.

Zum einen ging ich davon aus, dass die verbliebenen und funktionsfähigen Lungenbläschen sich nun in ihrer Leistungsfähigkeit nach und nach steigern würden. Ich wusste das der Körper die Fähigkeit besitzt, sich neuen Situationen anzupassen. Nichts anderes simulieren ja Sportler beim sogenannten Höhentraining. Der Körper soll sich daran gewöhnen, mit wenig Sauerstoffausbeute dasselbe Leistungsniveau zu erhalten. Steht später wieder mehr Sauerstoff zur Verfügung, so steigt die Leistung sogar rapide an, weil der Körper gelernt hat aus weniger mehr zu machen. Ich war mir sicher, dass dieser Mechanismus bei mir ebenfalls funktionieren würde.

Zum anderen war ich mir sicher, dass mein Körper alles daransetzen würde, das abgestorbene Lungenmaterial möglichst schnell zu beseitigen und den freigewordenen Raum nach und nach mit neu produzierten Lungenarealen zu füllen. Wie schon gesagt, war dies eine Option, welche nach wissenschaftlichen Erkenntnissen so gut wie unmöglich erschien. Zum Glück glaube ich an das Unmögliche und der Glaube kann bekanntlich Berge versetzen. Für mich schien dies nicht unmöglich zu sein, sondern war nach meiner Auffassung nur eine Frage der Zeit.

Trotzdem fragst du dich zwischendurch, ob alles wieder so werden wird wie früher, ob du jemals wieder so Sport machen wirst, wie früher, ob du wieder mit dem schweren Rucksack auf hohe Berge klettern wirst und so weiter. Wenn du nach zehn Schritten schon hechelst und anhalten musst, dann kommt es dir schon ein bisschen krass vor.

Aber ich kannte keine Zweifel. Ich wusste nur: Es ist eine Frage der Zeit und es wird nicht ganz einfach werden wieder voll repariert zurückzukommen. Aber ich werde es schaffen.

Wenn du diese Realität anerkennst, dann kannst du dich auch drauf einstellen. Im Umkehrschluss wusste ich nämlich, dass ich jede Sekunde der nächsten Monate nutzen werde, um meinen Gesundungsprozess aktiv zu fördern. Ich musste es anpacken.

Etwa acht Wochen lang war ich ohne Unterbrechung zu Hause. Vier Wochen lang aß ich nichts und trank nur. Ich vertrieb mir die Zeit mit Netflix, YouTube und Internetrecherche. Manche Momente in dieser Zeit waren extrem.

Das waren die Momente intensivster Schmerzattacken. Und es waren die Momente, in denen ich jeweils nur noch ganz wenig Luft bekam. Hier musst du dich wirklich konzentrieren, um nicht zu ersticken. Wenn so wenig Luft in den Körper gelangen kann, dann zählt jeder noch so kleine Atemzug. Du darfst dir keine Aussetzer oder Fehler hierbei erlauben.

In solchen Momenten habe ich alles um mich herum ausgeblendet und mich nur auf mein *Innen* konzentriert. Das Leben hing quasi am nächsten Atemzug. Ich geriet dabei instinktiv in eine Art meditativen Überlebensmodus, indem Angst oder Panik keinen Platz hatten. Ich wusste: Es braucht Zeit und so Gott will, wird es vorübergehen.

Weil ich früher beim Militär die Speziallehrgänge Einzelkämpfer Teil I und II absolviert hatte, fand ich für meine missliche Lage die Bezeichnung „*Einzelkämpferlehrgang Teil III - der ultimative Überlebenstest*“ inklusive Nahrungsentzug und extremen Schmerzen. Schon wieder verzogen sich meine Mundwinkel zu einem breiten Grinsen. Ich fand den Gedanken ziemlich witzig!

Nach etwa acht Wochen verlies ich das erste Mal unser Gebäude Richtung einer nahe liegenden Grünfläche mit einer Länge von etwa sechzig Metern einer Breite von etwa vierzig Metern. Ich nahm mir hierbei vor, so gut es eben ging, auf dieser Grünfläche hin und her zu gehen. Es war mir von vornherein klar, dass nur ein Training gegen den Widerstand Heilung bringen würde. So fing ich also an. In ganz kleinen *Babyschritten*. Wieder von 0. Aufgeben war keine Option.

Diese Übung wiederholte ich nun Tag für Tag. Am Anfang waren es nur dreißig oder vierzig Meter, die ich zurücklegte. Dann wurde es mehr. Bald wurden daraus mehrere hundert Meter. Und mit den Wochen steigerte ich mich und schaffte es schon nach kurzer Zeit eine Stunde ohne Pause hin und her zu gehen. Auf diesem Weg zeigte ich meinem gesamten Körper, was die Marschrichtung war, wohin die Reise gehen sollte, was seine Aufgabe war. Ich wusste, der Körper passt sich meinen Bedürfnissen an. Ich musste ihm signalisieren: Die absolute Schonphase ist vorbei, jetzt beginnt die Regeneration.

Und mein Plan ging auf.

Ich pumpte zwar wie ein Maikäfer, und mein Herz schlug so schnell, als würde ich einen Marathon absolvieren, aber Schritt für Schritt kämpfte ich mich weiter. Diese Ausflüge fanden in nächster Nähe zu unserem Haus statt, falls irgendetwas *dazwischenkommen* würde. So hatte ich den sicheren Hafen in Sichtweite, und das gab mir ein gutes Gefühl. Außerdem war ich meist nachts so zwischen 02.00 und 04:00 Uhr unterwegs, damit ich bei meinen schwierigen Übungen komplett ungestört war. Störungen jeder Art hätten mich hierbei aus dem Konzept gebracht. So konnte ich mich auf jeden Schritt und auf jeden Atemzug konzentrieren.

Es fing an Spaß zu machen!

Und wie die Wochen vergingen, wurden die Wege weiter und weiter.

27. Kapitel: Plötzlich sprunghafte Heilungserfolge

Dies war mein Alltag: Viel schlafen, auf regelmäßiges Essen und Trinken achten, wann immer möglich Bewegungstraining durchführen. Während meiner nächtlichen Spaziergänge ließ ich meine Phantasie blühen, was ich demnächst alles bewerkstelligen würde. Was also meine nächsten Projekte sein würden, wie ich diese umsetzen werde und wieviel Erfolg ich damit haben würde. Insbesondere erfreute ich mich an meinen imaginären Erfolgen.

Danach malte ich mir aus, was die weiteren Etappen sein werden in den kommenden Monaten und in den nächsten Jahren. Wenn du in solch positiven Phantasien schwelgst, dann beginnen Hirn und Herz gemeinsam zu pulsieren. Dein Herz schlägt höher und es fühlt sich so an, als wenn du dein Ziel bereits erreicht hättest. Ich bin mir zu einhundert Prozent sicher, dass auch dies meinen Heilungserfolg beschleunigt hat.

Bei vielen Krankheitsgeschichten anderer Menschen scheinen sich deren Gedanken die meiste Zeit um das negative Geschehen zu drehen. Sie beschäftigen sich zu sehr mit der Krankheit, anstatt mit der Vorstellung gesund zu sein. Damit programmieren sie sich aber immer wieder neu auf die negative Situation und nicht auf die positive. Insbesondere waren es diese Phantasiereisen, welche mir die Langeweile nahmen, mich zuversichtlich stimmten und mir ein gutes Gefühl gaben. Tatsächlich konnte ich sogar die ein oder anderen Dinge durch meine Gedankenauslüge konkretisieren und sodann schneller umsetzen.

Als es Frühling wurde, nutzte ich die ersten Sonnenstrahlen dazu, frische Energie zu tanken. Sonne ist so wichtig und so heilsam. Sie weckt neue Lebensenergie und gute Gefühle. Auch das hat meine Heilung beschleunigt.

Dazu kommt die wunderbare Atmosphäre die wir zu Hause haben bestehend aus einer starken Familie, einem ruhigen und harmonischen Heim, lieben und treuen Haustieren und einem wunderschönen bunten und natürlichen Garten, der insbesondere im Frühling zu einer großen Pracht wird und vielen Geschöpfen einen Lebensraum bietet. Da kommen die Vögelchen regelmäßig geflogen und trällern ein Lied, ab und zu huscht ein Eichhörnchen durch die Wipfel der Bäume und des Nachts läuft der Igel vorbei auf der Suche nach Nahrung. Auch das hat mich „tierisch" motiviert und mir Spaß und Ablenkung gebracht.

Sprunghaft ging die Heilung nun voran. Die krassen und akuten Monate waren im Januar und im Februar bis in den März hinein. Von Mitte März bis Ende Mai führte ich mein Schritt-für-Schritt Training durch, so wie ich es gerade beschrieben habe. Ich habe wirklich bei null wieder angefangen und mich langsam hochgerappelt. So wurden die Wege länger und meine Kondition steigerte sich. Ich konnte nun auch nach und nach mit Liegestützen, Situp und Klimmzügen, sowie Hanteltraining beginnen und auch hier sehr schnell wieder gute Erfolge erzielen.

Unser Körper verfügt über ein Gedächtnis. Wenn du einmal in Topform warst, dann vergisst dein Körper das nicht und findet schneller wieder zu der alten Form zurück. Ich hatte noch lange nicht mein ursprüngliches Potential erreicht, aber dass ich nach und nach wieder in meine Form zurückfinden konnte, machte mir Mut.

Im Juni und Juli schließlich steigerte ich die Intensität und ging zusammen mit einem unserer Hunde regelmäßig die zwölf Kilometer Strecke durch den Wald. Spätestens jetzt wusste ich, dass ich auf dem richtigen Weg war, denn noch vor ein paar Monaten war ich kaum in der Lage, auch nur einen einzigen Schritt schmerzfrei zu tun und nun marschierte ich mit Rucksack und Hund an der Leine sage und schreibe wieder zwölf Kilometer am Stück. Und das ganz ohne Schmerzen. Wow - dachte ich mir! Ich war sehr stolz auf mich und dieser Stolz motivierte mich zu weiteren Steigerungen.

August und September waren die Monate in denen ich dann auch wieder auf das Fahrrad umstieg und jeden Tag eine dreistündige Etappe absolvierte. Das Ganze an sechs Tagen in der Woche. Überlegt man, dass ich ein halbes Jahr vorher einen schweren und lebensgefährlichen Lungeninfarkt erlitten hatte, überlegt man weiterhin, dass ich mich komplett selbst, ohne Arzt und aus eigener Kraft regeneriert habe, dann ist es als ein Wunder zu bezeichnen, dass ich so kurze Zeit später bereits wieder zu solchen Leistungen imstande war.

Ich war in dieser Zeit keinen einzigen Tag krankgeschrieben und habe keinen einzigen Tag Krankengeld oder staatliche Unterstützung erhalten. Schließlich war ich ja selbstständig und mein Business lief digital voll automatisiert auch ohne mich weiter. Das Schöne an der Selbstständigkeit ist nämlich auch, dass du als dein eigener Chef deine Zeit und deine Geschäftstätigkeit frei einteilen kannst. Später begann ich nach und nach pro Tag eine halbe Stunde oder eine Stunde vom Homeoffice aus wieder zu arbeiten. Auch das motivierte mich und hielt mich bei Laune.

28. Kapitel: Meine Lunge ist wiederhergestellt…in Rekordzeit!

Der Heilungsprozess verlief keineswegs linear, sondern vielmehr wellenförmig mit einigem Auf und Ab und war geprägt von einer Vielzahl von unterschiedlichen Faktoren. Da ich aber absolut überzeugt von meinen Methoden und Ansätzen war, wusste ich, dass es nur eine Frage der Zeit sein würde, wann alles fruchten würde. Daran gab es in meiner Vorstellung zu keiner Zeit auch nur den geringsten Zweifel.

Und weil ich keinen Zweifel an meinem Heilungserfolg hatte, trat dieser nach und nach immer stärker zutage, bis ich die eben schon beschriebenen Erfolge verbuchen konnte. Dabei war mir aufgefallen, dass der Geist immer schon ein bisschen weiter ist und der Körper ein bisschen länger benötigt, um zu folgen.

Wer sich nur kurz mit dem Aufbau der Lunge beschäftigt, der versteht schnell, dass es sich hierbei um ein sehr differenziertes und sensibles Organ handelt. Meist ist uns dies im Alltag nicht bewusst, nämlich immer dann, wenn alles wunderbar funktioniert. In der medizinischen Literatur wird einhellig behauptet, dass beschädigte Lungenteile sich nicht von allein reparieren. Einmal Lungenschaden, immer Lungenschaden, so die Medizin. Erst allerneueste wissenschaftliche Entdeckungen legen nun den Verdacht nahe, dass die Lunge sich möglicherweise *doch* erneuern könnte durch Zellneubildung. Jedoch würde dies sehr langsam vor sich gehen.

Ich bin der beste Beweis dafür, dass dies tatsächlich geht, und zwar in Rekordzeit. Das dies ein Wunder darstellt, darauf hatte ich bereits hingewiesen.

Nun zeigten mir meine sagenhaften Erfolge, welche ich bis zur Mitte des Jahres errungen hatte, dass ich auf dem richtigen Weg war. Von meinem ursprünglichen Leistungspotential hatte ich etwa 72 oder 73% wieder zurückerobert. Auf diese Prozentzahl kam ich anhand der Werte, die ich beim Ausdauer und Krafttraining bereits wieder erreichen konnte.

Der Dauerhusten, der mich insbesondere anfangs monatelang quälte, reduzierte sich nach und nach auf ein erträgliches Maß. Mein Ziel war es natürlich, dass auch dieser Husten komplett wieder verschwinden würde. Um meine Lunge auch äußerlich gut zu pflegen, besorgte ich mir kurzerhand ein kompaktes Ultraschall-Aerosol-Gerät. Dies benutze ich, um in Wasser verdünntes Eukalyptusöl zu vernebeln. Diesen Nebel inhalierte ich alle ein oder zwei Tage. Das war wohltuend, entspannend und heilsam zugleich.

Dieses tolle Gerät ist nichts anderes als das, was in einer medizinischen Lungentherapie verwendet wird. Nur eben für den Heimgebrauch. Abwechselnd nutzte ich auch die klassische Inhalationsmethode mittels heißem Wasser und darin gelösten Eukalyptusöl.

Durch nähere Beschäftigung erfuhr ich auch, dass unsere Lunge genauso wie der Darm über ein Biom verfügt. In unserer Lunge leben Bakterien, die sinnvolle Aufgaben für uns erfüllen. Kommt dieses Lungenbiom aus dem Gleichgewicht, kann es zu Funktionsstörungen kommen. Auch das Lungenbiom musste sich also nach und nach wieder etablieren.

Es folgten die Monate Oktober, November und Dezember und wie wir alle wissen, ist hier die Sonnenausbeute gering. Ich fühlte förmlich, wie mir das Sonnenlicht jetzt fehlte. Und so ergänzte ich mein Portfolio kurzentschlossen um einen 300 Watt Infrarot-Wärmestrahler. So konnte ich auch in der dunklen Jahreszeit regelmäßig, wann immer ich Lust hatte, Wärmestrahlen auf meiner Haut genießen und von der heilsamen Wirkung profitieren. In meiner Phantasie stellte ich mir dabei regelmäßig vor, dass ich nun an einem sonnigen Strand liegen würde und die Sommersonne genießen würde. Ich fühlte mich glücklich und entspannt und so waren das alles kleine Mosaikstücke, die den Gesamterfolg nach und nach begünstigten.

Zum einen war ich in der Lage, schon wieder großartige sportliche Leistungen zu absolvieren. Zum anderen merkte ich dabei aber auch, dass ich viel stärker pusten musste als früher. Lungenareale waren schließlich abgestorben und damit nicht mehr existent und mussten nach und nach erst wieder neu gebildet werden.

Umso mehr achtete ich bei meinem täglichen Training auch auf kleine und kleinste Steigerungen. Mein Eindruck war es, dass die verbliebenen und funktionsfähigen Areale der Lunge ihre Leistungsfähigkeit nach und nach erhöht haben. Sie ersetzten somit das fehlende Lungenmaterial. Andererseits erneuerten sich die zerstörten Bereiche mit der Zeit wieder.

Jeder Trainingsimpuls, den ich hierbei setzte, wirkte auf meinen Körper wie eine Anleitung dafür, was er zu machen habe. Jede Runde mit dem Fahrrad, jede weitere Liegestütze, jeder weitere Klimmzug und jede Laufrunde forderten meinen Körper immer mehr und mehr dazu auf, die geeigneten Maßnahmen zu treffen, das ursprüngliche Potential wiederherzustellen.

Und so gelang es mir, dass ich in absoluter Rekordzeit nach einem Jahr wieder vollständig genesen war und zur alten Stärke zurückgekehrt war. Alle Phasen der Erkrankung konnten erfolgreich gemeistert werden, angefangen von der Akutphase, über erste sanfte Heilungserfolge, über die beschleunigte Phase der Heilung bis hin zu den abschließenden Maßnahmen. Alles das habe ich erreicht aus eigener Kraft und ohne einen Arzt zu konsultieren. Für den beschriebenen Hergang und die Schnelligkeit der Regeneration gibt es in der medizinischen Literatur kein Beispiel.

Der von mir eingeschlagene Weg war Neuland und völlig out-of-the-box. Ich liebe es, solche Wege zu gehen!

29. Kapitel: Meine Learnings aus der Krise

Vom ersten Tag an beschäftigte ich mich mit der Frage, was das Ganze bedeutet und was ich hieraus lernen könnte. Mit der intensiven Beschäftigung auch aus medizinischer Perspektive heraus wuchs mein Wissen diesbezüglich immer weiter und weiter. Letztendlich konnte ich durch die selbstgewählten und richtigen Maßnahmen in kürzester Zeit einen spektakulären Behandlungserfolg bei mir selbst erzielen.

Nötig waren dafür ganz überwiegend natürliche Prozesse, die ich in der richtigen Reihenfolge und richtig dosiert angewendet hatte. Insbesondere halfen: viel Erholung und Schlaf, die richtige Ernährung, viel trinken, insbesondere Wasser, nach und nach Wiedereinführung von Bewegung und Sport, positive Gedanken, Glücksgefühle, die heilsame Wirkung der Sonne, die heilsame Wirkung des Wassers (heiße Duschen, später auch kalte Duschen), sowie förderliche mentale Prozesse. Ich meine hier insbesondere die immerwährende Vorstellung davon, dass ich gesund werden würde und wie dies abzulaufen habe. Mein Geist gab den Takt vor und mein Körper folgte.

Nach und nach wurde mir klar, dass ich dankbar sein konnte für diese Phase des intensiven Lernens. Wer außer mir konnte schon von so einer Geschichte berichten? Wer außer mir hat es noch geschafft, aus eigener Kraft heraus und mittels eigenem Willen und Entschlusskraft solch eine Leistung zu vollbringen? Das hat ohne Frage hohen Seltenheitswert.

Und so entschloss ich mich kurzerhand, meine gemachten Erfahrungen nicht für mich zu behalten, sondern sie mit anderen zu teilen. So entstand das hier vorliegende Buch. Damit wird es möglich meinen Leserinnen und Lesern aufzuzeigen, wie Heilung funktionieren kann und das ganz unabhängig vom Medizin-Mainstream unserer Tage.

Meine wichtigsten Learnings aus der Angelegenheit waren folgende:

1. Mein bisheriger Lebenswandel und meine bisherige Gesundheitsfürsorge waren absolut treffend und richtig. Nur weil ich so lebte *wie ich lebte*, war ich für die bevorstehende Krise bestens gewappnet. Niemand kann mit einhundertprozentiger Sicherheit eine solche gesundheitliche Krise per se ausschließen. Umso wichtiger ist es, dass man jederzeit körperlich darauf vorbereitet ist. Wer die Regeln aus diesem Buch für einen gesunden Lebenswandel beherzigt, der wird für jede Krise bestens gewappnet sein.

2. Exzessives Sitzen stellt ein erhebliches gesundheitliches Risiko dar. Das ist den meisten Menschen nicht bekannt. Auch mir war dies bis vor einiger Zeit nicht bekannt gewesen. Durch exzessives vielstündiges und regelmäßiges Sitzen können sehr schnell und unerkannt Thrombosen in den tiefen Beinvenen entstehen. Diese können sich ebenfalls unbemerkt ablösen und dann Richtung Herz, Lunge oder Gehirn wandern. Hier lösen

sie in aller Regel fatale Folgen aus. Dieser Fakt wird von der Gesellschaft verschwiegen. Es ist hierüber so gut wie nichts bekannt. Im Nachhinein beurteile ich es als fatal, dass bereits Kinder in der Schule die meiste Zeit stillsitzen müssen, ohne zwischendrin mal aufstehen zu dürfen. Dieses Bild setzt sich im Berufsleben bei den meisten weiter fort und auch privat sitzen wir viel zu lange und viel zu häufig.

Wer weiß schon um die Tatsache, dass allein in Deutschland vorsorglich mehr als 1.000.000 Menschen gefährlichen Blutverdünner (z.B. Marcumar) einnehmen müssen, weil bei ihnen bereits eine Thrombosegefahr diagnostiziert wurde? Hierbei handelt es sich aber nur um den Anteil der Menschen, die deshalb beim Arzt waren. Man kann deshalb annehmen, dass es mehrere Millionen weiterer Betroffener gibt, die bereits kleine oder kleinste Beinvenenthrombosen mit sich herumtragen, ohne dass sie irgendeine Kenntnis darüber haben. In allen diesen Fällen versucht der Körper nämlich von sich aus, das Problem zu beseitigen und die Gerinnsel aufzulösen.

Kurzum: Mit der Beinvenenthrombose aufgrund exzessiven Sitzens haben wir es mit einem flächendeckenden Gesundheitsproblem innerhalb unserer Gesellschaft zu tun, über das kaum jemand informiert ist.

Ich habe aus meinen Erfahrungen die 60/10-Methode abgeleitet. Es ist ein völlig neuer Ansatz, für den es bisher kein Vorbild gab. Ich bin froh und stolz auf diese Idee gekommen zu sein und ich hoffe, dass ganz viele da draußen davon profitieren können. Ich habe die 60/10-Methode in diesem Buches ausführlich beschrieben. Ich selbst halte mich ab sofort strikt daran. Das heißt: Nach längstens 60 Minuten stehe ich auf und bewege mich konsequent für 10 Minuten. Ich sitze niemals und bei keiner Gelegenheit länger als 60 Minuten am Stück. Thrombosen und ihre bösen Folgeerscheinungen haben ab sofort keine Chance mehr bei mir.

3. Noch mehr als früher habe ich begriffen, was mir guttut: Bewegung und Sport sind nicht nur Freizeitbeschäftigungen, sondern sie dienen dazu, dass das Blut im Körper zirkuliert. Insbesondere diese Blutzirkulation stellt sicher, dass Entzündungen oder diverse Autoimmunreaktionen nicht ausufern und dass Stoffwechselvorgänge kontinuierlich am Laufen gehalten werden.

Sobald das Blut langsamer wird, steigt die Gerinnungsneigung. Wenn Blut zügig durch den Körper fließt, ist alles gut. So funktioniert unser Körper am besten. Und für Bewegung sind wir von Natur aus auch konstruiert worden. Ich weiß ab sofort noch mehr als früher, was ich von Sport und Bewegung habe, und ab sofort vergeht kein Tag mehr, an dem ich nicht mein Programm konsequent durchziehe. Keine berufliche Aktivität, keine Person und kein Termin können mich davon jemals mehr abhalten. Diese Bewegung findet idealerweise an frischer Luft statt, wo ich viel frischen

Sauerstoff tanken kann. Ich genieße es draußen zu sein und den Puls des Lebens dabei zu spüren. Leben ist Bewegung und Bewegung ist Leben.

4. Grundsätzlich ist mein Körper in der Lage, sich selbst zu heilen. Alles Nötige ist in ihm bereits angelegt und muss nur aktiviert und abgerufen werden. Mein Erfolg hat mir das Selbstbewusstsein gegeben, auch zukünftig diesen Weg konsequent weiter zu verfolgen. Ich bin deshalb gefeit vor den falschen Heilsversprechungen der Quacksalber-Industrie.

SCHLUSS

Gesundheit ist kein Zufall!

Gesundheit ist kein Zufall, sondern die Summe der richtigen Entscheidungen und Handlungen. Eine funktionierende und intakte Gesundheit beeinflusst unsere Lebensqualität so stark, wie nichts anderes. Es gilt: Je gesünder, desto mehr Lebensqualität. Dasselbe gilt auch umgekehrt. Dabei ist eine gute Gesundheit nicht in erster Linie abhängig vom Geldbeutel und schon gar nicht von der Häufigkeit der Arztbesuche. Die guten Dinge im Leben sind die einfachen, simplen Lösungen.

In diesem Buch wurde deshalb viel gesprochen über die heilsame Wirkung der Sonne, die Bedeutung einer vollwertigen und vielseitigen Ernährung, die Funktion klaren Wassers, die belebende Wirkung von Bewegung und Sport und die Förderung eines harmonischen Lebensstils ohne Drogen und mit wenig schädlichem Stress.

Wir haben gesehen, wie klug es ist, sich vorausschauend zu verhalten und mit alltäglichen Gewohnheiten wie dem Dauer-Sitzen in Beruf und Freizeit zu brechen und sich stattdessen alle sechzig Minuten für mindestens zehn Minuten konsequent zu bewegen. Ich habe hierzu die von mir konzipierte 60/10-Methode vorgestellt.

Es wurde ausführlich dargelegt, welche positiven Effekte in uns allen ausgelöst werden durch so simple Aktivitäten wie körperliche Nähe, intakte Familie, tolle Freundschaften, großartige Hobbys und berufliche Tätigkeiten, die den Flow fördern, Haustiere zum Kuscheln und Spielen, herzhaftes und intensives Lachen und Witze reißen, Traum- und Phantasiereisen unternehmen, reale Reisen unternehmen und dabei viele neue Eindrücke sammeln, sich selbst verwirklichen und dabei den Zweck und die Bestimmung des eigenen Daseins finden.

Die innere Apotheke hält so viel an wirksamen Hormonen und Neurotransmittern für uns bereit, die es nur zielgerichtet abzurufen gilt. Du verfügst jetzt über viele hilfreiche Tipps, wie dies ganz einfach funktioniert und wie du es quasi auf Knopfdruck aus dir selbst heraus erreichen kannst, dich gut, glücklich und motiviert zu fühlen.

Tatsächlich ist unsere Stimmung nicht von äußeren Einflüssen abhängig, sondern sie entsteht in uns, jederzeit, wann immer wir dies wollen. Ist die Stimmung gut und fühlen wir uns gut, dann macht auch unsere Gesundheit einen kräftigen Sprung nach vorne. Glücklichsein macht gesund. Dasselbe gilt auch umgekehrt

Hierauf basiert im Wesentlichen auch der Placebo-Effekt. Was du dir einbildest, von dem du dir also ein inneres Bild machst und von dem du überzeugt bist, das geschieht. Jedenfalls früher oder später. Ich glaube fest an diese Macht. Und bisher wurde ich in keinem einzigen Fall jemals enttäuscht. Deshalb glaube ich auch weiterhin. Für mich ist das Glas immer halbvoll.

Es ist wissenschaftlich erwiesen, dass diese Sichtweise ohne Wenn und Aber Heilungserfolge begünstigt und sogar für unmöglich geglaubte Heilungserfolge bewirkt. Die Macht des Glaubens ist unbezwingbar.

Mir war es wichtig, den Aspekt der Kämpfernatur in die Thematik einzuführen, den man in der Selbstheilungs-Literatur bisher so nicht kannte. Denn im Leben ganz allgemein, aber vor allen Dingen in schwierigen Zeiten benötigen wir Zähigkeit, Robustheit und Durchhaltevermögen. Nicht immer fallen die Dinge einfach und nicht immer kommen wir direkt ohne Umwege zum Ziel.

Wer sich also etwas Gutes tun will, der fängt bereits in ruhigen Zeiten an sich abzuhärten, und sowohl mental als auch körperlich *bulletproof* zu werden. Ich hoffe von Herzen, dass ich dich anstecken konnte mit meiner persönlichen Leidenschaft, insbesondere in harten Zeiten das Großartigste in mir zu wecken und dabei Unglaubliches zu leisten. Da wo viele aufgeben, reizt es mich erst recht weiterzumachen. Einfache Situationen sind für einfache Leute.

Insbesondere nach meiner eigenen „Feuerprobe", von welcher ich in den letzten Kapiteln berichtet habe, bin ich nur noch stärker geworden, konnte viel neues Wissen erlangen und bin nun für die Zukunft noch besser gewappnet.

Als direkte Folge hieraus ist das vorliegende Buch entstanden als Beweis dafür, dass Selbstheilung tatsächlich möglich ist. In Rekordzeit und entgegen allen medizinischen Evidenzen. Ein Wunder? Ganz sicher! Denn es sind doch ganz wunderbare Vorgänge, die sich in unseren wunderbaren Körpern abspielen, damit wir entstehen, wachsen, größer und stärker werden, gesund bleiben oder wieder gesund werden. Diese Wunder passieren tagtäglich in allen von uns. Es ist Zeit diese Wunder wieder zu erkennen und sie zuzulassen.

Die reguläre Mainstream-Medizin jedenfalls ist schon lange in einer Sackgasse angekommen, aus der sie selbst offenbar keinen Ausweg findet. Nicht alles an den medizinischen Erkenntnissen der Vergangenheit ist falsch. Jedoch das meiste. Mein Urteil klingt vielleicht hart, jedoch ist es das Ergebnis all meiner Beobachtungen und Erkenntnisse, die ich bisher auf meinem Lebensweg gesammelt habe. Vielleicht können wir einem Prozentpunkt aller ärztlichen und medizinischen Maßnahmen derzeit noch einen positiven Nutzen zuschreiben. Von den restlichen 99% an überflüssigen Maßnahmen sollten wir uns jedoch so schnell wie möglich trennen und uns stattdessen in überwiegendem Maße auf unsere eigenen Kräfte verlassen.

Das Ende der Geschichte und der menschlichen Entwicklung ist noch lange nicht erreicht. Die Menschheit ist auf einem *Weg* und sie ist gerade dabei, sich völlig neu zu entdecken. Auch medizinisch gesehen stehen wir tatsächlich gerade an einem Scheidepunkt. Fähigkeiten und Möglichkeiten können nämlich auch völlig anders definiert sein als bisher. Es kommt lediglich darauf an, ob wir bereit sind, diesen Weg mit ganzem Herzen und mit wachem Geist zu gehen und uns den neuen Chancen und Möglichkeiten zu öffnen, um die Wunder in uns zuzulassen.